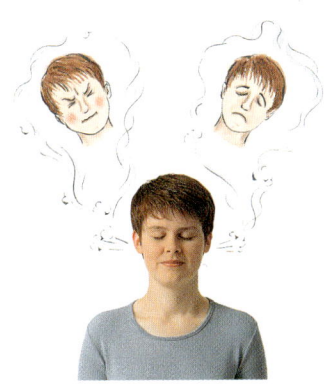

GESUND UND FIT AUF NATÜRLICHEM WEG

Hilfe gegen den Schmerz

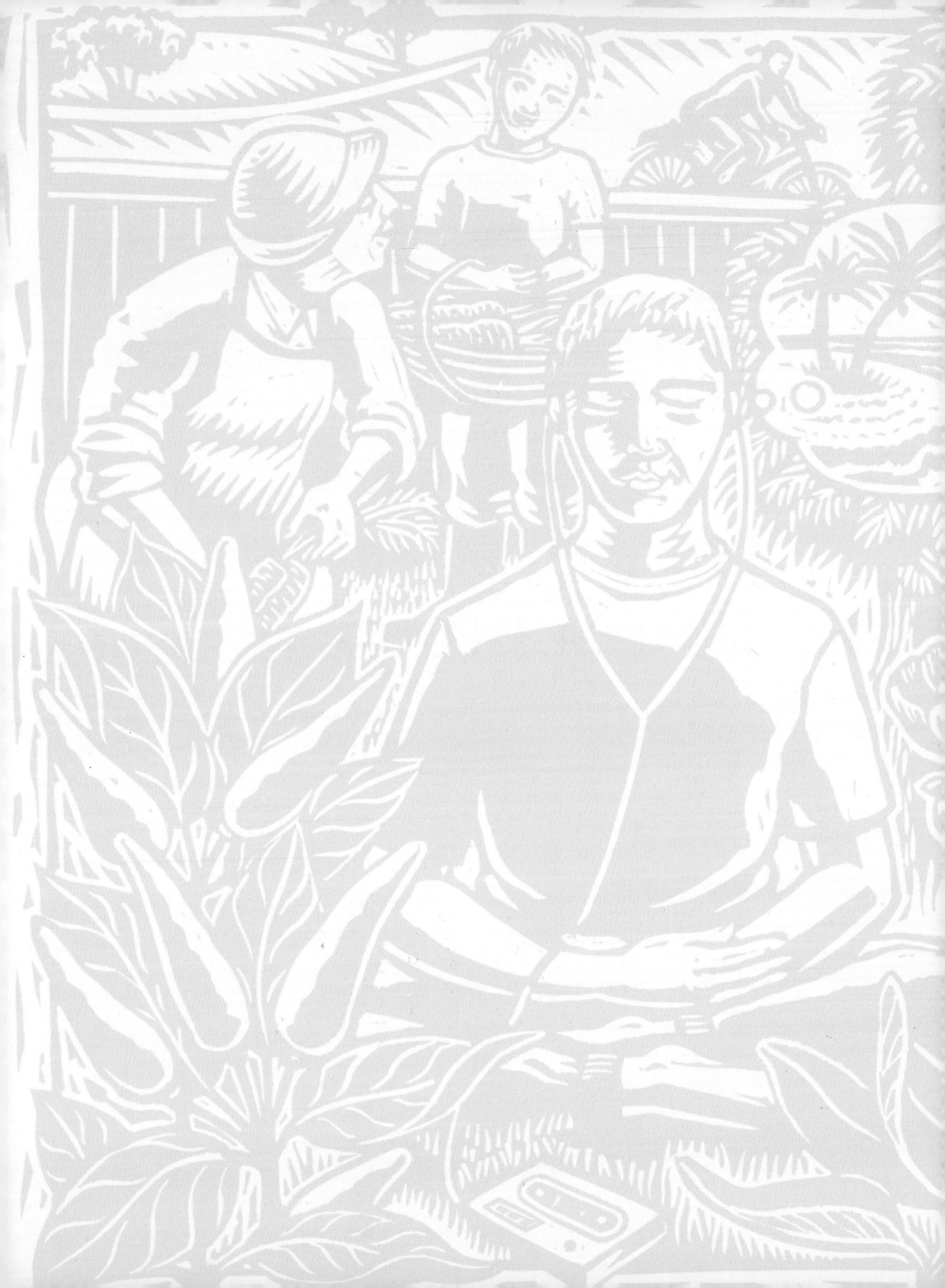

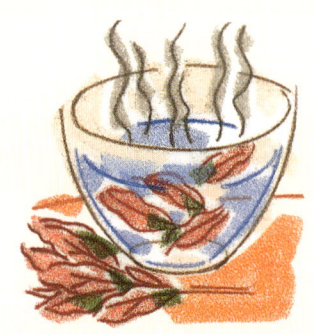

GESUND UND FIT AUF NATÜRLICHEM WEG

Hilfe gegen den Schmerz

GONDROM

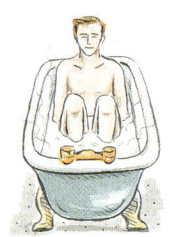

Titel der englischen Originalausgabe: *Managing Pain*

Übersetzung der deutschen Ausgabe: Klaus Sticker
Wissenschaftliche Beratung: Prof. Dr. med. Henner Reineke
Redaktion: Dagmar Ortlof

Covergestaltung: Monika Hagen

ISBN 3-8112-2044-6

Wichtiger Hinweis:
Die in diesem Buch enthaltenen Informationen sind kein Ersatz für eine
ärztliche Diagnose und Behandlung. Der Verlag rät allen Patienten mit
andauernden Krankheitssymptomen sich an einen Arzt zu wenden.

Die Ratschläge in diesem Buch sind vom Verlag sorgfältig erwogen und
geprüft, dennoch kann eine Garantie nicht übernommen werden. Eine
Haftung des Verlages und seiner Beauftragten für Personen-, Sach- und
Vermögensschäden ist ausgeschlossen.

Vorwort

Die meisten von uns werden irgendwann von Schmerzen geplagt und nicht selten gibt es dafür keine eindeutige Erklärung. Hinzu kommt, dass unser Wissen um den Schmerz und seine vielfältigen Ursachen häufig noch äußerst lückenhaft ist. Als Folge davon empfinden wir Angst schon mit dem Auftreten seiner ersten Anzeichen. Gerade sie ist jedoch das größte Hindernis auf dem Weg, die Schmerzsymptome zu erkennen, richtig zu deuten und zu bekämpfen. Nur wer versteht, wie Schmerzen entstehen, kann rechtzeitig reagieren und Beschwerden vorbeugen oder diese verringern.

Hilfe gegen den Schmerz füllt diese Wissenslücke und die präzisen wie praktischen Informationen tragen dazu bei, die Angst vor dem Schmerz zu bannen. Auf anschauliche Weise erläutert es die Bedeutung des Schmerzempfindens für das Funktionieren unseres Körpers und zeigt, wie Schmerzsymptome durch Selbsthilfemaßnahmen und einen bewusst geänderten Lebenswandel gelindert werden können.

Das Buch hilft, die jeweils angemessene Behandlungsmethode zu finden. Konventionelle Schmerzmittel spielen zwar eine wichtige Rolle in der Therapie, sie können aber nie als Allheilmittel gelten. Vor allem bei chronischen Schmerzen können sie dazu führen, dass man sich in einem Teufelskreis von Schmerz und Schmerzmittel wiederfindet, der den Alltag beherrscht. Eine wirksame Schmerzbehandlung muss auf die Lebensweise des Patienten, auf seine seelische und geistige Gesundheit ebenso wie auf die organische Ursache des Problems eingehen.

Hilfe gegen den Schmerz gibt einen Überblick über die bewährtesten therapeutischen Maßnahmen. Selbst in Fällen hartnäckiger und andauernder Beschwerden weiß dieses Buch Rat und Hilfe. Es versetzt die Leser in die Lage, die Kontrolle über ihre Schmerzen und ihr Leben wiederzuerlangen und auf diese Weise ihre Gesundheit und ihr Wohlbefinden zu bewahren.

Inhalt

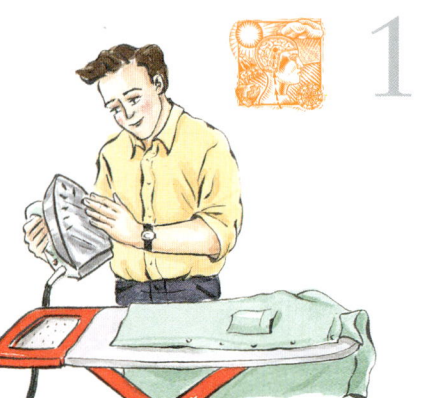

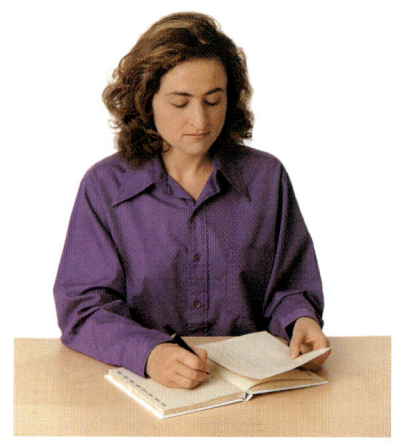
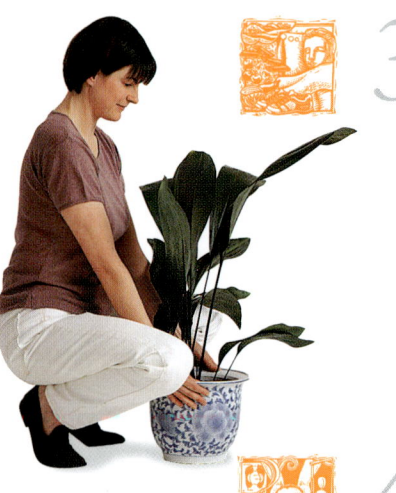
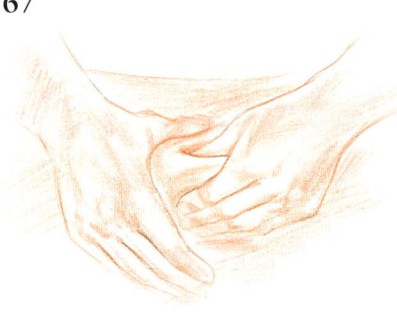

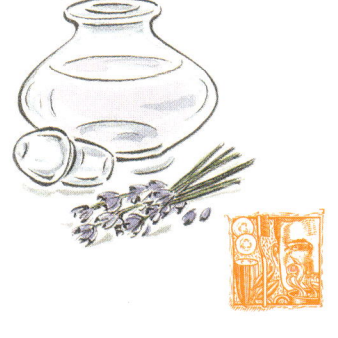

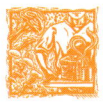
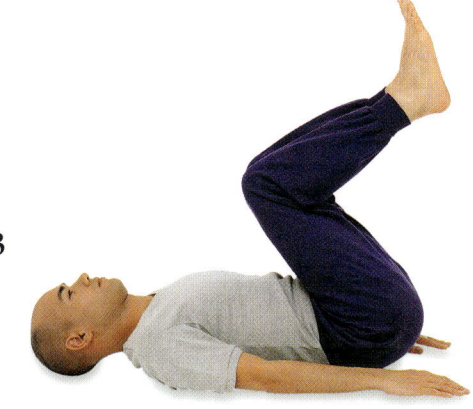
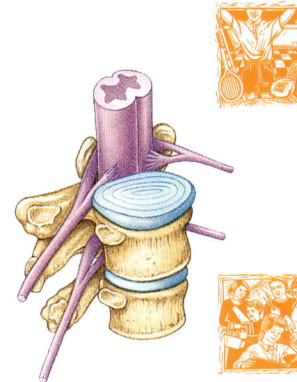
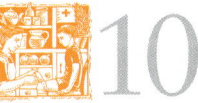
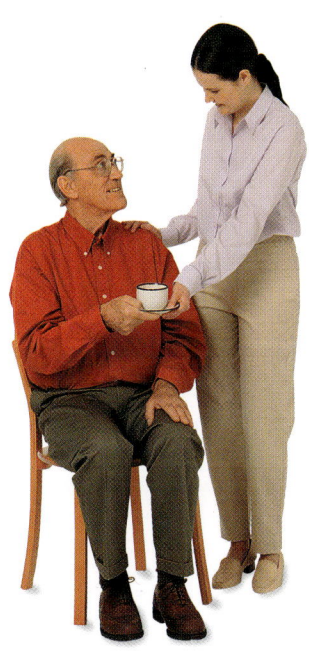

Schmerz erfolgreich meistern

Schmerzen, vor allem solche chronischer Art, können das Allgemeinbefinden erheblich beeinträchtigen. Es gibt jedoch Methoden, mit denen man sie vermeiden, lindern oder gar ganz loswerden kann.

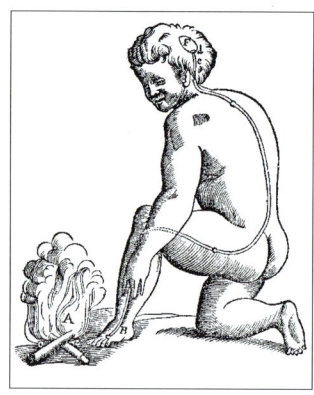

Der Philosoph Descartes war einer der Ersten, die den Weg der Schmerzmeldung zum Gehirn beschrieben. Er stellte sich vor, dass eine Botschaft von der verletzten Stelle durch den Körper bis zum Gehirn wandert und dort eine Alarmreaktion auslöst.

Viele pflanzliche Heilmittel wie etwa Kamillentee sind seit Tausenden von Jahren bekannt und werden auch heute noch zur wirksamen Behandlung verschiedener schmerzhafter Leiden genutzt.

S chmerzen führen nicht selten zu einer Abhängigkeit von Ärzten und Medikamenten. Häufig erwarten Patienten vom Arzt, dass er ihnen wie von Zauberhand die Beschwerden nimmt. Fast 30 % aller Männer und rund 40 % der Frauen greifen in Deutschland regelmäßig zu Schmerzmitteln. Dies ist aber nicht der richtige Weg, schon gar nicht auf lange Sicht. Immer wieder zeigt die Erfahrung, dass die erfolgreiche Behandlung chronischer Beschwerden die aktive Teilnahme des Leidenden erfordert: Lernt dieser die Mechanismen seiner Schmerzen zu verstehen, kann er schließlich die Verantwortung für sein Leiden und dessen Bewältigung übernehmen. Dieses Buch beschreibt Ursachen und Wirkungsweisen von Schmerz und möchte auf diese Weise wirksame Hilfen dagegen bieten.

Konventionelle Behandlungsmethoden

Die Schulmedizin der westlichen Welt versucht zumeist, den Schmerz mithilfe chemischer Substanzen zu hemmen. Noch im Jahr 1842 gab es lediglich Alkohol, auf den die Chirurgen als Schmerzmittel zurückgreifen konnten. Während des Amerikanischen Bürgerkriegs verabreichte man den Verletzten Morphin, das jedoch wegen der damit verbundenen Suchtgefahr keinen breiteren Einsatz fand. Um Frauen die Geburtswehen zu erleichtern, wurde 1847 erstmals Chloroform verwendet. Es stellte sich aber heraus, dass das schon bald für verschiedenste chirurgische Eingriffe benutzte Chloroform in hohen Dosierungen Leberschäden verursacht. Gesundheitlich unbedenklichere Betäubungsmittel kamen dann erst in den 30er-Jahren unseres Jahrhunderts auf.

Die konventionelle Medizin ist für die meisten Leidgeplagten wohl immer noch die erste „Anlaufstelle". Dennoch glauben viele, dass sich die moderne Medizin zu sehr auf die medikamentöse Behandlung konzentriert und die Patienten dabei nicht genügend zur Eigenverantwortung anhält. Hinzu kommt, dass die Schulmedizin bei chronischen Schmerzproblemen wie Arthritis oder Rückenbeschwerden nur begrenzt erfolgreich ist. Daher interessieren sich inzwischen viele Menschen für Therapien, die den Schmerz auf eine andere Weise angehen. Diese können für den Patienten eine Alternative oder auch eine Ergänzung zur konventionellen Behandlung bedeuten.

Fernöstliche Heilverfahren

Obwohl sich viele Lehren der fernöstlichen Heilkunst in den einzelnen Methoden unterscheiden, haben sie eine Auffassung gemein: Sie betrachten das spezielle Schmerzproblem eines Patienten stets im Zusammenhang mit seinem gesamten Gesundheitszustand, seinen Ernährungsgewohnheiten, seiner Lebensweise und seinem emotionalen Befinden. So vereinigt die traditionelle chinesische Medizin eine Reihe von Therapien wie Akupunktur, Pflanzenheilkunde, Massage, Ernährungsweise und Körperbewegung, die alle auf der allgemeinen Vorstellung beruhen, dass eine gute Gesundheit vom freien Fließen der Körperenergie Qi abhängt. Obgleich die Naturwissenschaft der westlichen Welt den Prinzipien, die der chinesischen Medizin zugrunde liegen, skeptisch gegenübersteht, sind mittlerweile viele Ärzte von der Wirksamkeit der Akupunktur und der fernöstlichen Heilpflanzen überzeugt. Daher werden diese Therapien u. a. bei Rückenleiden, Muskel- und Gelenkschmerzen, Migräne und Menstruationsbeschwerden angewendet.

Ähnlich verhält es sich mit Ayurveda, der traditionellen indischen Heilkunde. Sie ist ebenfalls eine Philosophie der Gesundheit, die auf dem Gleichgewicht der Energieströme fußt. Große Bedeutung kommen hier neben der Ernährung und Lebensweise vor allem der Massage und Meditation zu. Heute erkennen immer mehr Ärzte unseres Kulturkreises, dass solche entspannungsfördernden und Stress abbauenden Methoden dem Patienten helfen können, besser mit seinen Schmerzen fertig zu werden. Daher bieten mittlerweile viele Schmerzkliniken psychotherapeutische Beratung und

Bis ins frühe 19. Jahrhundert hatte die Medizin des Abendlands nur beschränkte naturwissenschaftliche Kenntnisse in Bezug auf den menschlichen Körper. Ärzte wurden damals oft in Karikaturen verunglimpft, wie dieses Beispiel aus dem Jahr 1812 zeigt (Zeichnung von Thomas Rowlandson aus seiner berühmten Serie Dr. Syntax).

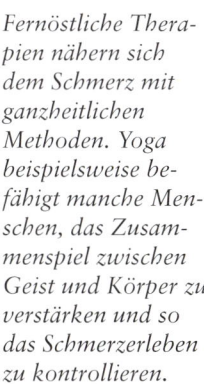

Fernöstliche Therapien nähern sich dem Schmerz mit ganzheitlichen Methoden. Yoga beispielsweise befähigt manche Menschen, das Zusammenspiel zwischen Geist und Körper zu verstärken und so das Schmerzerleben zu kontrollieren.

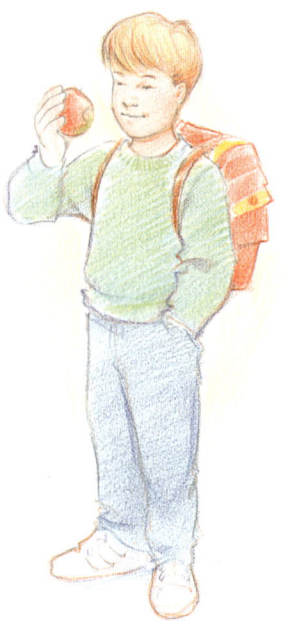

Neueste Untersuchungen haben gezeigt, wie wichtig eine gute Haltung ist, um Rückenschmerzen zu vermeiden. Für die Wirbelsäule und Rückenmuskulatur ist es beispielsweise besser, einen Rucksack zu tragen als einen Ranzen oder Aktenkoffer.

Eine ausgewogene Kost mit viel frischem Obst und Gemüse empfiehlt sich ganz allgemein zur Vorbeugung von Krankheiten. Solch eine Ernährung kann auch Menschen mit chronischen Beschwerden helfen, ihre Schmerzen zu lindern.

darüber hinaus eine ganze Reihe verschiedener Entspannungstechniken an, die der Patient dort erlernen und dann später auch zu Hause selbst anwenden kann.

Schmerz – ganzheitlich gesehen

Nach und nach beginnt die moderne Wissenschaft ihre Aufmerksamkeit auf eine Erkenntnis zu richten, die bei traditionellen Heilverfahren schon seit Jahrhunderten grundlegend für die Praxis ist: Wirksame Schmerzbehandlung muss ganzheitlich sein, d. h., sie muss auf die Lebensweise des Patienten, seine seelische und geistige Gesundheit ebenso eingehen wie auf den physischen Aspekt. Jüngste Forschungen haben erwiesen, dass unsere Schmerzwahrnehmung durch eine Reihe von Faktoren beeinflusst wird, denn die Intensität, mit der Menschen Schmerz erleben, ist individuell höchst unterschiedlich und wird vom Gesundheitszustand, vom Alter, vom kulturellen Hintergrund und von der Gefühlslage einer Person bestimmt.

Obwohl es eigentlich leicht nachvollziehbar ist, dass Schmerz und allgemeiner Gesundheitszustand in enger Beziehung zueinander stehen, haben Ärzte erst in jüngerer Zeit begonnen, eine sinnvolle Ernährung und körperliche Bewegung in eine umfassende Schmerzbehandlung mit einzubeziehen. Viele Arten von Schmerz lassen sich jedoch durch einfache Änderungen der Lebensweise vermeiden oder lindern. Eine verringerte Fettaufnahme kann sich beispielsweise günstig auf Beschwerden bei Angina pectoris auswirken und das Risiko bestimmter Krebsarten senken, zudem das Körpergewicht reduzieren und damit schmerzhafte Krankheiten wie Arthritis mildern. Genauso wichtig ist körperliche Bewegung, um Schmerzen vorzubeugen oder sie abzuschwächen. Früher glaubte man, dass Menschen mit chronischen Rückenbeschwerden unbedingt bis zur Genesung ruhen sollten, auch wenn dies Jahre dauerte. Heute weiß man, dass regelmäßige, leichte Körperübungen akute wie auch chronische Rückenschmerzen günstig beeinflussen und bei der Vorbeugung von Osteoporose, Herzleiden sowie der im Alter häufig auftretenden Steifheit eine wichtige Rolle spielen.

Relativ wenig informiert ist die breite Öffentlichkeit über den Einfluss, den Stress und Gefühle auf den Schmerz haben können. Anhand wissenschaftlicher Untersuchungen wurde wiederholt nachgewiesen, dass Dauerstress die Endorphine – das sind körpereigene, Schmerz blockierende Substanzen – vermindert und dadurch die Schmerzempfindung noch steigert. Anhaltender Stress bewirkt außerdem, dass sich die Muskeln verspannen und sich die Schmerzwahrnehmung verstärkt, was z. B. bei Rückenbeschwerden der Fall ist. Wenn Angst und Depression, wovon viele Patienten mit chronischen Schmerzen betroffen sind, überwunden werden sollen, können Stress abbauende Maßnahmen wie beispielsweise Meditation und andere Entspannungstherapien von wesentlicher Bedeutung sein.

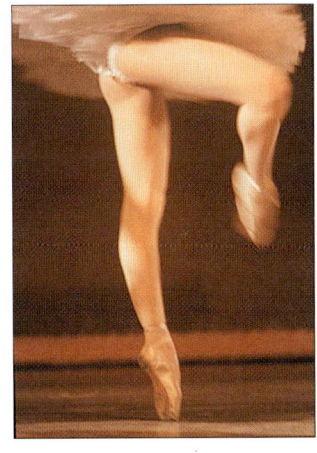

Schmerz verstehen

Zum einen kann die moderne Wissenschaft sehr viel vom Erfahrungsschatz traditioneller Heilkunst profitieren, zum andern verfügt sie über aufschlussreiche Erkenntnisse über die Arbeitsweise des Nervensystems und des Gehirns sowie deren Einfluss auf das Schmerzempfinden. Dabei wird zunehmend deutlich, dass jeder einzelne Mensch bestimmte Möglichkeiten hat, auf die Wahrnehmung von Schmerzmeldungen einzuwirken. Wer versteht, wie Schmerzen funktionieren, kann Maßnahmen ergreifen, um Beschwerden vorzubeugen oder diese zu verringern. Gewöhnlich ist der Schmerz Träger einer Botschaft: Durch ihn signalisiert der Körper, dass der Mensch sich verletzt hat oder im Begriff ist sich zu schaden oder dass er Ruhe braucht. Alle Schmerzempfindungen werden im Gehirn verarbeitet. Das Gehirn klärt, welche Bedeutung eine Schmerzmeldung hat, wie ernst sie zu nehmen ist, und entscheidet dann über eine angemessene Antwort. Bei einem Schnitt in den Finger zwingt die Schmerzmeldung den verletzten Körperteil zur Ruhe, um eine weitere Schädigung zu verhindern und um die körpereigenen Heilkräfte wirken zu lassen. Im Fall chronischer Schmerzen nützt allerdings die Schmerzmeldung wenig. Arthritis etwa verschlimmert sich in ständiger Ruhestellung; versucht der an Gelenkentzündung Leidende jedoch, sich körperlich mehr zu bewegen, wird er von den dabei auftretenden Schmerzen sofort wieder entmutigt.

Heutzutage konzentriert sich die Schmerzforschung darauf, wie der Mensch die Art und Weise beeinflussen kann, in der das Gehirn die vom Ner-

Balletttänzerinnen sind ein ideales Beispiel dafür, wie der Wille den Schmerz beherrschen kann. Nur durch ausdauerndes Training gelangen sie zur Perfektion. Dabei gilt es oft, starke Schmerzen auszuhalten und zu überwinden.

Die erste auf fernöstliche Denkweisen zurückgehende Heilmethode, die von der Schulmedizin anerkannt wurde, ist die Akupunktur. Sie lindert nach Meinung westlicher Ärzte Beschwerden, indem sie körpereigene, schmerzstillende Substanzen freisetzt.

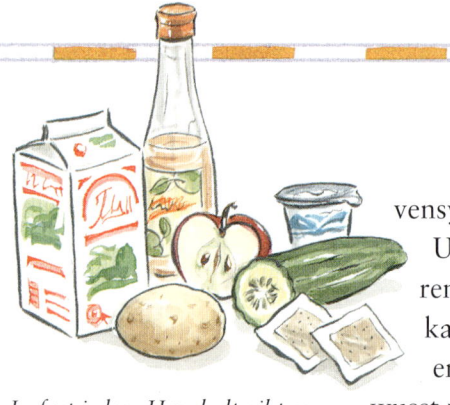

In fast jedem Haushalt gibt es eine Vielzahl an Mitteln, mit denen sich Alltagsbeschwerden mildern lassen. Sonnenbrand etwa kann durch eine Behandlung mit Gurken, Äpfeln, Kartoffeln, kalten Teekompressen, Milch oder Olivenöl gelindert werden.

Wenn Sie nichts dagegen unternehmen, kann Schmerz Sie in die Isolation treiben und dadurch Ihr Leben zerstören. Mit einer positiven Einstellung können Sie aber Einfluss auf Ihr Schmerzempfinden nehmen und weiterhin ein erfülltes, aktives Leben führen.

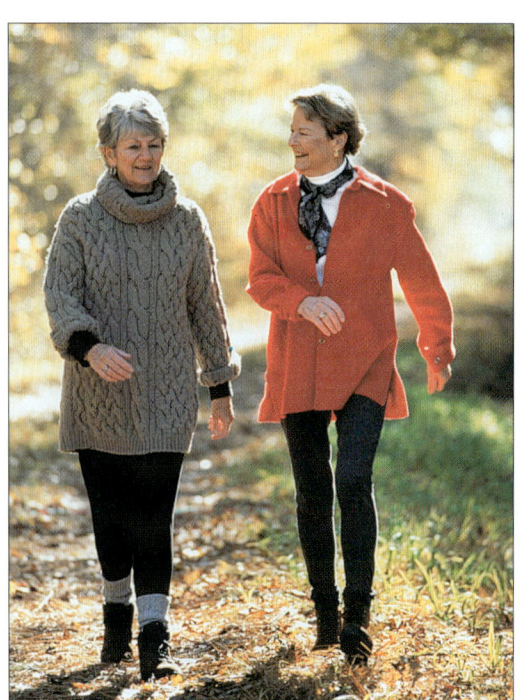

vensystem übermittelten Informationen verarbeitet. So haben Untersuchungen ergeben, dass Personen in Momenten extrem starker Belastung – wie z. B. an einem wichtigen Wettkampf teilnehmende Leichtathleten – ernste Verletzungen ertragen können, ohne sich der Verwundung überhaupt bewusst zu sein. Das geschieht erst, wenn das Stressereignis vorüber ist. Das Gehirn hat der Situationsbewältigung den Vorrang gegenüber dem Schmerz eingeräumt. Bei chronischen Beschwerden könnte es also möglich sein, das Gehirn neu „einzustellen", sodass es nicht mehr die hartnäckig wiederholte Meldung beispielsweise von Rückenschmerzen in den Vordergrund stellt, sondern stattdessen einem täglich 20 Minuten lang durchgeführten Bewegungsprogramm zur Linderung des Leidens den Vorrang gibt.

Die beste Behandlungsform bei Schmerz

Da Schmerz eine einzigartige Erfahrung ist und von Personen jeweils sehr unterschiedlich empfunden wird, stellt das Herausfinden der am besten geeigneten Behandlung einen höchst individuellen Prozess dar. Die richtige Entscheidung zu treffen, wenn es um eine möglichst wirksame Therapie von Schmerzen geht, ist sowohl eine große Herausforderung für den Arzt als auch für den Patienten. In einigen Fällen können orthodoxe medizinische Methoden wie beispielsweise eine chirurgische Behandlung notwendig sein. Wer sich in Bezug auf pflanzliche Heilmittel oder alternative Ernährungsweisen beraten lassen möchte, kann auf jeden Fall die Praxis eines Naturheilpraktikers aufsuchen. Zur Behandlung der Wirbelsäule empfiehlt sich dagegen der Besuch eines Facharztes für Knochenkrankheiten. Wer Schmerzerleichterung sucht, kann die Hilfe eines erfahrenen Akupunkteurs in Anspruch nehmen oder eine Kombination verschiedener Behandlungsformen zur bestmöglichen Bewältigung seiner Beschwerden wählen. Der Schlüssel zum Therapieerfolg liegt insbesondere im Verständnis dessen, wie Schmerzmeldungen verarbeitet werden, sodass dieses Wissen dem Betroffenen das Gefühl vermittelt, seinen Schmerz beherrschen zu können, statt von ihm beherrscht zu werden.

Wissen Sie sich gegen Schmerzen zu helfen?

Viele Menschen wissen zu wenig über ihre Schmerzen und leiden still oder nehmen regelmäßig Medikamente ein. Kennen Sie die Wirkungen von Schmerzpräparaten? Sind Sie über die jüngsten Fortschritte in der Schmerztherapie informiert? Wissen Sie, wie man Rückenbeschwerden ohne konventionelle Schmerzmittel lindern kann? Nur die wenigsten sind sich darüber im Klaren, mit welch einfachen Methoden etliche Schmerzarten zu vermeiden sind.

? Wann haben Sie zuletzt Schmerzmittel eingenommen?

Sollten Sie zu denjenigen gehören, die beim ersten Anzeichen von Schmerz Pillen schlucken, schaden Sie möglicherweise Ihrer Gesundheit. Bei kurzfristigen, nicht wiederkehrenden Beschwerden mögen Schmerzmittel hilfreich sein; solche Präparate über längere Zeit und im Übermaß einzunehmen kann jedoch unerfreuliche Nebenwirkungen haben (siehe Seite 48). Hinzu kommt, dass die eigentlichen Ursachen des Leidens unbeachtet bleiben, wenn man nur den Schmerz selbst bekämpft.

? Sind Sie unsicher, ob Sie zum Arzt gehen sollen?

Leichtere, doch immer wiederkehrende Schmerzen können das Lebensgefühl wesentlich beeinträchtigen, und man ist geneigt, einen Arzt aufzusuchen, wenn sich keine Besserung einstellt. Allerdings kommt es auch vor, dass Faktoren wie Stress oder eine ungünstige Ernährung Schmerzen verursachen; so ist es z. B. möglich, dass Migräne mit dem Verzehr von Schokolade zusammenhängt. Dem können Sie jedoch erst entgegenwirken, wenn Sie den Auslöser entdeckt haben. Mithilfe eines Schmerztagebuchs (siehe Seite 44) lässt sich nachvollziehen, wann die Beschwerden auftreten und wovon sie beeinflusst werden. Vielleicht sind Sie dann schon in der Lage, Gegenmaßnahmen zu ergreifen. Sollte Ihr Schmerz aber eine medizinische Diagnose erfordern oder Ihnen eines der auf Seite 38 beschriebenen Warnsignale liefern, dann gehen Sie lieber recht bald zu einem Arzt. Um sich auf den Arztbesuch vorzubereiten, füllen Sie am besten den Schmerzfragebogen (siehe Seite 41) aus und lesen Sie dazu weitere Informationen auf Seite 42.

? Fühlen Sie sich mit Ihren Schmerzen von der Schulmedizin im Stich gelassen?

Vielleicht haben Sie bereits Ärzte und Spezialisten aufgesucht, reihenweise Tests über sich ergehen lassen und trotzdem keine wirksame Hilfe gegen Ihre Schmerzen erhalten. Dann sollten Sie Kapitel 4 lesen. Möglicherweise entdecken Sie dort eine natürliche Heilmethode, die Ihnen weiterhilft. Denken Sie aber daran, dass es auch hier keine Zaubermittel gibt – es geht einfach darum herauszufinden, was bei Ihnen am besten wirkt.

? Haben Sie häufig Kopfschmerzen?

In Deutschland sind Kopfschmerzen das am weitesten verbreitete Schmerzsymptom – rund 30 % der Bevölkerung leiden darunter. Die häufigsten Ursachen dafür sind Stress und Anspannung – zumeist eine Folge des heute so hektischen Lebens. Regelmäßige Bewegung ist eines der wirksamsten Mittel, um seelische wie körperliche Belastungen abzubauen, noch bevor sie zu Symptomen wie Kopfschmerzen führen. Entspannungsmethoden sind ebenfalls wichtig, damit man wieder lernt „kürzer zu treten" und bewusster zu leben. Kapitel 5 behandelt eingehend weitere Möglichkeiten, Kopfschmerzen vorzubeugen oder sie zu lindern.

? Leiden Sie unter Rückenschmerzen?

Nahezu die Hälfte der Bevölkerung leidet zu irgendeinem Zeitpunkt des Lebens an Rückenschmerzen. Viele glauben, dass Rückenschmerzen nun einmal zur rauen Wirklichkeit gehören, und haben die Hoffnung auf wirkliche Erlösung von diesem Übel aufgegeben. Aber man muss gar nicht daran verzweifeln – Sie können so manches tun, diesem lähmenden und leidvollen Zustand abzuhelfen. Kapitel 8 beschreibt, wie man durch Bewegung Rückenschmerzen vorbeugen oder sie lindern kann. Außerdem gibt es praktische Ratschläge zu zahlreichen sich ergänzenden Behandlungsformen mit erstaunlichen Wirkungen wie beispielsweise Massagen, Akupressur und Osteopathie.

? Leben Sie mit einem chronisch Schmerzkranken zusammen?

Schätzungen zufolge leiden mehr als 10 % der Bevölkerung an chronischen Schmerzen, also an Schmerzen, die täglich und über mehr als drei Monate hinweg auftreten. Wer sich um Menschen mit chronischen Schmerzen kümmert, der weiß, wie schwer es ist, das richtige Maß an Hilfe zu finden, damit dem Leidenden nicht die Selbstständigkeit genommen wird. Und er kennt die Bandbreite an Emotionen, die Schmerzpatienten durchleben, darunter Depressionen und Angst. Diese können den Schmerz verschlimmern und die Lebensqualität zusätzlich beeinträchtigen. Um auf die gefühlsmäßige Komponente chronischer Schmerzen angemessen eingehen zu können, ist eine effektive, das Verständnis fördernde Kommunikation wichtig – Kapitel 9 liefert Hinweise, wie man dies erreichen kann. Ferner enthält es spezielle Ratschläge für die Pflege von Kindern und älteren Menschen mit Schmerzen.

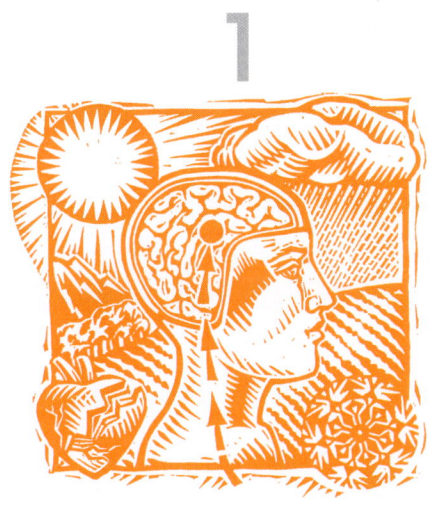

1

Was ist Schmerz?

Schmerz ist eine als leidvoll erlebte Empfindung, die man unter allen Umständen zu vermeiden sucht. Seine Intensität reicht von leichten Beschwerden bis zu peinigenden Qualen, die nur wenige Augenblicke oder bis ans Lebensende dauern können. Schmerz hat die elementare Funktion, den Körper vor Verletzungen zu schützen. Es gibt jedoch auch andere Formen wie den durch Krankheit hervorgerufenen Schmerz, dessen Zweck weniger leicht zu bestimmen ist.

Wie Schmerz funktioniert

Am komplizierten Vorgang der Schmerzempfindung sind Gehirn und Nerven beteiligt. Diese Mechanismen zu verstehen kann sehr hilfreich sein, Schmerzen zu vermeiden oder sie zu lindern.

Schmerzen gehören zwar zu den unangenehmsten menschlichen Erfahrungen, haben aber für den Organismus eine überaus wichtige Funktion. Wer gerade unter stechendem Kopfweh oder pochenden Zahnschmerzen leidet, wird dies kaum zu schätzen wissen. Dennoch ist der Schmerz „nützlich", da er wichtige Informationen über den Gesundheitszustand und gesundheitliche Risiken liefert oder zu jener Ruhe zwingt, die eine Heilung erst möglich macht. So können etwa Kopfschmerzen ein Warnsignal dafür sein, dass man gestresst ist und dringend Erholung braucht; Zahnschmerzen deuten wahrscheinlich auf einen schadhaften Zahn hin, um den man sich kümmern muss, und Magenschmerzen geben vielleicht einen Hinweis auf falsche Ernährung. Die Schmerzsignale des Körpers verstehen und angemessen darauf antworten zu können ist der erste Schritt zur Schmerzvermeidung.

Warum man Schmerz empfindet

Bei Verletzungen werden zwei Erscheinungsformen von Schmerz ausgelöst. Verrenkt man sich z. B. den Knöchel, ist sofort ein heftig stechender Schmerz zu verspüren, der innerhalb von Sekunden schlimmer wird und dann rasch nachlässt. Das ist der so genannte Erstschmerz. Danach tritt als weitere Empfindung ein tiefer, dumpfer, diffuser Schmerz ein, der sich langsam über die betroffene Region hinaus ausbreitet. Das ist der so genannte Zweitschmerz.

Die erste Art von Schmerz soll vor möglichen Verletzungen warnen. Gäbe es diese Schmerzreaktion nicht, könnten ernstere Schädigungen die Folge sein. Außerdem „lehrt" dieser Schmerz, bestimmte Handlungen künftig zu unterlassen, z. B. etwas Heißes anzufassen.

Der dumpfe, lähmende Zweitschmerz lässt den Menschen auf die Verletzung reagieren. Ohne ihn gäbe es nicht die Motiva-

tion, die betroffene Körperpartie vor weiterem Schaden zu schützen oder sich auszuruhen, damit die Selbstheilungskräfte wirken können. Zudem fühlt man sich aufgefordert, die Beschwerden ärztlich diagnostizieren und therapieren zu lassen.

Allerdings gibt es noch andere Formen von Schmerz, die scheinbar keine Warn- und Schutzfunktion haben. Wer sich z. B. nach einer längeren Trainingspause beim Turnen wieder so richtig verausgabt, hat am nächsten Morgen einen Muskelkater. Das ist jedoch nicht das Zeichen einer ernsten Verletzung, sondern weist nur darauf hin, dass die Muskulatur auf solch eine große Anstrengung nicht eingestellt war. Dem kann man durch regelmäßige Bewegung vorbeugen.

Manchmal scheint der Schmerz in keinem Verhältnis zur Ursache zu stehen. So etwa kann der Abgang eines Nierensteins äußerst schmerzhaft sein, stellt selbst aber keine Lebensbedrohung dar.

Auch durch Krankheiten wie Krebs und Arthritis ausgelöste Schmerzen besitzen anscheinend keine primäre Schutzfunktion, wenngleich sie ebenfalls zur ärztlichen Behandlung auffordern.

Wie man Schmerz spürt

Die Schmerzmeldungen, die von einer Verletzung ausgehen, werden über das Nervensystem an das Gehirn geleitet. In der Haut und den darunter liegenden Gewebsschichten sitzen komplexe Nervenenden, die Veränderungen innerhalb und außerhalb des Körpers spüren. Diese können sowohl auf äußere Reize wie Wärme, Kälte oder Druck reagieren als auch auf innerliche Stimulanzien wie die Dehnung oder Ausschüttung chemischer Stoffe durch geschädigte Zellen. Werden die Nervenenden durch direkte Reize angesprochen, senden sie Schmerzimpulse an das Gehirn. Doch zunächst werden die Signale zur „Bearbeitung" an bestimmte Teile des

Schmerz wird meist als unangenehmes oder leidvolles Erlebnis empfunden: Er ist ein Warnsignal und soll den Körper vor Verletzungen schützen.

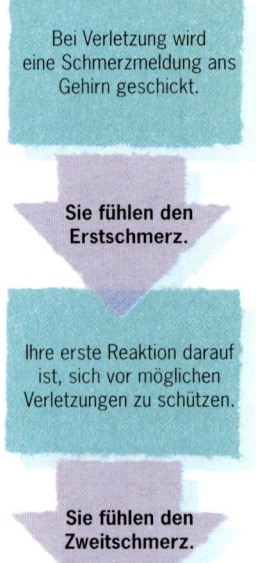

Bei Verletzung wird eine Schmerzmeldung ans Gehirn geschickt.

Sie fühlen den Erstschmerz.

Ihre erste Reaktion darauf ist, sich vor möglichen Verletzungen zu schützen.

Sie fühlen den Zweitschmerz.

Ihre Reaktion darauf ist, sich Ruhe für die Heilung zu gönnen.

NERVEN UND GEHIRN

Das Nervensystem ist eine komplexe funktionelle und organische Einheit. Sie dient der Wahrnehmung, Analyse und Beantwortung von Veränderungen innerhalb und außerhalb des Körpers. Das Nervensystem gliedert sich in das Zentralnervensystem, welches das Rückenmark und Gehirn umfasst, sowie in das periphere Nervensystem, das Gehirn und Rückenmark mit dem übrigen Körper verbindet.

Das Zentralnervensystem (ZNS) ist für unser bewusstes Erleben wichtig. Es nimmt Reize wie Schmerz, Temperatur, Geruch, Geschmack und Schall auf, die ihm von Sinnesorganen und Rezeptoren zugeleitet werden. Das ZNS beantwortet diese Botschaften, indem es Signale bzw. Anweisungen über das periphere Nervensystem an andere Körperpartien wie etwa die Muskeln schickt.

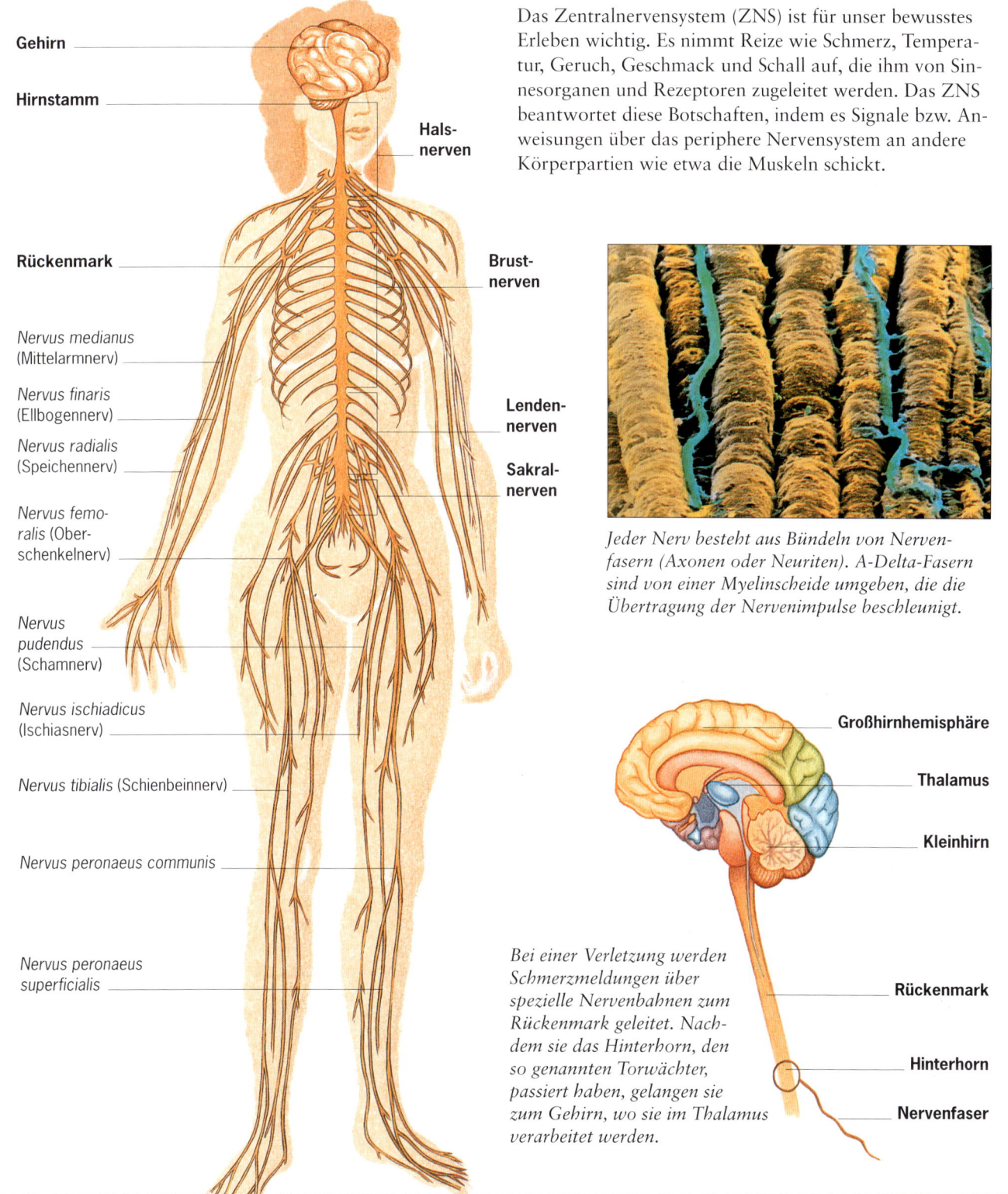

Gehirn

Hirnstamm

Hals- nerven

Rückenmark

Brust- nerven

Nervus medianus (Mittelarmnerv)

Nervus finaris (Ellbogennerv)

Nervus radialis (Speichennerv)

Lenden- nerven

Sakral- nerven

Nervus femo- ralis (Ober- schenkelnerv)

Nervus pudendus (Schamnerv)

Nervus ischiadicus (Ischiasnerv)

Nervus tibialis (Schienbeinnerv)

Nervus peronaeus communis

Nervus peronaeus superficialis

Jeder Nerv besteht aus Bündeln von Nerven- fasern (Axonen oder Neuriten). A-Delta-Fasern sind von einer Myelinscheide umgeben, die die Übertragung der Nervenimpulse beschleunigt.

Großhirnhemisphäre

Thalamus

Kleinhirn

Rückenmark

Bei einer Verletzung werden Schmerzmeldungen über spezielle Nervenbahnen zum Rückenmark geleitet. Nach- dem sie das Hinterhorn, den so genannten Torwächter, passiert haben, gelangen sie zum Gehirn, wo sie im Thalamus verarbeitet werden.

Hinterhorn

Nervenfaser

17

WARUM VERLETZTE PARTIEN SO EMPFINDLICH SIND

Wenn man sich in den Finger schneidet, fühlt sich die verletzte Stelle entzündet an und ist sehr empfindlich. Selbst eine leichte Berührung kann äußerst schmerzhaft sein. Die betroffene Partie entzündet sich, weil die geschädigten Zellen chemische Stoffe wie Prostaglandine ausschütten. Diese hormonähnlichen Substanzen erweitern die Blutgefäße, damit die Blutzufuhr zum Gewebe verstärkt und die Heilung eingeleitet wird. Dadurch erwärmt sich die verletzte Partie und aufgrund der Ansammlung von Blutplasma im Gewebe schwillt sie an. Die chemischen Substanzen verstärken außerdem die Reaktionen der Nervenenden in der Wunde, sodass diese schon bei der geringsten Berührung empfindlich wehtut. Der Schmerz dient dem Schutz vor weiterer Schädigung: Da die verletzte Partie schmerzempfindlicher wird, ist der Körper zur Ruhe gezwungen und ein Heilungsprozess möglich.

Zieht man sich eine Schnittwunde zu, reagiert das Körpergewebe sofort mit einer „Schadensbehebung".

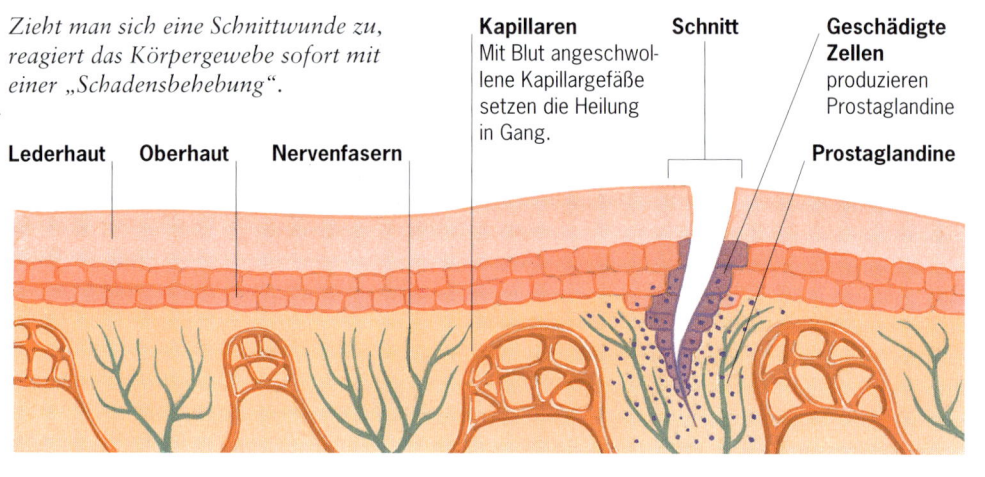

Kapillaren
Mit Blut angeschwollene Kapillargefäße setzen die Heilung in Gang.

Schnitt

Geschädigte Zellen produzieren Prostaglandine

Prostaglandine

Lederhaut **Oberhaut** **Nervenfasern**

A-Delta-Fasern sind von einer dicken „Isolierschicht", der Myelinscheide, umgeben, die zur rascheren Übertragung von Schmerzmeldungen beiträgt. C-Fasern dagegen leiten die Reize langsamer weiter. Wird die Myelinscheide zerstört wie z. B. bei einer Neuropathie, können die Nervenfasern keine Impulse übermitteln, sodass Taubheit oder Schwäche eintritt.

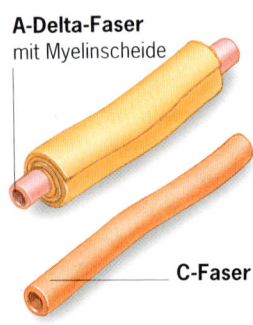

A-Delta-Faser
mit Myelinscheide

C-Faser

Rückenmarks geleitet, an die so genannten Hinterhörner. Von hier wandern sie über das Rückenmark hoch zum Gehirn. Da alle Schmerzmeldungen zuerst die Hinterhörner passieren, bevor sie zum Gehirn geleitet werden, schreibt die *Gate-Control*-Theorie diesen Rückenmarksteilen eine „Torwächter"-Funktion zu.

Hat die Schmerzmeldung das „Tor" passiert und das Gehirn erreicht, wird sie dort im Thalamus verarbeitet und als Schmerz empfunden. Daraufhin sendet das Gehirn Nervenreize zurück zu den Muskeln und den inneren Organen und löst dadurch die Schmerzbeantwortung aus, um den Organismus zu schützen.

Die Reaktion auf den Schmerz hängt von den Eigenschaften des gereizten oder geschädigten Gewebes ab – so reagieren manche Körperteile eher auf Dehnung, andere eher auf Temperatur und Druck.

Schmerzsignale haben Vorrang

Das Gehirn wird ständig von Reizen aus allen Teilen des Körpers überflutet, die Informationen über innere und äußere Veränderungen liefern. Der als eine Art Filter wirkende Thalamus sondert Wesentliches von Unwesentlichem und befasst sich sofort mit den wichtigsten Empfindungsbotschaften wie beispielsweise Schmerzmeldungen. Die anderen Informationen werden vom Thalamus zur Analyse an die Großhirnrinde geleitet. Allerdings besitzt der Körper auch noch ein eigenes Erkennungssystem. Dieses gewährleistet, dass den wichtigen Schmerzsignalen zum Schutz des Organismus der absolute Vorrang eingeräumt wird.

Das bedeutet: Wenn dem Körper durch äußere Einwirkungen wie etwa Hitze eine Verletzung droht, erhält diese Schmerzmeldung Priorität, damit der Organismus sich sofort auf die eventuelle Bedrohung einstellen kann. Das ist nur möglich, weil dringende Schmerzmitteilungen über spezielle Nervenbahnen geleitet werden, die entsprechende Impulse besonders rasch transportieren. Das erzeugt den Erstschmerz. Solche rasch leitenden Nervenbahnen werden A-Delta-Fasern genannt. Die das Schmerzsignal langsamer leitenden Fasern heißen C-Fasern und erzeugen den Zweitschmerz.

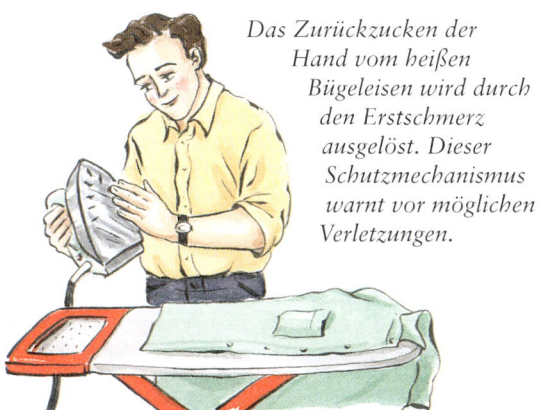

Das Zurückzucken der Hand vom heißen Bügeleisen wird durch den Erstschmerz ausgelöst. Dieser Schutzmechanismus warnt vor möglichen Verletzungen.

Der Erstschmerz. Die Haut, in der sich vor allem die rasch leitenden A-Delta-Fasern befinden, bildet die erste „Abwehrfront" gegen äußere Bedrohungen des Organismus. Hält ein Kind z. B. seine Hand zu nahe an eine Kerzenflamme, senden die A-Delta-Fasern eine Schmerz-Warnmeldung an das Gehirn, noch bevor eine Verletzung tatsächlich eintritt. Das Gehirn verarbeitet dieses Signal und reagiert schnell, indem es den Muskeln befiehlt, die Hand zurückzuziehen, um eine Verletzung zu vermeiden.

Der Zweitschmerz. Nach der ersten starken Schmerzempfindung werden die dumpfen, lähmenden Schmerzreize über die langsamer leitenden C-Fasern transportiert, die Schmerzmeldungen auch dann noch weiterbefördern, wenn die Reizursache schon längst vorbei ist und das Gewebe sich wieder erholt hat. Zähne und innere Organe enthalten vor allem C-Fasern – das erklärt, warum der Mensch den Schmerz erst bei Verletzungen oder Schädigungen wahrnimmt.

Schmerz und Gehirn

Ist die Schmerzmeldung erst einmal an den „Torwächtern" vorbei zum Gehirn gelangt, erreicht sie den Thalamus. Das ist der Ort, an dem die verschiedenen Aspekte der Schmerzbotschaft analysiert werden, um eine angemessene Reaktion vorzubereiten. Das Gehirn untersucht jedoch nicht nur die physischen Details der Schmerzmitteilung wie etwa die lokale Stelle der Verletzung, die Form des Schmerzes und die damit verbundene Empfindlichkeit. Emotionale Aspekte wie z. B. das Unangenehme des Schmerzes und seine Intensität werden gleichermaßen berücksichtigt.

Für die Verarbeitung der Schmerzmeldung ist auch das Gedächtnis von Bedeutung. Das Gehirn nutzt früher gemachte Schmerzerfahrungen ähnlicher Art und gespeichertes Wissen über die mögliche Bedeutung des Schmerzes sowie Schmerzerlebnisse, von denen andere Leute berichteten, um die aktuelle Schmerzbotschaft entsprechend analysieren und sich einen Gesamteindruck von der Art der Verletzung verschaffen zu können (siehe Kasten unten).

Das körpereigene Schmerzregelsystem

Fällt ein Kind hin und schlägt sich dabei das Knie auf, ist die instinktive Reaktion einer Mutter oft, die verletzte Stelle „gesund zu reiben". Wahrscheinlich sind ihr die Folgen gar nicht bewusst: Das bloße Reiben der betroffenen Partie bewirkt, dass sich das „Tor" im Hinterhorn schließt und damit die Schmerzmeldung auf ihrem Weg zum Gehirn blockiert wird. Das liegt daran, dass auch andere Nervenfasern nahe der verletzten Stelle, die ebenfalls zu den Hinterhörnern führen, durch das Reiben gereizt werden. Dadurch sind die „Tore" so überlastet, dass sie sich schließen und Schmerzmeldungen nicht weitertransportiert werden können – auf diese Weise klingt der Schmerz ab.

Das körpereigene Schmerzregelsystem erklärt auch, weshalb die Intensität der Schmerzempfindung oft nicht mit der Art der Verletzung übereinstimmt. Wenn man z. B. mit dem Fahrrad stürzt, sich die Hände aufschürft und sich zudem das Handgelenk

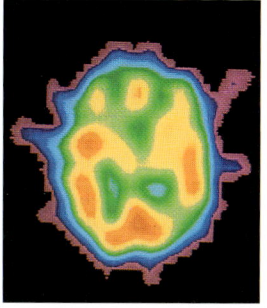

Die bewusste Schmerzwahrnehmung beim Menschen wird heute mit speziellen Methoden wie der Positronen-Emissions-Tomographie (PET) untersucht. Mithilfe dieser Technologie werden Bilder erzeugt, die die aktiven Gehirnpartien genau wiedergeben. In der Aufnahme oben sind Partien hoher Aktivität rot, solche mit geringer Aktivität blau dargestellt. Dieses neue Verfahren wird in Untersuchungen verwendet, die die Gehirnreaktionen auf Schmerz klären sollen.

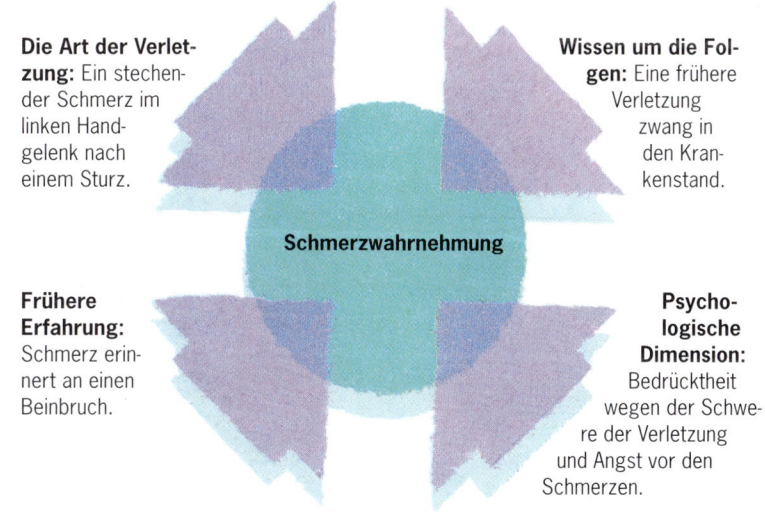

WIE SCHMERZ WAHRGENOMMEN WIRD

Schmerzen werden ausschließlich im Gehirn wahrgenommen. Verletzt man sich beispielsweise das Handgelenk, berücksichtigt das Gehirn bei der Schmerzwahrnehmung sowohl die psychologischen Aspekte als auch die tatsächliche Verletzung:

Die Art der Verletzung: Ein stechender Schmerz im linken Handgelenk nach einem Sturz.

Wissen um die Folgen: Eine frühere Verletzung zwang in den Krankenstand.

Schmerzwahrnehmung

Frühere Erfahrung: Schmerz erinnert an einen Beinbruch.

Psychologische Dimension: Bedrücktheit wegen der Schwere der Verletzung und Angst vor den Schmerzen.

Wie man die Endorphinausschüttung anregen kann

Forschungen haben ergeben, dass Stimulation und Druck die Ausschüttung von körpereigenen Schmerzmitteln, Endorphine genannt, anregen. Das erklärt die positive Wirkung asiatischer Heilmethoden wie der Akupressur, in deren Zentrum der Druck auf Akupunkturpunkte steht. Sie können eine erhöhte Endorphinausschüttung fördern, indem Sie:

● die schmerzende Körperpartie bewegen und sanft reiben,

● die betroffene Stelle wärmen,

● kalte Kompressen auflegen,

● Heilmethoden wie z. B. Akupressur ausprobieren (siehe Seite 81) oder

● sich durch Sport Bewegung verschaffen.

ENDORPHINPRODUKTION

Erst 1973 wurde entdeckt, dass der Körper eigene schmerzstillende Substanzen produziert. Die als Endorphine bezeichneten natürlichen Schmerzmittel wirken im Gehirn, im Rückenmark und möglicherweise auch in bestimmten Nervenenden, den so genannten Opiatrezeptoren. Außer ihrer schmerzstillenden Wirkung sollen sie auch die Stimmung und die Körperreaktionen auf Stress beeinflussen können.

Die **Verletzung** tritt ein und die Schmerzmeldung wird ans Gehirn gesendet.

Die Meldung wird verarbeitet.

Serotonin wird freigesetzt.

Serotonin regt die Endorphinbildung und -ausschüttung an.

Endorphine blockieren die Weiterleitung der Schmerzmeldung ans Gehirn.

---

bricht, so empfindet man wohl zuerst nur die durch die Schnittwunden und Schrammen verursachten Schmerzen. In diesem Fall verhindern die wegen sensorischer Überlastung geschlossenen Tore die Weiterleitung der C-Faser-Schmerzimpulse aus dem geschädigten Gewebe rund um den Knochen, die ansonsten auf die ernstere Verletzung, d. h. das gebrochene Handgelenk, aufmerksam machen würden. Indem aber nur die Schürfwunden registriert werden, hat das Gehirn die Schmerzmeldungen folgendermaßen gewichtet: Da die Haut verletzt wurde, gibt es möglicherweise immer noch eine äußere Bedrohung, der sich der Körper entziehen sollte.

Ähnlich wie das Gehirn die Schmerzmeldungen ihrer Bedeutung nach einstuft, bewertet es auch andere Botschaften, die mit dem Schmerz zunächst nichts zu tun haben. So ist beispielsweise unser Überlebenstrieb von höchster Wichtigkeit. Wenn man etwa in einem brennenden Gebäude eingeschlossen ist, gibt das Gehirn der Flucht vor dem Feuer den Vorrang, anstatt die Meldung zu verarbeiten, dass man sich die Hand verbrannt hat.

Schmerzspezialisten haben dieses Phänomen auch in nicht lebensbedrohenden Situationen, z. B. beim Sport, beobachtet. Verletzt sich jemand bei einem Fußballspiel, ist es durchaus möglich, dass er den Schmerz erst hinterher verspürt. Die Schmerzmeldung wurde während des Spiels blockiert, weil das Gehirn sie als unbedeutender einstufte als den Willen, die Begegnung zu gewinnen.

Wenn sich das Gehirn überzeugen lässt, dass ein Spielsieg wichtiger ist als ein Bänderriss, kann der Mensch auch lernen, ihm mitzuteilen, dass der chronische Schmerz einer Arthritis weniger wichtig ist als z. B. der Wunsch, an einem großen Familienfest teilzunehmen. Mit welchen Mitteln dies erreicht wird, wird in Kapitel 4 beschrieben.

Körpereigene Schmerzmittel

Der Körper produziert in Form bestimmter Substanzen seine eigenen Schmerzmittel, die so genannten Endorphine. Wenn Schmerzmeldungen zum Gehirn gelangen, wird die Produktion von Serotonin angeregt. Diese Substanz bewirkt, dass Endorphine ausgeschüttet werden, die an gewissen Stellen den

---

SCHUTZMECHANISMEN

Die Signale hoch sensibler Nervenenden in der Haut informieren das Gehirn über Veränderungen in der Umgebung. Die Empfindlichkeit dieser Nervenenden (Nozizeptoren), die besonders zahlreich in der Haut vorhanden sind, ist unterschiedlich. Die einen reagieren auf extreme Reize (z. B. Schnittwunden), die anderen dagegen nur auf leichte Veränderungen wie Druck. Durch Reiben verletzter Hautpartien werden die Schmerzen gelindert, weil sich dadurch die Tore der Hinterhörner schließen.

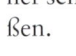

Transport von Schmerzbotschaften blockieren – jene als Opiatrezeptoren bezeichneten Stellen befinden sich in Gehirn, Nerven und Rückenmark.

Neuere Forschungen haben ergeben, dass der Gemütszustand eines Menschen die Endorphinausschüttung beeinflussen kann. Es ist bekannt, dass Stress und Angst sich auf die Endorphinproduktion auswirken. Je deprimierter ein Schmerzkranker ist, desto weniger Serotonin wird produziert, was wiederum die Menge der ausgeschütteten Endorphine verringert. Durch die darauf folgende Beeinträchtigung der körpereigenen schmerzstillenden Mechanismen werden die Schmerzmeldungen ungehindert ans Gehirn weitergeleitet.

Schmerzformen

Obwohl jeder Mensch die Schmerzen mit unterschiedlicher Intensität empfindet, ist es oft hilfreich, sie in zwei große Gruppen einzuteilen: den akuten und den chronischen Schmerz.

Akuter Schmerz. Jeder hat wohl irgendwann einmal Bekanntschaft mit akuten Schmerzen gemacht – sie dauern nur wenige Augenblicke, manchmal aber auch mehrere Wochen an. Akuter Schmerz ist die Antwort des Körpers auf Verletzungen oder Erkrankungen. Sein Hauptzweck besteht darin, den Menschen zur Ruhe kommen zu lassen und die Heilung herbeizuführen. Seine Begleiterscheinungen sind bestimmte physiologische Veränderungen wie erhöhter Puls und Blutdruck, vermehrtes Schwitzen und gesteigerte Wachsamkeit sowie eingeschränkte Reaktionen auf andere Reize. Zumeist kann man akuten Schmerz mit Medikamenten bekämpfen. Da die Schmerzmittel nur kurze Zeit eingenommen werden müssen, treten in der Regel keine Nebenwirkungen auf.

Chronischer Schmerz. Während der akute Schmerz eine bestimmte Funktion hat, sind chronische Schmerzen, die oft Jahre andauern, meist nicht auf einen Zweck ausgerichtet. Chronischer Schmerz kann auch dann noch anhalten, wenn die ursprüngliche Verletzung verheilt ist. Er tritt häufig auch als Folgeerscheinung von Erkrankungen wie Krebs oder Arthritis auf. In vielen Fällen können seine Ursachen nicht diagnostiziert werden.

Synalgien. Schmerzen infolge von Hautverletzungen nimmt man meist an der betroffenen Körperpartie wahr. Diese so genannten lokalisierbaren Schmerzen werden oft als heftig und stechend empfunden.

Schmerzen der inneren Organe lassen sich dagegen nur schwer lokalisieren. Oft fällt es schwer, genau zu beschreiben, an welcher Stelle der Schmerz empfunden wird. Auch die Symptome äußern sich auf andere Weise: Schmerzen der inneren Organe sind dumpf und bohrend und häufig fühlt sich der Leidende übel und allgemein unwohl.

AKUTER UND CHRONISCHER SCHMERZ

Akuter Schmerz wird typischerweise von rasch auftretenden Symptomen begleitet. Diese sind sehr veränderlich, halten aber nur einige Tage an. Chronischer Schmerz dagegen kann lange andauern. Folgende physische und physiologische Unterschiede wurden zwischen den beiden Schmerzformen festgestellt:

Schmerzform	Schmerzerlebnis	Körperantwort	Physische Änderungen	Behandlung
Akuter Schmerz	Oft intensiv, aber meist von kurzer Dauer (Tage).	Schmerz zwingt den Körper zur Ruhe, damit das geschädigte Gewebe heilen kann.	Beschleunigter Puls, erhöhter Blutdruck, vermehrtes Schwitzen, gesteigerte Wachsamkeit und eingeschränkte Reaktion auf andere Reize.	Herkömmliche Schmerzmittel wirken gut. Sie werden meist nur kurzzeitig benötigt, sodass Aktivitäten bald wieder möglich sind.
Chronischer Schmerz	Kreuz- und Nackenschmerzen; Intensität oft stärker als die Schädigung. Verbindung zwischen Schmerzquelle und aktuellem Schmerz wird mit Fortbestehen des chronischen Schmerzes schwächer (Monate/Jahre).	Schmerzmeldungen können auch dann noch erfolgen, wenn der ursprüngliche Reiz nicht mehr besteht.	Schmerz wird auch ohne Anlass empfunden, wenn die Muskeln über längere Zeit hinweg arbeiten, d. h. wenn die Muskelspannungsrezeptoren gereizt werden.	Über längere Zeit eingenommene pflanzliche Medikamente sind oft wirksamer als herkömmliche Schmerzpräparate. Opiate gehören in die Hand eines erfahrenen Arztes. Bei der Schmerzlinderung spielen die mentale Einstellung und die sozialen Beziehungen des Leidenden eine große Rolle.

Chronische Rückenschmerzen

Sie gehören zu den großen Volkskrankheiten: Chronische Rückenschmerzen lassen sich jedoch durch geeignete Entspannungsmethoden lindern. Maßvolle und langsam gesteigerte Freizeitaktivitäten können helfen, wieder ein glücklicheres und erfüllteres Leben zu führen.

Günther, ein erfolgreicher Geschäftsmann, ist 47 Jahre alt, verheiratet und Vater von drei Kindern. Seine Rückenschmerzen begannen in jungen Jahren nach einer Verletzung beim Fußball, bereiteten ihm jedoch bis vor kurzem keine größeren Probleme. Doch jetzt kann er seinen Aktivitäten in Beruf und Freizeit nicht mehr wie gewohnt nachgehen. Die Arbeitsbelastung hat zugenommen und das Squashspielen musste er aufgeben, weil sich dadurch die Schmerzen erheblich verschlimmerten. Seine Beschwerden bereiten ihm zunehmend Sorgen. Er ist reizbar geworden, worunter besonders seine Frau Elke und die Kinder leiden. Sein Arzt hat ihm Schmerzmittel und Ruhe verordnet, doch eine spürbare Besserung will sich nicht einstellen.

Was kann Günther tun?

Da durch Röntgenbilder organische Ursachen für die Schmerzen auszuschließen sind, sollte Günther einen Spezialisten aufsuchen, der mit ihm Strategien gegen den Schmerz entwickelt und kritisch prüft, welche der verordneten Medikamente noch geeignet sind. Außerdem muss Günther lernen, seinen Sport künftig häufiger in der Woche, dafür aber weniger intensiv als bisher auszuüben. Die regelmäßige Anwendung von Entspannungstechniken könnte ihm helfen, seine Arbeitsanspannung und damit auch seine Schmerzen zu verringern. Da auch familiärer Stress zu Günthers schlechter Verfassung beitragen kann, sollte er versuchen, mehr Zeit für seine Frau und die Kinder aufzubringen.

GENESUNGSPLAN

Stress
Überprüfen von Zuständigkeiten und Delegieren von Tätigkeiten. Mehr Freizeit fürs Privatleben einplanen. Regelmäßig Entspannungsübungen machen.

Fitness
Entwickeln eines sinnvollen Trainingsprogramms mit dem Ziel, aktiver zu werden: beispielsweise Schwimmen mit der Familie und gemeinsame Gartenarbeit.

Familie
Den Babysitter häufiger engagieren, sodass die Ehepartner mehr Zeit füreinander haben. Ausflüge mit der ganzen Familie unternehmen.

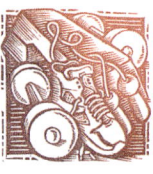

Fitness
Mangelnde Bewegung lässt das Selbstvertrauen schwinden. Das wiederum verringert die Schmerztoleranz.

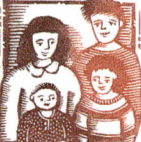

Familie
Oft belasten chronische Schmerzen auch das Familienleben. Dann gerät der Leidende mit seinen Ängsten und seinen eingeschränkten Aktivitäten leicht in die Isolation.

Stress
Stress kann zu Muskelverspannungen führen, die auf Dauer die Schmerzen verstärken.

WIE ERFOLGREICH WAREN DIE MASSNAHMEN?

Günther ordnete die Zuständigkeiten im Büro neu und konnte nun abends früher nach Hause gehen. Er entwickelte seinem Zustand angemessenere sportliche Aktivitäten, überanstrengte sich nicht mehr und verbrachte wieder mehr Zeit mit der Familie. Sein Selbstvertrauen wuchs, und nach 3 Monaten konnte er lange Spaziergänge unternehmen, sich an der Gartenarbeit beteiligen und insgesamt ein aktiveres Leben genießen. Obwohl die Schmerzen nicht völlig verschwanden, konnte er wieder besser schlafen.

Es ist möglich, dass man Schmerzen der inneren Organe an ganz anderen, gesunden Stellen des Körpers wahrnimmt. Diese befinden sich manchmal weit entfernt vom erkrankten Organ. Dann spricht man von Synalgie, einer Schmerzmitempfindung. Das geschieht deshalb, weil verschiedene Körperteile von denselben Nerven versorgt werden wie die Schmerzquelle, d. h. das geschädigte Gewebe. Das Gehirn kann daher Signale, die von derselben Gruppe von Nerven geliefert werden, falsch interpretieren oder verwechseln. So strahlt der Schmerz bei Angina pectoris, der durch den mit Sauerstoff unterversorgten Herzmuskel entsteht, in den Arm aus, da Herz und Arm von derselben Nervengruppe versorgt werden.

Schmerzbeeinflussende Faktoren

Für das Schmerzerlebnis spielen emotionale und psychologische Faktoren eine wichtige Rolle. Je niedergeschlagener und ängstlicher der Leidende sich fühlt, desto intensiver empfindet er den Schmerz. Das Gehirn analysiert sowohl die emotionalen als auch die physiologischen Aspekte des Schmerzes und die Gefühle beeinflussen ihrerseits die Endorphinausschüttung.

Es ist also möglich, dass sich chronische Schmerzen aufgrund des emotionalen Zustands des Leidenden weiter verschlimmern. Langjährige Schmerzerfahrungen können zu anhaltenden Muskelverspannungen in den betroffenen Körperpartien führen. Das Nervensystem wird möglicherweise beeinflusst, immer dann Schmerzen wahrzunehmen, wenn die Muskelspannungsrezeptoren gereizt werden, sodass jede Bewegung des Patienten qualvoll ist.

Kreuz- und Nackenschmerzen sowie Arthritis sind die am weitesten verbreiteten chronischen Beschwerden. Gerade diese Leiden sprechen in der Regel nicht gut auf schmerzstillende Medikamente an.

VERSCHIEDENE SCHMERZFORMEN

Die Körperteile des Menschen nehmen Schmerz unterschiedlich wahr. Die Haut enthält zahlreiche Schmerzrezeptoren, sodass Hautverletzungen klar und deutlich empfunden werden. Im Darm befinden sich vor allem Rezeptoren, die auf die Dehnung des Gewebes reagieren. Dadurch werden zwar Blähungen registriert, nicht aber eine Schnittverletzung. Typische Merkmale weisen den Patienten und den Arzt auf die Schmerzursachen hin.

Merkmale	Form	Partien	Bezeichnung	Typische Ursachen
Brennend, pochend	Konstant und lokalisiert	Haut, Muskeln und Knochenschichten	**Somatisch**	Hautverletzungen wie Schnitte, Verbrennungen und Schürfwunden, Entzündungen sowie gefäßbedingter Kopfschmerz
Dumpf, ziehend, drückend; kolikartig	In Verbreitung und Qualität verschwommen	Innere Organe	**Viszeral**	Dehnung der Darmwände durch Blähungen, falsche Ernährung, mangelnde Bewegung oder Darmträgheit nach Bauchoperationen; Blut- und Sauerstoffmangel sowie abgestorbenes Gewebe. Kolikartige Schmerzen werden aufgrund der Überaktivität des Darms durch zu heftige oder zu rasche Kontraktionen hervorgerufen.
Kribbeln mit Taubheit, manchmal Brennen	Abnorme Gefühlsempfindung ohne vorherigen Reiz	Nervengewebe	**Parästhesie**	Tritt ein, wenn die Reizleitung der Nerven vom Körper zum zentralen Nervensystem teilweise blockiert ist, wenn sich z. B. ein Fuß zu lange in einer ungewöhnlichen Haltung befindet.
Unangenehme bis unerträgliche abnorme Gefühlsempfindung	Diffuse Empfindung, durch inadäquate Reize ausgelöst	Nervensystem	**Dysästhesie**	Tritt bei Erkrankung oder Verletzung des Nervensystems auf. Kann auch durch angeborene Schädigung des Nervensystems verursacht werden.
Überempfindlichkeit auf Reize wie z. B. Berührungen	Schmerz steht in keinerlei Verhältnis zu Licht- und Berührungsreizen. In Extremfällen kann selbst Kleidung starke Schmerzen bereiten.	Nervensystem	**Allodynie**	Schmerz durch eine frühere Schädigung der Nervenenden, die zu Überempfindlichkeit der betreffenden Partie führt. Häufig begleitet von einer Schädigung des Nervensystems wie z. B. bei Gürtelrose.

Schmerzwahrnehmung

Wie das Gehirn Schmerz wahrnimmt, hängt nicht nur vom konkreten körperlichen Erlebnis ab, sondern wird auch vom kulturellen Hintergrund, von der Persönlichkeit und den Erfahrungen des Einzelnen beeinflusst.

Schnelle Schmerzimpulse, die über die A-Delta-Fasern geleitet werden, haben vor allem eine Warnfunktion: Sie signalisieren dem Körper, sofort zu reagieren, damit sich dieser vor weiteren Verletzungen schützen kann. Dagegen ist die Verarbeitung langsamer Schmerzimpulse, die über die C-Fasern geleitet werden, komplizierter: Das Gehirn greift auch auf andere Informationen zurück, um auf die Schmerzmeldung zu reagieren. Dazu zählen eigene Erinnerungen an ähnliche Schmerzen sowie Berichte von Familienmitgliedern oder Freunden, wie diese mit vergleichbaren Schmerzen umgegangen sind. Auf die Verarbeitung folgt die Warnung vor möglichen Folgen der Schmerzen.

Das bedeutet: Dieselbe Art von Schmerz wird von den einzelnen Menschen unterschiedlich erlebt und hängt ab von Faktoren wie Alter, Geschlecht, Kultur, Persönlichkeit und früheren Schmerzerfahrungen.

Individuelle Schmerzempfindung

Die Schmerzschwelle bezeichnet die Reizgrenze, bei deren Überschreitung Schmerz empfunden wird. Laborversuche haben gezeigt, dass die meisten Menschen eine ähnliche Schmerzschwelle haben. Allerdings hängt die Grenze, oberhalb derer man einen Schmerz als unerträglich empfindet – also die persönliche Schmerztoleranz –, ganz entscheidend von Alter, Geschlecht und kulturellem Hintergrund ab.

Unsere Schmerzwahrnehmung wird weitgehend von früheren Erfahrungen und dem Wissen darüber bestimmt, was möglicherweise Schmerzen verursacht. Wenn Eltern beispielsweise nervös und angespannt reagieren, weil ihr Kind eine Spritze bekommen soll, und diese Ängstlichkeit dem Kind vermittelt wird, so speichert es diese Information und hält nun jede Injektion für schmerzhaft. Diese Erwartungshaltung verstärkt das konkrete Schmerzerleben. Ganz ähnlich haben Forschungen ergeben, dass beispielsweise überfürsorgliche Pflegepersonen bei kranken Menschen die Wahrnehmung des Schmerzes intensivieren.

Auch Emotionen spielen bei der Beeinflussung unseres Schmerzempfindens eine wichtige Rolle. Eine übertriebene Betreuung kann im Patienten unterbewusst den Eindruck erwecken, dass er in der Rolle als Kranker mehr Aufmerksamkeit und Zuwendung bekommt.

Negative Gefühle gegenüber Schmerz können ebenfalls das Schmerzerleben erheblich steigern. Besonders Sorgen, Ängstlichkeit und Stress fördern die Empfindlichkeit gegen alle äußeren und inneren Reize, so

---

INDIVIDUELLE SCHMERZTOLERANZ

Schmerzen werden von Mensch zu Mensch verschieden stark empfunden, aber auch von ein und derselben Person je nach Situation unterschiedlich. Die Schmerzwahrnehmung hängt z. B. davon ab, wie man sich gerade fühlt. Für die individuelle Schmerztoleranz gibt es noch eine Vielzahl anderer Faktoren.

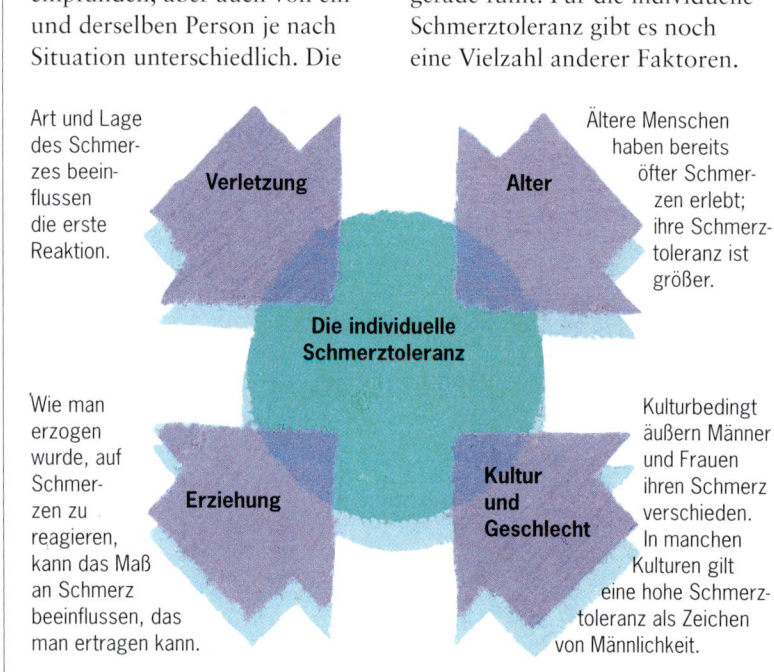

Art und Lage des Schmerzes beeinflussen die erste Reaktion.

Verletzung

Ältere Menschen haben bereits öfter Schmerzen erlebt; ihre Schmerztoleranz ist größer.

Alter

Die individuelle Schmerztoleranz

Wie man erzogen wurde, auf Schmerzen zu reagieren, kann das Maß an Schmerz beeinflussen, das man ertragen kann.

Erziehung

Kulturbedingt äußern Männer und Frauen ihren Schmerz verschieden. In manchen Kulturen gilt eine hohe Schmerztoleranz als Zeichen von Männlichkeit.

Kultur und Geschlecht

auch gegen Schmerz. Dieser Aspekt der Schmerzwahrnehmung wird auf den Seiten 30 und 31 eingehender behandelt.

Kulturelle Unterschiede

Es hat sich gezeigt, dass Menschen aus unterschiedlichen Kulturkreisen auf Schmerz verschieden reagieren, und zwar sogar dann, wenn die den Schmerz auslösende Verletzung oder Erkrankung die gleiche ist. Selbst wenn die Schmerzschwelle die gleiche ist, kann sich der äußere Ausdruck des Schmerzerlebens erheblich unterscheiden. In manchen Kulturen werden Gefühle offen gezeigt, und der sichtbare Ausdruck von Schmerz und Leid wird akzeptiert. In anderen Kulturen dagegen werden die Menschen dazu erzogen, ihre Gefühle zu verbergen, denn ein offener Ausdruck von Schmerz wird hier missbilligt.

Gefühle können in gewissem Maß unterdrückt werden. So erwartet man von japanischen Frauen traditionellerweise, dass sie den Geburtsschmerz still, also ohne Lautäußerungen, ertragen. Richard Sternbach, ein auf Schmerz spezialisierter Psychologe in Kalifornien, untersuchte die Schmerztoleranz amerikanischer Frauen unterschiedlicher ethnischer Herkunft, um in seinen Experimenten den Einfluss der Kultur auf den Schmerz zu bestimmen. Seine Forschungen ergaben, dass Frauen italienischer Herkunft weniger Schmerzen tolerierten als Frauen britischer oder jüdischer Abstammung und dass sie ihr Schmerzerleben ganz offen und laut ausdrückten.

Wenn man versteht, auf welche Weise die Kultur die Schmerzwahrnehmung und die Schmerztoleranz beeinflusst, so kann dies dazu beitragen, die eigenen Schmerzreaktionen und damit das künftige Ausmaß an Schmerzempfindungen steuern zu lernen.

Geschlechtsspezifische Unterschiede

Auch Geschlecht und Alter haben Einfluss darauf, wie man Schmerz empfindet. In vielen Kulturen werden Männer dazu angehalten, Schmerzen eher stoisch und still zu ertragen. Haben sie körperliche Beschwerden, die Schmerzen verursachen, sieht man es dort nicht gern, wenn Männer darüber klagen. Jeder äußere Ausdruck von Schmerz oder Leid wird als Zeichen von Schwäche und Unsicherheit gewertet. Frauen dagegen dürfen eher über Gefühle reden und daher auch eher Schmerz und Leid zeigen.

In manchen Kulturen gilt die Fähigkeit, große Schmerzen ohne äußere Reaktion zu

Hypochondrie und Schmerz

In Extremfällen kann die Neigung, Gefallen an der Rolle des Kranken zu finden, zu einer psychischen Störung führen, die man Hypochondrie nennt. Die Betroffenen klagen über Schmerzen, die vorgegeben oder selbst herbeigeführt sind. Körperliche Symptome können z. B. Schwindelgefühl, Bauchschmerzen, Fieber und Hautausschlag sein. Die Patienten sind dank häufiger ärztlicher Behandlung medizinisch oft sehr bewandert. Sie leiden mitunter tatsächlich unter Schmerzen, die durch ihr Unterbewusstsein verursacht worden sind. In einer Sonderform der Hypochondrie bestehen Eltern „stellvertretend" für ihre Kinder darauf, dass diese Schmerzen erleiden.

EINFLUSS DER KULTUREN AUF SCHMERZ

Auch bei gleicher Schmerzintensität können Ausdruck und Bewältigung von Schmerz je nach kulturellem Hintergrund verschieden stark ausgeprägt sein. Manche Kulturen fördern die Verinnerlichung von Gefühlen, andere die Zurschaustellung von Emotionen. Wie die jeweilige Kultur den Ausdruck von Gefühlen beeinflusst, spiegelt sich auch in den unterschiedlichen Filmstilen Nord- und Südeuropas.

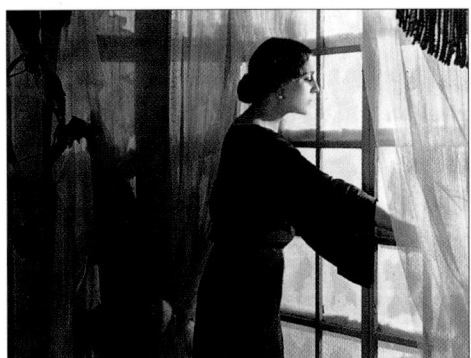

Nordische Zurückhaltung

Karge Landschaften, matte Bewegungen und eine würdevoll ernste Haltung in den Filmen Nordeuropas drücken symbolisch Zurückhaltung und verinnerlichte Gefühle aus.

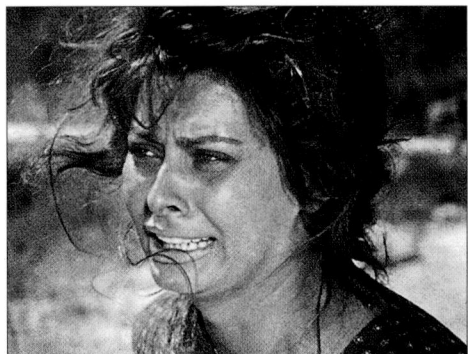

Südlicher Überschwang

Überschäumende Leidenschaft, dramatische Gesten und deutlich zur Schau gestellte Emotionen sind typisch für die Filmkunst Südeuropas oder Lateinamerikas.

SCHMERZ UND SOZIALES UMFELD

Der Einfluss gesellschaftlicher und sozialer Bedingungen auf die individuelle Schmerzwahrnehmung war in diesem Jahrhundert bereits häufig Gegenstand wissenschaftlicher Studien. Dr. Henry K. Beecher, der später erster Professor für Anästhesiologie an der Harvard University wurde, behandelte im Zweiten Weltkrieg verwundete Soldaten. Er beobachtete, dass diese viel seltener um Morphin baten als Zivilisten mit ähnlichen Verletzungen. Dieses Phänomen lässt sich folgendermaßen erklären: Während die Soldaten sich erleichtert fühlten, dem Schlachtfeld lebendig entronnen zu sein, empfanden die Zivilisten ihre Verletzungen als deprimierend und verhängnisvoll. Als Ergebnis hielt Beecher fest, dass „es keinen direkten Zusammenhang zwischen der Verletzung an sich und dem erlittenen Schmerz gibt". Beechers Theorie erklärt, warum Menschen denselben Schmerz je nach Umgebung, Geistes- und Gemüts-

verfassung unterschiedlich empfinden. So wird beispielsweise ein Kind über einen Klaps im Spiel lachen, aber weinen, wenn es einen Klaps als Strafe erhält.

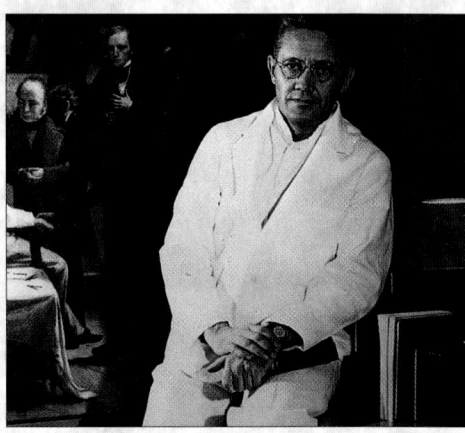

Dr. Henry K. Beecher (1904–76) war einer der Pioniere in der Erforschung der Schmerzwahrnehmung.

ertragen, tatsächlich als Ausdruck von Männlichkeit, und so werden Heranwachsende ermutigt, ihre hohe Schmerztoleranz zu demonstrieren. Dieselbe Fähigkeit wird bei Frauen allerdings eher als unweiblich angesehen und daher nicht gefördert.

Versuche haben erwiesen, dass Frauen in einem weiteren Umkreis als Männer über ihre Schmerzen reden. Schmerzkliniken beispielsweise können zumeist einen leicht höheren Anteil an Frauen verbuchen. Das mag zum Teil daran liegen, dass bei Schmerz Frauen eher Hilfe suchen als Männer. Studien haben ergeben, dass Frauen häufiger als Männer über chronische Schmerzen berichten, die stärker sind und länger andauern.

Jüngste Forschungen lassen vermuten, dass geschlechtsspezifische Unterschiede im Schmerzerleben sowohl biologisch als auch kulturell bedingt sein könnten. In Versuchen mit einer Gruppe von Männern und Frauen, denen gerade die Weisheitszähne gezogen worden waren, konnte festgestellt werden, dass die schmerzlindernde Wirkung von Morphiumpräparaten bei Frauen länger anhielt als bei Männern. Diese Ergebnisse könnten für die künftige Schmerzbehandlung bei Frauen und Männern von entscheidender Bedeutung sein.

Wie Kinder Schmerzen mitteilen

Da Kinder weniger redegewandt als Erwachsene sind, können sie ihre Schmerzen sprachlich nicht so gut ausdrücken. Außerdem besitzen sie weniger Wissen und Erfahrung, was Krankheiten anbetrifft. Deshalb kann es sein, dass sie Beschwerden egal welcher Art als „Bauchschmerzen" oder aber Übelkeit als „Halsschmerzen" bezeichnen. Außersprachliche Mittel, Schmerz zu äußern, können beispielsweise Wutanfälle, Schmollen oder Bettnässen sein. Es ist oft auch nicht klar, ob ein Kind nun Schmerzen oder ganz allgemein Kummer hat oder einfach nur versucht, mehr Aufmerksamkeit zu bekommen.

Manchmal fällt es Kindern leichter, ihren Schmerz und wo er sich befindet in einem Bild darzustellen. Das kann dem Arzt die Diagnose um einiges erleichtern.

Kinder neigen häufig dazu, die Schmerzreaktionen ihrer Eltern oder älteren Geschwister nachzuahmen. Es kann sein, dass sie die gleiche Angst vor Schmerzen entwickeln, wie sie sie schon einmal bei anderen Familienmitgliedern erlebt haben. Daher sollten Eltern genau darauf achten, wie sie auf ihre eigenen Schmerzen und auf die ihrer Kinder reagieren.

Fühlen Feten Schmerz?

Ab der 20. Schwangerschaftswoche zeigt ein Fetus deutliche Reaktionen auf schmerzhafte Reize. Anfänglich sind diese Reaktionen eher primitive Reflexe als eine deutliche Antwort auf Schmerz. Mit der Entwicklung des Nervensystems stehen die Reaktionen jedoch immer enger in Beziehung zur gereizten Körperpartie. Man kann daher davon ausgehen, dass bereits ein Fetus Schmerzen ähnlich „fühlt" wie jedes andere Lebewesen, das vergleichbare Reaktionen auf einen schmerzhaften Reiz zeigt.

Ursachen von Schmerz

*Im Allgemeinen verbindet man mit Schmerz
die Vorstellung von Krankheit oder Verletzung.
Schmerz ist jedoch ein vielschichtiges Phänomen
und kann auch auf ganz andere Ursachen zurückgehen.*

Körperliche Schmerzen werden meist durch eine Verletzung hervorgerufen. Ist dies der Fall, werden chemische Substanzen wie z. B. Prostaglandine ausgeschüttet, um die Heilung in Gang zu setzen. Paradoxerweise verstärken diese Stoffe den Schmerz, da sie die Nervenenden dazu anregen, Schmerzmeldungen an das Gehirn zu senden. Diese Meldungen erfüllen eine Schutzfunktion, indem sie den Körper zur Ruhe anhalten, damit das geschädigte Gewebe heilen kann.

Lokalisierbare körperliche Schmerzen treten aber auch dann auf, wenn das Gewebe durch eine Erkrankung geschädigt wurde wie etwa durch einen Tumor, der auf einen Nerv drückt. Erkrankungen können allerdings auch viel allgemeinere Schmerzreaktionen auslösen, und zwar sogar dann, wenn das Gewebe gar nicht geschädigt`wurde. Muskelschmerzen beispielsweise treten meistens als Begleiterscheinung bei einem Grippeanfall auf und signalisieren dem kranken Körper, dass er Ruhe braucht.

Nach Operationen sind Schmerzen nahezu unvermeidlich, können aber durch geschickte Chirurgen und erfahrene Anästhesisten vermindert werden – und durch das Wissen, dass der Schmerz nur vorübergehend während der Heilung auftritt.

Schmerzen beim Sport

Obwohl Sport für einen gut funktionierenden Bewegungsapparat wichtig ist und allgemein die Gesundheit fördert, können beim oder nach dem Körpertraining Schmerzen auftreten. Wenn man nach längerer Pause wieder beginnt, intensiv Sport zu treiben, werden die Muskeln anfangs vermutlich schwach sein und sich noch einige Stunden nach dem Training geschwollen anfühlen. Diese Form von Schmerz ist auf eine mechanische Schädigung des Muskelgewebes zurückzuführen. Das kann man vermeiden, wenn man die Muskeln vor dem Training aufwärmt und sein Übungsprogramm schrittweise aufbaut und erweitert.

Belastungsschmerz als Warnsignal

Wenn Sie Schmerzen beim Sport vermeiden möchten, sollten Sie sich nur nach Ihrer eigenen Leistungsfähigkeit richten und die Körperübungen schrittweise ausbauen, um Ihre Fitness langsam, aber stetig zu verbessern. Brechen Sie Ihr Sportprogramm sofort ab und suchen Sie einen Arzt auf, wenn sich bei Ihnen eines der folgenden Symptome einstellt:

- Schmerzen in Arm, Hals oder Brust
- Starke Gelenkschmerzen
- Völlige Atemlosigkeit
- Schwächegefühl
- Starkes Herzklopfen, das auch fünf Minuten nach Unterbrechung der Übung noch anhält.

AUFWÄRMEN

Aufwärmübungen sind wichtig für jede regelmäßig ausgeübte Sportart. Sanfte, rhythmische Bewegungen bereiten Muskeln, Herz und Lunge auf die nachfolgenden Belastungen vor. Durch Aufwärmübungen werden auch die Gelenke „geschmiert", sodass sie hinterher „reibungslos" funktionieren. Wer sich nicht richtig aufwärmt, kann Schwindelgefühle, Muskelkrämpfe und Brustschmerzen bekommen. Ebenso wichtig ist das „Abwärmen" – sanfte Bewegungen nach dem Training helfen dem Kreislauf zurück in den normalen „Betrieb". Als ein Beispiel für Aufwärm- und Abkühlübungen kann nebenstehende Abbildung dienen.

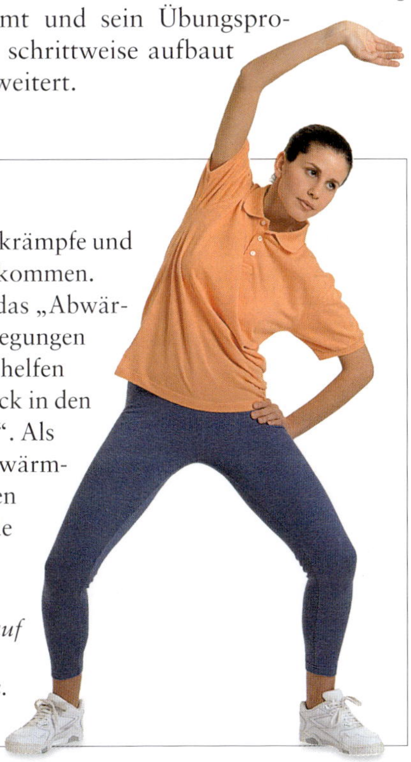

Füße breit aufstellen und die Knie beugen. Linke Hand auf die Hüfte legen, rechte Hand über den Kopf führen und nach links beugen. Übung zur anderen Seite wiederholen.

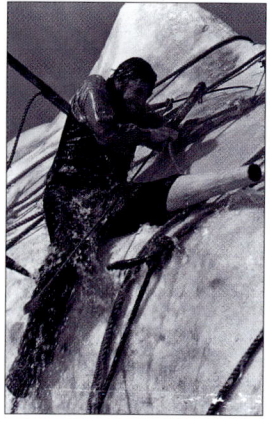

Eine der berühmtesten literarischen Gestalten, die an Phantomschmerzen litt, war Kapitän Ahab in Herman Melvilles Roman Moby Dick *oder* Der weiße Wal *(1851). Bei einem furchtbaren Unglück verlor der legendäre Walfänger ein Bein und bekam von nun an häufige Schmerzanfälle – dort, wo sich früher das Bein befand. Das Bild oben zeigt Gregory Peck als Kapitän Ahab in der Filmversion von* Moby Dick *(1956).*

Auch der Verzehr kalter Lebensmittel wie z. B. Speiseeis kann zu Kopfschmerzen führen. Diese Art von Schmerz ist zwar unangenehm, aber kein Anlass zu besonderer Sorge.

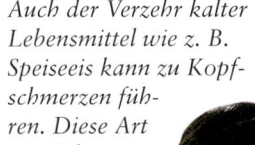

PHANTOMSCHMERZEN

Patienten, denen ein Arm oder Bein amputiert wurde, haben oft das Gefühl, sie besäßen diese Gliedmaßen noch. Sie können sogar jene Schmerzen empfinden, die sie in dem Körperglied vor der Amputation hatten. Diese Erscheinung ist als Phantomschmerz bekannt; er wird meist als drückend, krampfend oder brennend beschrieben. Verursacht wird der Phantomschmerz dadurch, dass die Nervenfasern, die die Gliedmaßen vor der Amputation versorgten, im Hauptnerv noch vorhanden sind und Schmerzmeldungen zum Gehirn leiten. Bis auf wenige Fälle verschwindet der Phantomschmerz mit der Zeit. Ein wirksames Mittel gegen Phantomschmerz sehen Chirurgen darin, die Übertragung der Schmerzmeldungen zu unterbrechen, indem bereits vor der Amputation eine Epidural- oder Spinalanästhesie vorgenommen wird.

Wer bei sportlicher Betätigung Schmerzen in der Brust verspürt, die rasch stärker werden, leidet möglicherweise an einer Arterienverengung, die eine verringerte Blutzufuhr zum Herzen bewirkt. Arterienverengung kann durch einen zu hohen Blutdruck oder zu hohen Cholesterinspiegel sowie durch Rauchen, Diabetes und Fettleibigkeit verursacht werden. Auf wen das eine oder andere dieser Symptome zutrifft, sollte am besten einen Arzt aufsuchen, bevor er beginnt, ein Sportprogramm zu entwickeln.

Schmerzen bei Kälte

Bei sehr kaltem Wetter kann es vorkommen, dass Finger und Zehen schmerzen. Das liegt daran, dass die Finger und Zehen versorgenden Arterien bei Minusgraden möglicherweise verkrampfen und Substanzen ausschütten, die Warnmeldungen ans Gehirn senden. Auch wenn man die betroffenen Partien wärmt, hält der Schmerz so lange an, bis alle bei der Verkrampfung ausgeschütteten Stoffe abgebaut sind. Mitunter führt Kälte zu kleineren, aber oft schmerzhaften Beschwerden wie etwa Frostbeulen und aufgesprungener Haut. Frostbeulen entstehen durch ein allzu rasches Erwärmen der Haut nach extremer Kälteeinwirkung. Aufgesprungene Haut bekommt man meist bei kaltem Wetter, wenn die Fettdrüsen in der Haut weniger Fett zum „Schmieren" erzeugen. In besonders schweren Fällen kann eine andauernde mangelnde Blutzufuhr zu bleibenden Gewebeschäden – so bei Erfrierungen – führen oder gar zum Absterben des Gewebes wie bei Kältebrand.

Schmerzen bei seelischen Erkrankungen

Manchmal leiden Menschen unter einem so schweren seelischen Trauma, dass sie körperliche Schmerzen empfinden. Für diese Reaktion kann es mehrere Gründe geben: Körperliche Schmerzen werden von der Familie des Patienten oft eher akzeptiert als seelische Probleme. Oder die Rolle des Kranken bringt ihm einen „Leidensgewinn", weil er z. B. mehr Aufmerksamkeit erntet oder weniger Verantwortung übernehmen muss. Im Extremfall verarbeitet der Körper schmerzliche Gefühle, indem er sie in körperlichen Schmerz umwandelt. So kann ein Mann, der jemanden mit seiner rechten Hand verletzt hat, so stark traumatisiert sein, dass auch er Schmerzen im rechten Arm verspürt. Diese als Konversionssymptome bekannten Probleme zu lösen bedeutet, den zugrunde liegenden seelischen Konflikt zu verstehen und zu verarbeiten.

Manche Menschen entwickeln die Wahnvorstellung, dass ihr Körper in irgendeiner Form beeinträchtigt sei, z. B. dass ihr Arm weggefressen oder entstellt wurde. Solche Wahnideen, die bei Schizophrenie häufig zu beobachten sind, können ebenfalls von Schmerzen begleitet sein.

Selbstverstümmelung

Unter Selbstverstümmelung versteht man das vorsätzliche Verletzen des eigenen Körpers und dazu gehört meist auch das Zufügen von Schmerzen. Dieses Phänomen ist häufig bei Menschen anzutreffen, die unter Depressionen, Schizophrenie, Ess-Brechsucht oder Aggressionen leiden. Das Bedürfnis, seelische Spannungen abzubauen, der Einfluss von Alkohol oder anderen Suchtmitteln, aggressive Impulse sowie das Verlangen, Beachtung zu finden, sind nur einige der Gründe für Selbstverstümmelung.

SELBST VERURSACHTER SCHMERZ

Bekanntlich haben kulturelle Bedingungen Einfluss darauf, wie man Schmerz wahrnimmt. Dies wird an traditionellen Bräuchen und heiligen Ritualen deutlich, in denen Schmerz eine Rolle spielt: Dazu zählen Tätowierungen, durchbohrte Körperteile und andere Verstümmelungen aus religiösen Motiven. Bei der in Indien anzutreffenden Zeremonie des Hakenschwingens wird ein Mann aus der Glaubensgemeinschaft an im Rücken sitzenden Haken aufgehängt. Anscheinend erleidet er dabei keinen Schmerz, sondern befindet sich vielmehr in einem exaltierten Zustand.

In der westlichen Welt nutzen manche Menschen Tätowierungen oder perforierte Körperteile dazu, ihr Selbstbild zu fördern oder Aufmerksamkeit zu erlangen. Anhänger des *Body Piercing* berichten von angenehmen Empfindungen beim und auch noch Stunden nach dem Durchbohren der Körperpartien. Dieses Gefühlshoch erklärt sich möglicherweise durch die Ausschüttung von Endorphinen, den körpereigenen Schmerzmitteln. Die Zustände von Schmerz und Lust und die dünne Grenze, die sie voneinander trennt, sind seit Platons Zeiten Gegenstand philosophischer Betrachtung. So wird Ekstase allgemein als Zustand der Verzückung verstanden, obwohl damit auch andere Gefühlszustände der Entrückung wie Angst oder Schmerz angesprochen sind.

Sadomasochismus

Sadomasochismus beinhaltet sexuelle Praktiken, die den Beteiligten Lustgewinn durch das Zufügen (Sadismus) oder das Erleiden (Masochismus) von Schmerz verschaffen. So besteht beispielsweise für ein sadomasochistisches Paar der Genuss darin, dass der eine Partner seine sexuelle Erregung steigert, indem er dem anderen durch Schlagen Schmerzen zufügt, der andere wiederum steigert seine Lust, indem er sich schlagen lässt.

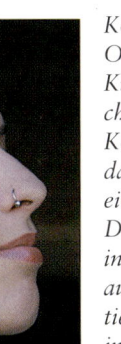

Körperpartien mit den unterschiedlichsten Objekten zu durchbohren ist eine in vielen Kulturen verbreitete Erscheinung. Bei manchen Völkern verbinden sich mit solchem Körperschmuck Initiationsriten, die kundtun, dass der junge Mann oder die junge Frau in einen reiferen Lebensabschnitt eintritt. Das Durchstechen der Ohren wurde im Westen in den 60er-Jahren modern; heute findet auch das Durchbohren anderer Körperpartien wie etwa der Nase und des Nabels immer mehr Anhänger.

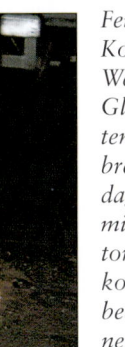

Feuerrituale, wie das Laufen über glühende Kohlen in Sri Lanka, gibt es in der ganzen Welt. In vielen Kulturen gilt der Feuerlauf als Glaubensprüfung – die Feuerläufer behaupten, dass ihre Glaubensstärke sie vor Verbrennungen bewahrt. Für Wissenschaftler dagegen ist die Dauer des Kontakts der Haut mit der Glut einer der entscheidenden Faktoren, weshalb es zu keinen Verletzungen kommt. Allerdings hat auch die Willenskraft bedeutenden Anteil daran, die Schmerzwahrnehmung zu blockieren.

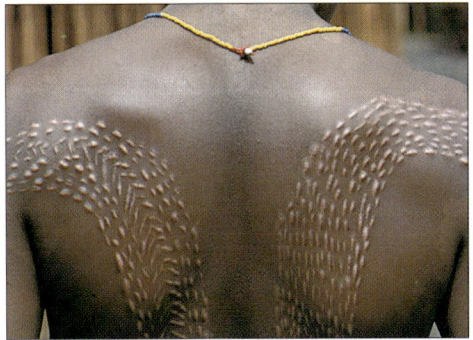

Der Brauch, seinen Körper mit dekorativen Narbenmustern zu schmücken, ist vor allem in Teilen Afrikas und Melanesiens sowie unter den australischen Ureinwohnern verbreitet. Damit wird z. B. der Status innerhalb der Gemeinschaft, die Stammestreue oder auch einfach das Bedürfnis, sich zu schmücken, zum Ausdruck gebracht. Die Muster werden durch Ritzen mit einem Messer, manchmal auch durch Einbrennen, erzeugt. In manchen Fällen werden Objekte wie Talismane unter die Haut gebracht.

Seelenschmerz

Seelischen Schmerz nimmt man ausschließlich über das Gehirn wahr. Dennoch hat er häufig auch körperliche Symptome zur Folge, da Gehirn und Körperfunktionen eng miteinander verbunden sind.

Die Macht des Geistes

Unter unheilbar erkrankten Patienten, denen noch wichtige Ereignisse wie Geburts- und Festtage bevorstehen, sind Statistiken zufolge deutlich weniger Todesfälle zu verzeichnen. Die Tatsache, dass der Mensch den Tod hinausschieben kann, um noch an einer Feier teilzunehmen, beweist die Macht des Geistes über den Körper. Das bildet die Grundlage der Visualisierungstherapie: Der Geist kann lernen, mehr Einfluss auf den Körper auszuüben.

Seelischer Schmerz kann viele Ursachen haben: Man ist bekümmert über den Verlust eines geliebten Menschen, man fühlt sich abgelehnt, weil man vom Partner verlassen wurde, oder man ist nach einer Entlassung schockiert, da man „nicht mehr gebraucht" wird. Solche emotionalen Verletzungen können zu Ängsten und Depressionen führen. Mitunter verursachen sie sogar körperliche Beschwerden, da die für die Verarbeitung von emotionalem Leid zuständigen Gehirnbereiche dieselben sind, in denen körperlicher Schmerz verarbeitet wird.

So ist jemand, der von einem Partner zurückgewiesen wurde, nicht nur zornig, sondern fühlt sich auch verletzt, bedroht und unsicher. Hat solch eine beunruhigende Meldung erst einmal das Gehirn erreicht, kommt eine typische Stressreaktion nach dem Muster „Angriff oder Flucht" in Gang:

Die Muskeln spannen sich an, der Herzschlag wird schneller und bald fühlt sich der Betreffende angespannt, verletzt und unglücklich. Auch die körperlichen Symptome gleichen dabei oft denen von Stress: In der Regel stellen sich Appetit- und Schlaflosigkeit ein.

Wie Gefühle den Schmerz beeinflussen

Der Gefühlszustand des Menschen hat einen großen Einfluss auf sein Schmerzempfinden. Je nach Gefühlslage und Charakter kann die Antwort auf eine Schmerzmeldung zu intensiverem und anhaltendem Schmerzerleben führen oder aber die Schmerzwahrnehmung reduzieren.

Angst und Schmerz. Es ist nachgewiesen, dass Angst vor dem Schmerz die Schmerzwahrnehmung oft verstärken kann. Einer Gruppe von Medizinstudenten etwa sagte

---

SCHMERZ – EIN TEUFELSKREIS

Die Schmerzwahrnehmung ist eng verknüpft mit Gedanken und Verhalten. Gefühle wie Angst können die Schmerzwahr-nehmung sogar verstärken, was zu vermehrtem Stress und negativen Gefühlen führt – sie wiederum verschlimmern den Schmerz.

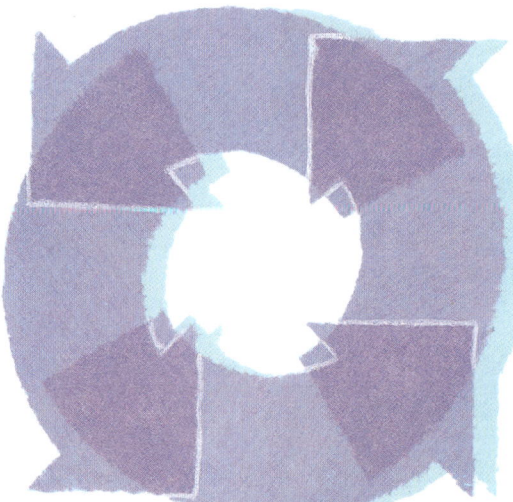

Angst
um den eigenen Gesundheitszustand macht uns empfindlicher und verstärkt den Schmerz.

Sorgen und Unsicherheit
wegen des eigenen Zustands können bewirken, dass die Schmerzrezeptoren empfindlicher reagieren und die Schmerzwahrnehmung verstärkt wird.

Depressionen
durch lang anhaltende Schmerzzustände können die Schmerzwahrnehmung verstärken, weil die Endorphinproduktion blockiert wird.

Stress
durch Schmerzzustände kann zu Muskelverspannungen führen, die wiederum mehr Stress und noch mehr Schmerz hervorrufen.

DIE SPRACHE DER GEFÜHLE

Wie sehr sich Seelenschmerz körperlich ausdrückt, spiegelt sich in der Sprache wider, die wir benutzen, um Zustände seelischer Erschütterung zu beschreiben. Äußerungen wie „Es brach mir das Herz" zeigen, wie der Gefühlsschmerz auf körperlich Erlebtes übertragen werden kann. Viele Menschen fühlen sich in der ersten Reaktion auf den Verlust eines Partners oder Freundes „wie betäubt". Dieses Gefühl der Ohnmacht, das häufig auch als „Schmerzmittel des Herzens" bezeichnet wird, ist anscheinend die beste Methode des Gehirns, mehr Zeit zu gewinnen, bevor der Verlust des geliebten Menschen angenommen und der damit verbundene Schmerz bewältigt werden kann.

---

man, dass sie starken Schmerzimpulsen ausgesetzt seien, da sie gerade heiße Metallstäbe hielten; daraufhin verzogen die Studenten das Gesicht vor Schmerz und ließen die Stäbe fallen, obwohl diese überhaupt nicht heiß waren.

Wer ängstlich ist, neigt mitunter dazu, auf innere und äußere Reize viel empfindlicher zu reagieren – so können Geräusche lauter, Lichtquellen heller erscheinen. Das verstärkt möglicherweise die Schmerzwahrnehmung und man empfindet den Schmerz intensiver. Entspannung und Wissen um den zu erwartenden Schmerz können dazu beitragen, die Angst zu vertreiben, und derart den erlittenen Schmerz lindern.

Angst vor etwas anderem als den eigenen Problemen kann sogar von den Schmerzen ablenken. So empfinden Menschen mit chronischen Rückenbeschwerden häufig ihre Schmerzen als weniger intensiv, wenn ein enger Angehöriger ernsthaft erkrankt.

Depression und Schmerz. Depressionen, besonders wenn sie länger andauern, können Schmerzen verschlimmern. Das liegt zum Teil daran, dass Depressionen die Fähigkeit des Körpers schwächen, Endorphine zu produzieren. Bei schweren Depressionen kommt es vor, dass sich die Betroffenen nur noch mit ihren körperlichen Problemen beschäftigen. Schließlich glauben sie, dass der Körper geschädigt ist oder sich irgendwie verändert hat und deshalb so sehr schmerzt. In diesem Fall wird der Schmerz tatsächlich von der zugrunde liegenden Depression verursacht.

Besorgnis und Schmerz. Wenn man gar nicht weiß, woher die Schmerzen kommen, können Sorge und Unsicherheit die Schmerzempfindung noch verstärken. Wie bei Angst kann auch Besorgnis die Empfänglichkeit des Körpers für Reize steigern, sodass die Schmerzrezeptoren empfindlicher reagieren.

Manche Menschen vermeiden sportliche Betätigung, weil sie befürchten, dass Anstrengungen zu Verletzungen führen – auch dann, wenn ihnen Bewegung eigentlich gut tun würde. Vielen Patienten wird nach einem Herzanfall Sport angeraten. Stellen sie dann fest, dass sich ihr Herzschlag bei Bewegung erhöht, interpretieren sie diese an sich normale Reaktion häufig als erstes Anzeichen eines erneuten Herzanfalls. Sie geraten dann in Panik, das Herz schlägt noch schneller und möglicherweise stellen sich sogar Schmerzsymptome ein.

Stress und Schmerz. Stress kann dazu führen, dass Schmerz intensiver erlebt wird und schwieriger zu bewältigen ist. Auf Stresssituationen reagiert der Körper mit einer verstärkten Ausschüttung bestimmter Hormone wie etwa Adrenalin. Diese bewirken vielfältige Veränderungen im Körper, z. B. einen höheren Blutdruck und schnelleren Herzschlag. Wenn der Körper über längere Zeit hinweg Stress ausgesetzt ist, reagiert er mit ständig angespannten Muskeln, was wiederum zu mehr Stress, mehr Anspannung und noch größeren Schmerzen führt. Angespannte Muskeln im Bereich von Kopf, Gesicht und Nacken können zu Spannungskopfschmerz führen, der Stunden, aber auch Wochen andauern kann.

Als Möglichkeit, das Schmerzrisiko bei stressbedingten Problemen zu mindern, werden oft Entspannungsbehandlungen empfohlen. Einige dieser Therapien (siehe Seite 91–92) können helfen, verschiedenen Anzeichen von Stress entgegenzuwirken.

Seelenschmerz bewältigen

Die meisten Ärzte und Therapeuten sind sich einig, dass tief empfundener Seelenschmerz am besten folgendermaßen bewältigt wird:
- Verbergen oder unterdrücken Sie Ihre Gefühle nicht, sonst tauchen diese in Form stressbedingter Symptome wie Ekzeme oder Spannungskopfschmerz wieder auf.
- Reden Sie mit Freunden oder einem Therapeuten offen über Ihre Gefühle.
- Gebieten Sie negativen Gefühlen bewusst Einhalt: Diese können chemische Reaktionen im Gehirn hervorrufen, die zu Depressionen führen.
- Versuchen Sie sich auf die positiven Dinge in Ihrem Leben zu konzentrieren.
- „Kneifen" Sie sich mental, um Ihre Gedanken von negativen Dingen abzulenken.
- Versetzen Sie sich geistig in eine entspannte Umgebung – das kann z. B. ein Urlaub oder eine schöne Gegend sein.

Angst bewältigen

Angst vor dem Unbekannten, Gefühle der Unsicherheit und mangelnde Kenntnisse können bewirken, dass Schmerzen viel heftiger empfunden werden, als sie tatsächlich sind. Oft ist die Angst vor dem Schmerz schlimmer als der Schmerz selbst.

Wie Schmerz erlebt wird, hängt vor allem von der Erziehung, den eigenen Erfahrungen, der Bildung und dem kulturellen Hintergrund ab. Hat man Angst vor dem Schmerz oder der zu erwartenden Behandlung, kann die Angst vernünftiges Denken und Handeln verhindern und sogar das Schmerzerleben verstärken. Am wirksamsten hilft man sich wohl gegen den Schmerz, indem man lernt, die Angst davor zu überwinden.

Warum Angst vor Schmerz auftritt

Angst vor Schmerz entwickelt sich meist in der Kindheit. Während Erwachsene begreifen, dass es notwendig sein kann, ein gewisses Maß an Schmerz zu ertragen, um auf lange Sicht einen bestimmten Nutzen zu haben, kann ein Kind noch nicht den Wert des Schmerzes gegen die durch ihn hervorgerufene Angst abwägen. Eine schlechte Erfahrung mit Schmerz in der Kindheit kann in ähnlichen Situationen auch noch im Erwachsenenleben zu immer wiederkehrenden Ängsten führen. Diese vergrößern die anfängliche Furcht und führen dazu, dass man sie unter allen Umständen vermeiden möchte, was wiederum Angst hervorruft.

Stehen eine Operation oder andere ärztliche Behandlungen bevor, wird nicht nur die Angst vor Schmerzen geweckt, sondern auch vor dem, was auf einen zukommt, und vor dem, was die Zeit nach der Genesung bringt. Die Angst vor permanenter medizinischer Behandlung, vor einem Wiederauftreten des Problems oder vor den Folgen einer nicht erfolgreichen Behandlung trägt zur allgemeinen „Angst vor der Angst" bei.

Wie sehr Angst Schmerzen verschlimmern kann, wird vielleicht an Folteropfern am deutlichsten, die berichten, dass die Erwartung des Schmerzes schlimmer ist als der eigentlich zugefügte Schmerz. Untersuchungen von Amnesty International haben deutlich gemacht, dass Schlafentzug das Persönlichkeitsgefüge auflösen kann; die Angst, dass die Folter mit der Zeit verschärft und der zugefügte Schmerz jedes Mal schlimmer werden könnte, hat dieselbe Wirkung.

Wie man Angst vermeidet

Die Erfahrungen Gefolterter zeigen auf krasse Weise, worauf es bei der Hilfe gegen Schmerzen vor allem ankommt: Wer glaubt, das Ausmaß des Schmerzes in irgendeiner Weise beeinflussen zu können, kann Schmerzen eher ertragen. Sind es aber andere Menschen, die ihm Schmerzen zufügen, sinkt vor allem wegen der Angst die Schmerztoleranz dramatisch. Diesen Zusammenhang haben auch wissenschaftliche Versuche bestätigt. Der erste Schritt bei der Angstbewältigung muss daher sein, sich so umfassend wie möglich über alle Aspekte der Behandlung zu informieren: wie lange sie dauert, welche Folgen, Nebenwirkungen und Langzeitwirkungen sie hat. Informiert zu sein vermittelt das

▷▷ *Seite 36*

EIN KIND AUF DIE OPERATION VORBEREITEN

Am wichtigsten für die Vorbereitung eines Kinds auf eine Operation ist das Gespräch. Offen darüber zu reden, was geschehen wird, und alles genau zu erklären gibt dem kleinen Patienten Sicherheit und hilft ihm sich zu entspannen. Bei Kleinkindern lassen sich medizinische Vorgänge mithilfe von Spielzeug darstellen. Eine Puppe sprechen zu lassen und Bilder zu malen kann Kinder dazu anregen, ihre Gefühle auszudrücken.

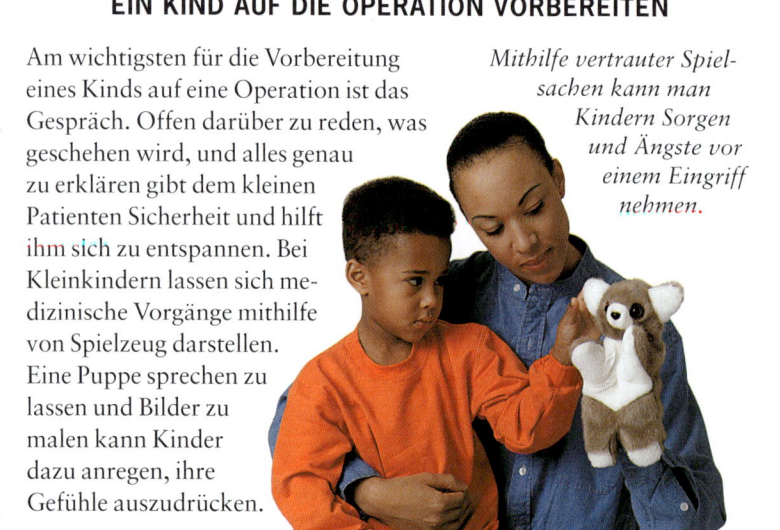

Mithilfe vertrauter Spielsachen kann man Kindern Sorgen und Ängste vor einem Eingriff nehmen.

Angst vor dem Zahnarzt

Die Angst vor dem Zahnarzt beruht zumeist auf einer einmaligen schlechten Erfahrung. Man neigt dazu, die gefürchtete Situation zu meiden, was die Angst davor weiter verstärkt und langfristig zu Zahnproblemen führt. Indem man sich dennoch einer Behandlung unterzieht und dabei Entspannungstechniken anwendet, lernt man diese Angst zu überwinden.

Die 14-jährige Lisa wohnt mit ihrem jüngeren Bruder bei ihren Eltern. In der Schule ist sie gut und Sport mag sie besonders. Sie hat jedoch eine ausgeprägte Angst vor Zahnärzten entwickelt, seit ihr als Kind auf schmerzhafte Weise ein Zahn gezogen worden war. Immer wieder versuchte die Mutter, Lisa zum Zahnarztbesuch zu bewegen. Da sie sich aber selbst fürchtet, blieben ihre Versuche bei der Tochter erfolglos. Vor kurzem bekam Lisa heftige Zahnschmerzen und nach langem Zureden suchte sie ihren Zahnarzt auf. Im Wartezimmer hielt sie es noch aus, aber als der Zahnarzt sie untersuchen wollte, befiel Lisa Panik, und unter Tränen stürmte sie hinaus. Obwohl die Zahnschmerzen andauern, will sie sich nicht behandeln lassen.

Was sollte Lisa tun?

Für Lisa ist das Gefühl wichtig, den Schmerz beherrschen zu können. Zusammen mit ihren Eltern sollte sie überlegen, wie ein Zahnarztbesuch für sie am besten zu meistern ist. Hilfreich könnte sein, zunächst nur die Praxisräume anzuschauen, um sich mit ihnen vertraut zu machen, ohne dass eine Behandlung bevorsteht. Zudem sollte Lisa mit dem Zahnarzt genau klären, welche Maßnahmen zur Behandlung gehören und wie lange diese dauert. Sinnvoll wäre auch, mit dem Arzt ein Handzeichen zu verabreden, damit Lisa ihm signalisieren kann, die Behandlung zu unterbrechen, wenn für sie die Schmerzen unerträglich würden. Außerdem sollte Lisa regelmäßig Entspannungs- und Atemübungen machen.

GENESUNGSPLAN

Stress

Regelmäßig Atem- und Entspannungsübungen machen. Szenen visualisieren, die von den Schmerzen ablenken.

Familie

Selbst keine Angst zeigen, da diese das Verhalten der übrigen Familienmitglieder beeinflussen kann.

Gesundheit

Anderen Patienten bei einer erfolgreichen Behandlung zusehen, um die Angst zu überwinden. Informationen über Maßnahmen, Dauer und Wirkung der Behandlung einholen sowie über die Folgen, wenn man sich ihr entzieht.

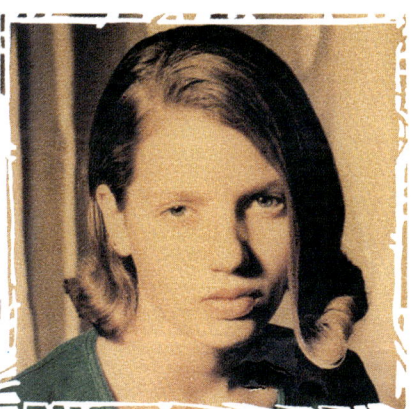

Stress

Stress führt zu Angst und Anspannung; eine weitere Folge können Muskelverspannungen sein.

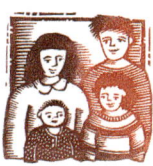

Familie

Das Verhalten der Familie kann die eigene Reaktion auf Schmerz und Angstsituationen beeinflussen.

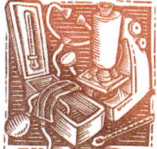

Gesundheit

Eine gefürchtete Schmerzsituation nicht zu verstehen steigert die Angst, was wiederum zu stärkeren Schmerzen führen kann.

WIE ERFOLGREICH WAREN DIE MASSNAHMEN?

Lisa begann mit Entspannungsübungen. Dabei half ihr die Vorstellung, am Strand zu liegen. Mit ihrem Zahnarzt ging sie Schritt für Schritt die geplante Behandlung durch und vereinbarte mit ihm ein Handzeichen. Sie unterzog sich erfolgreich einer zahnärztlichen Untersuchung und mit jeder Sitzung nahmen Angst und Schmerzen ab. Obwohl sie das Handzeichen nie einsetzen musste, fühlte sie sich sicherer, da sie wusste, dass es ihr während der Behandlung zur Verfügung stand.

Vorbereitung auf ein schmerzhaftes Ereignis

Angst kann Patienten, die vor einer schwierigen Behandlung stehen, lähmen. Doch die Unsicherheit lässt sich verringern, wenn man sich informiert und auf das Geschehen einstellt. Das wiederum trägt zur Schmerzlinderung und Heilung bei.

Um die Angst zu verringern, sollten Sie sich vorab mit den Räumen einer Arztpraxis vertraut machen. Hier sehen Sie auch, dass andere Menschen in der gleichen Situation wie Sie selbst sind.

Es gibt verschiedene Möglichkeiten, sich auf eine eventuell strapaziöse Behandlung beim Arzt vorzubereiten. Vergewissern Sie sich, was für eine Behandlung Sie erwartet, indem Sie die einzelnen Schritte mit dem Facharzt besprechen. Hilfreich ist es auch, vor der Behandlung die Praxis aufzusuchen, um sich mit der Umgebung vertraut zu machen.

Wer entspannt und gut vorbereitet ist, kann sich positiv auf einen stressfreien Arztbesuch einstellen. Am besten beginnen Sie schon am Abend zuvor mit den Vorbereitungen. Halten Sie Ihren Zustand schriftlich fest und beschreiben Sie ihn so genau wie möglich. Falls Sie ein Schmerztagebuch führen (siehe Seite 44), kann dies jetzt nützlich sein. Denken Sie in Ruhe über Ihre Verfassung nach und schreiben Sie alle Fragen auf, die Sie stellen möchten. Dann vergessen Sie

DER ABEND DAVOR

beim Gespräch mit Ihrem Arzt nichts. Denken Sie daran, Stift und Notizblock mitzunehmen, damit Sie sich die Informationen über Ihre Behandlung und die Dosierung der Medikamente notieren können.

Wenn Sie ängstlich und nervös sind, machen Sie Atem- und Entspannungsübungen. Stellen Sie sich z. B. die gefürchtete Situation und einen erfolgreichen Ausgang bildlich vor. Dadurch gewinnen Sie an Selbstvertrauen und überwinden die Angst vor

der bevorstehenden Behandlung. Um die Anspannung zu verringern, nehmen Sie ein heißes Bad bei Musik und Duftkerzen. Es ist ratsam, auf koffeinhaltige Getränke zu verzichten, da sie Schmerz und Anspannung vergrößern können. Gönnen Sie sich nach dem Bad ein Glas heiße Milch oder eine Tasse Kräutertee und gehen Sie früh zu Bett. Ein ungestörter Schlaf in der Nacht vor der Behandlung ist die beste Voraussetzung für einen entkrampften Arztbesuch.

AUFWACHEN

Schon beim Aufwachen am Morgen vor der Behandlung sollten Sie darauf achten, dass Sie den Tag positiv beginnen.
- Atmen Sie tief durch und „reisen" Sie in Gedanken durch den ganzen Körper.
- Zählen Sie im Geist alles auf, was Ihnen im Leben Spaß macht und was andere an Ihnen schätzen.
- Denken Sie an das Schöne, das Sie am Tag vorher erlebt haben, und ergänzen Sie den nahenden Behandlungstag auf dieser Liste.

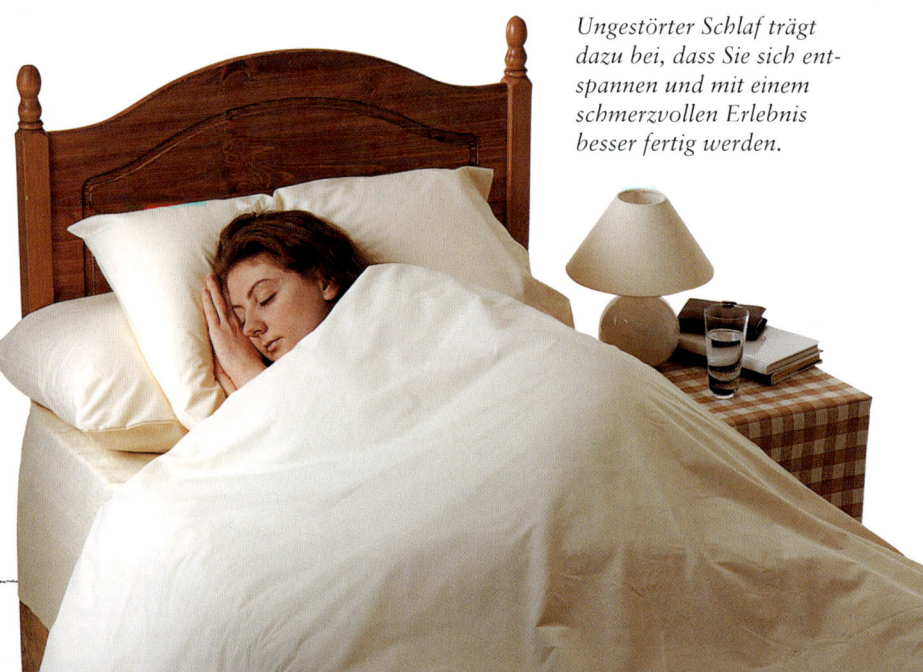

Ungestörter Schlaf trägt dazu bei, dass Sie sich entspannen und mit einem schmerzvollen Erlebnis besser fertig werden.

INFORMATIONEN SAMMELN

Die Angst vor Schmerzen lässt sich besser bewältigen, wenn man so viel wie möglich über die in Frage kommenden Behandlungsmethoden in Erfahrung bringt. Es ist wichtig, mit den Therapeuten zusammenzuarbeiten. Es geht um Sie! Deshalb scheuen Sie sich nicht, Dinge, die Sie nicht verstanden haben, zu erörtern und kritische Fragen über Operation und Medikamente zu stellen. Am Abend vor dem Arztgespräch denken Sie über folgende Fragen nach:

● Verstehe ich die einzelnen Schritte der Therapie?
● Wie lange dauert die Behandlung?
● Wie lange halten die kurzfristigen Nebenwirkungen an?
● Was kann ich von der Behandlung jetzt und für die Zukunft erwarten?
● Muss ich damit rechnen, dass die Schmerzen zunehmen?
● Gibt es andere Behandlungsmöglichkeiten, etwa in Schmerzkliniken oder bei anderen Fachärzten?
● Sind mit der Behandlung irgendwelche Risiken verbunden?
● Erhalte ich ein Mitspracherecht, wenn es um die Dosierung der verschriebenen Schmerzmittel geht?

WÄHREND DER WARTEZEIT

Betreten Sie die Arztpraxis in dem Bewusstsein, dass Sie hier Hilfe finden werden. Wenn Sie dies von vornherein bezweifeln, wird der Arztbesuch meist auch als unbefriedigend empfunden. Je zuversichtlicher aber Ihre Erwartungen sind, desto wahrscheinlicher ist ein positives Ergebnis.

Während der Wartezeit kann man seine Gedanken an den gefürchteten Moment durch Gespräche mit anderen Patienten oder durch Lesen vertreiben. Wohltuend wirken sich jetzt auch Visualisierungen (siehe Seite 64) aus. Die Vorstellung von einem schönen Gegenstand oder einer erfreulichen Begebenheit fördert den natürlichen Heilungsprozess, da sie vom Schmerz ablenkt und hilft, positiver an die Behandlung zu denken.

Sitzen Sie so bequem wie möglich mit aufgerichtetem Oberkörper. Halten Sie die Augen geschlossen oder richten Sie den Blick auf einen neutralen Gegenstand. Versuchen Sie sich vorzustellen, dass der Schmerz weit fort ist und gar nicht zu Ihnen gehört. So ist es möglich, eine gewisse Distanz zum Schmerzerlebnis zu entwickeln. Dabei kann Ihnen jede bildhafte Vorstellung recht sein, die Sie beruhigend finden. Fällt Ihnen kein geeignetes Bild ein, so mag ein illustrierter Kunstband hilfreich sein. Schauen Sie sich ein Bild mehrere Minuten lang an, schließen Sie das Buch und versuchen Sie sich möglichst genau an den Bildinhalt zu erinnern. Wie viele Menschen sind abgebildet? Was tun sie gerade? Welche Farben hat das Bild? Wie würde es aussehen, wenn Sie es gemalt hätten? Wahlweise können Sie auch einen Roman mitnehmen und versuchen sich vorzustellen, wie Sie ihn verfilmen würden. Besonders Kinder mit ihrer lebhaften Phantasie sprechen gut auf Visualisierungen an.

Auch Atemübungen (siehe S. 142) können während der Wartezeit eine beruhigende Wirkung haben. Atmen Sie tief ein und stellen Sie sich vor, dass der Luftstrom durch den Körper bis in die Zehenspitzen und an der Wirbelsäule entlang wieder zurückfließt. Stellen Sie sich nun vor, dass der Atem die schmerzende Partie durchströmt und Sie die Schmerzen beim Ausatmen ausstoßen. Richtig angewandt können solche Übungen helfen, die eigene Angst vor der Behandlung zu bewältigen.

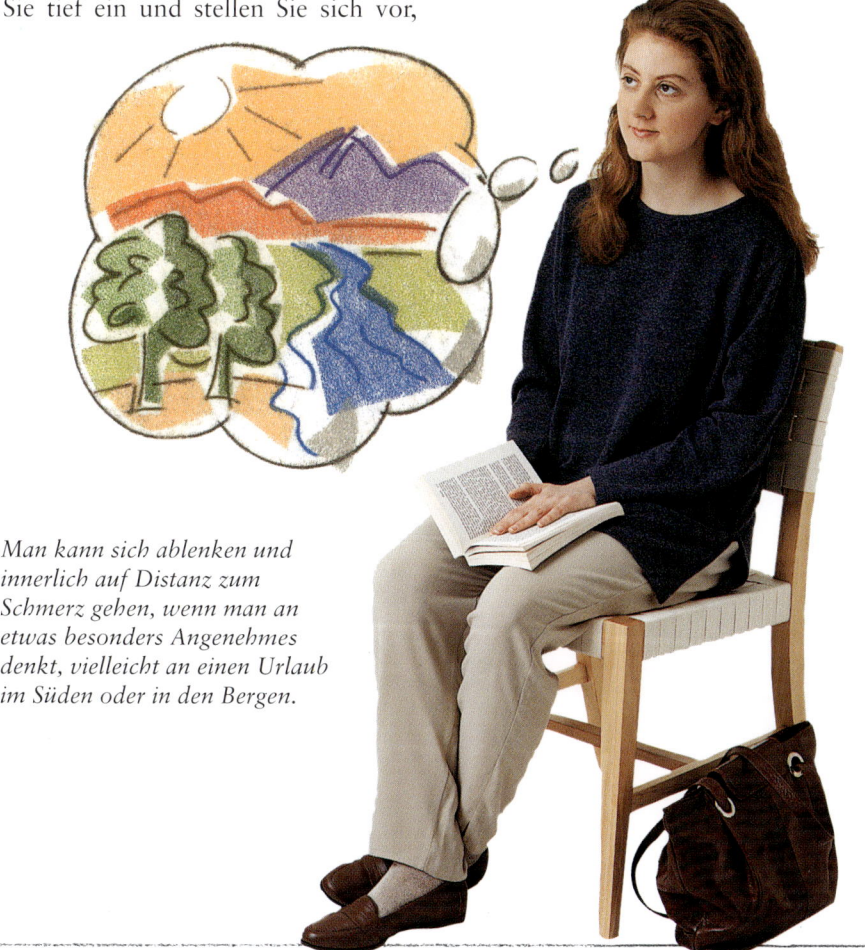

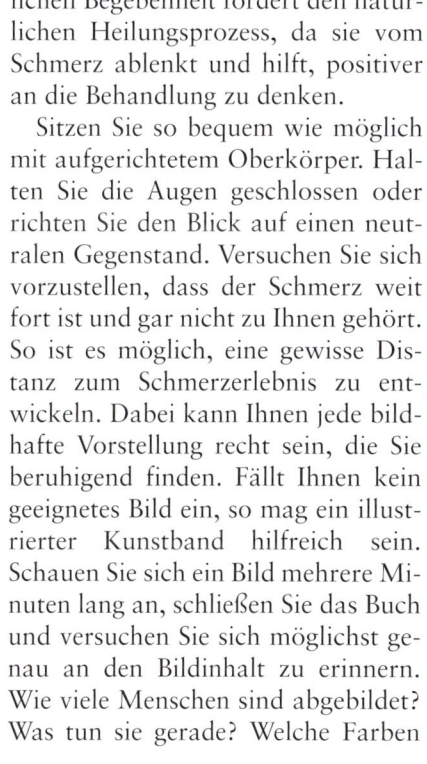

Man kann sich ablenken und innerlich auf Distanz zum Schmerz gehen, wenn man an etwas besonders Angenehmes denkt, vielleicht an einen Urlaub im Süden oder in den Bergen.

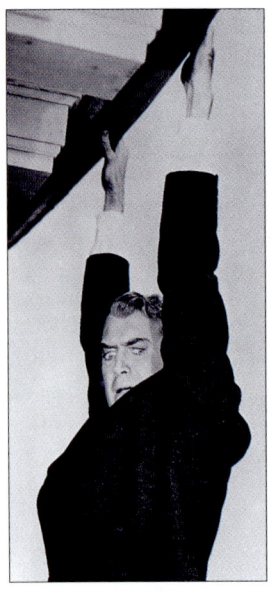

Einer der berühmtesten Filme, die das zwanghafte Verhalten unter Phobien leidender Menschen zum Thema haben, ist Vertigo (1958). In einer der Hauptrollen: James Stewart. Er spielt einen Kriminalbeamten, der unter Höhenangst leidet.

PHOBIEN

Phobien sind irrationale Ängste, die nach plötzlichem Schmerz oder einem Schock auftreten können. So kann z. B. jemand nach einer schmerzhaften Operation eine unangemessene Furcht vor Krankenhäusern entwickeln. Er wird die gefürchtete Situation meiden, und da er sich der Angst nicht stellt, wird sie schlimmer. Daraus können andere, generalisierte Ängste entstehen. Tritt die gefürchtete Situation ein, steigert sich die Angst; wird die Situation gemieden, schwindet sie, sodass die eintretende Erleichterung mit der Vermeidung der Situation verknüpft wird. Wiederholt sich dies ständig, wird die Angst zur Phobie.

Hinter der Schmerzangst verbirgt sich manchmal allerdings eine Angst vor etwas ganz anderem. So kann man z. B. bestimmte Phobien, wie etwa die Angst, allein über freie Plätze oder Straßen zu gehen (Agoraphobie), durch die Angst vor Schmerzen verdecken. Für manche Menschen ist die Angst vor körperlichen Schmerzen als Motiv für ein bestimmtes Verhalten eher zu verstehen und anzunehmen als eine offenbar rational nicht erklärbare Furcht. So kann beispielsweise jemand seine Rückenschmerzen zum Vorwand nehmen, das Haus nicht zu verlassen, und damit sein eigentliches seelisches Problem verdrängen.

Gefühl, die Situation unter Kontrolle zu haben, was wiederum die Angst schwinden lässt. Eine in Großbritannien durchgeführte Studie verglich das Ausmaß der Angst bei tödlich erkrankten Patienten in Anstalten, in denen offen über den Patientenzustand gesprochen wurde, mit jenem in Einrichtungen, die im Umgang mit diesem Thema deutlich zurückhaltender waren. Das Ergebnis zeigte, dass in den offeneren Anstalten die Patienten weniger ängstlich und depressiv waren.

Die Bedeutung der Entspannung

Informationen über die Behandlung und die möglichen Schmerzen bilden den ersten Schritt einer wirksamen Hilfe gegen den Schmerz – der zweite ist Entspannenlernen. Durch Entspannung lässt sich die Wahrnehmung von Schmerz ändern und seine Intensität kann verringert werden. Die Macht des Geistes über den Körper hat man bereits in der Antike erkannt. Wie dieses Phänomen heute praktisch zur Anwendung kommt, zeigt der Placeboeffekt.

Das Wort Placebo stammt aus dem Lateinischen und bedeutet „ich werde gefallen". Placebos sind Scheinmedikamente, beispielsweise auf Zucker- oder Kochsalzbasis, die statt Schmerzmitteln oder anderen wirksamen Medikamenten verabreicht werden. Obwohl man Placebos im Allgemeinen nur bei „eingebildeten" Schmerzen für wirksam hält, haben Versuche gezeigt, dass sie tatsächlich auch einige der körperlichen Symptome, die mit Erkrankungen wie Angina verbunden sind, lindern können. Untersuchungen zufolge reagieren Patienten zu ver-

schiedenen Zeiten und unter verschiedenen Umständen unterschiedlich auf Placebos. Der genaue Wirkungsmechanismus von Placebos ist noch nicht bekannt, aber das Interesse des Arztes am Wohlergehen des Patienten und die feste Überzeugung des Kranken, dass wirksame Maßnahmen zur Schmerzlinderung ergriffen werden, und das darauf folgende Schwinden der Angst scheinen zur spürbaren Erleichterung und Entspannung des Schmerzpatienten beizutragen.

Entspannungstherapien

Eine Reihe von Behandlungsformen eignet sich besonders zur Förderung von Entspannung. Untersuchungen haben ergeben, dass hoher Blutdruck, eines der Symptome für Stress und Anspannung, während einer Massage zurückgeht. Außerdem fördern Massagen den Schlaf, der wohl das beste natürliche Heil- und Schmerzmittel ist.

Meditation ist ein weiteres äußerst nützliches Mittel der Entspannung. Studien haben gezeigt, dass Meditation die Herz- und Atemfrequenz sowie den Cholesterinspiegel und die Pulszahl senken und zu flacheren EEG-Alphawellen führen kann. Vereinfacht ausgedrückt ist Meditation eine Aktivität, durch die sich die Aufmerksamkeit angenehm auf das Hier und Jetzt richtet statt auf vergangene oder künftige Probleme. Die dazu notwendigen Übungen reichen von der Konzentration auf die Tiefenatmung bis zur Ausschaltung aller anderen äußeren Reize. Viele andere Behandlungsformen wie etwa Yoga, Reiki und die Visualisierung enthalten ebenfalls meditative Aspekte.

2

Schmerz als Symptom

Schmerz ist die Alarmglocke im komplizierten Warnsystem des Körpers: Sie läutet, wenn etwas nicht stimmt. Schmerzen sollen aber nicht nur mahnen und schützen, sondern auch die Heilung fördern. Manche Beschwerden können gewiss ignoriert oder zu Hause kuriert werden, während man andere sehr ernst nehmen sollte – hier muss ein Arzt zu Rat gezogen werden. Zwischen verschiedenen Schmerzformen unterscheiden zu können wird Ihnen helfen abzuschätzen, ob ein Arztbesuch ratsam ist.

Warnsignale

Die Entscheidung, ob und wann man einen Arzt konsultieren soll, fällt oft nicht leicht. Wer die verschiedenen Schmerzsymptome kennt, ist eher in der Lage, die wirklich ernsten Anzeichen von harmlosen zu unterscheiden.

Nahezu jeder Mensch kennt aus eigener Erfahrung Schmerzen in ganz unterschiedlicher Ausprägung. Je nach Stärke und Dauer kann man sie selbst bewältigen oder ist auf Hilfe angewiesen. Betroffene, die die Schmerzmeldungen ihres Körpers einordnen und klar und präzise beschreiben können, tun sich leichter mit der Entscheidung, einen Arzt aufzusuchen. Die Fähigkeit, die Beschwerden genau benennen zu können, hilft auch dem Arzt, die Ursache des Leidens herauszufinden und die bestmögliche Behandlung einzuleiten.

Schmerzformen unterscheiden lernen

Nicht immer signalisieren Kopf- und Muskelschmerzen, Verdauungsbeschwerden und kalte Hände oder Füße eine echte Bedrohung für den Körper. Der in diesen Fällen verspürte Schmerz wird ausgelöst, wenn die empfindlichen körpereigenen Schutzmechanismen durch harmlose Reize aktiviert werden. Obwohl die Symptome sehr stark sein können, weisen sie meist nicht auf ernste Probleme hin und verschwinden ohne äußeres Zutun wieder. So leiden viele Frauen während der Menstruation an krampfartigen Schmerzen im Unterleib. Die Beschwerden kündigen aber keine schwere Erkrankung oder Verletzung an, sondern stellen lediglich die Reaktion des Körpers auf bestimmte Hormone dar. Diese regen die Gebärmutter zur Kontraktion und zum Abstoßen von Gewebe an. Solche Muskelkontraktionen können sehr stark sein.

Manchmal ist das Nervensystem in seiner Funktion beeinträchtigt und übermittelt dem Gehirn „falsche" Signale, die chronische Schmerzzustände ohne eine physiologisch sinnvolle Funktion zur Folge haben. Ein Beispiel dafür sind die anhaltenden Beschwerden nach einem Gürtelrosenschub. Sie treten auf, wenn die Haut gerade verheilt und das die Krankheit verursachende Virus durch Medikamente oder die körpereigene Abwehr bekämpft worden ist. Natürliche Heilverfahren mit Massagen und Akupunktur, wie sie in Kapitel 4 beschrieben sind, tragen zur Linderung dieses chronischen Schmerzes bei.

Plötzlich auftauchende starke Beschwerden wie der Schmerz, den man etwa kurz vor einem Herzanfall in der Brust spürt, haben dagegen eine biologisch wichtige Alarmfunktion. Sie signalisieren, dass der Körper ernsthaft bedroht und eine Behandlung unumgänglich ist. In solchen Fällen ist es lebenswichtig, sich so rasch wie möglich in medizinische Behandlung zu begeben bzw. einen Betroffenen zum Arzt zu bringen.

Die Zeichen verstehen

Die Schmerzen, die eine Bedrohung für das Leben signalisieren, sind in der Regel heftig; sie setzen abrupt ein und sind mit anderen Symptomen verknüpft. Plötzlich auftretende schwere Kopfschmerzen beispielsweise, die von einem Kollaps, einem Schwächegefühl in einer Körperseite oder von einer Bewusstseinstrübung begleitet werden, können das erste Alarmsignal für eine Hirnblutung sein. Brustschmerzen, die sich rasch ins Unerträgliche steigern und zusammen mit schwerer Atemnot, Schwindelgefühl oder körperlicher Schwäche auftreten, sind möglicherweise Anzeichen für eine ernsthafte Herz- oder Lungenkrankheit. Starke Schmerzen im Bauchraum, begleitet von anderen deutlichen Symptomen wie Übelkeit, Erbrechen und den Merkmalen eines Schocks, können auf ein durchbrechendes Geschwür, auf eine Bauchspeicheldrüsen- oder Blinddarmentzündung oder auf ähnliche Krankheiten hindeuten, die einen sofortigen Eingriff erfordern. In solchen Fällen signalisiert meist die Heftigkeit des Schmerzes, dass es sich nicht um alltägliche Beschwerden einer Verdauungsstörung handelt, sondern ärztliche Hilfe unbedingt nötig ist.

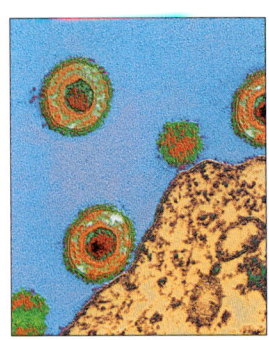

Die stärksten Schmerzen bei einer Herpeserkrankung treten nach dem Abheilen des Bläschenausschlags auf, weil die Viren in den Körperzellen verbleiben. Unten rechts sieht man gelb einen Teil einer befallenen Zelle.

Stetig zunehmende Schmerzen

Manchmal wächst ein zunächst nur geringer Schmerz mit der Zeit beträchtlich an, bis er das tägliche Leben stark beeinträchtigt und zu Gegenmaßnahmen zwingt. Er kann aus einer Unbehaglichkeit entstehen, die sich bis zum echten Schmerz steigert, der nicht mehr abklingen will. Oft tritt er infolge einer Verletzung und anderer leicht feststellbarer Ursachen auf, so z. B. nach Überanstrengung beim Sport oder bei Prellungen. Gerade bei weit verbreiteten schmerzhaften Beschwerden wie Menstruationsschmerzen, Kopfschmerzen oder Verdauungsstörungen kann eine ganze Reihe natürlicher Heilmittel Abhilfe schaffen (siehe unten).

Zwei äußerst wirksame Mittel gegen verschiedene, häufig vorkommende Schmerzformen sind Wärme und Kälte. Kälte sollte bei Verletzungen angewendet werden, die von Zerrungen und Verstauchungen herrühren. Dadurch wird die geschädigte Stelle beruhigt, denn die Kühlung setzt die Ausschüttung von Substanzen herab, die Entzündungen des geschädigten Gewebes bewirken, z. B. Prostaglandine. Eis sollte allerdings nur zur Linderung schmerzhafter und stark entzündeter Verletzungen verwendet werden.

Wärme hilft wirksam gegen chronische Schmerzen wie etwa von rheumatischen Gelenkentzündungen. Die Erwärmung stimuliert die Schmerzrezeptoren, sodass noch

HAUSMITTEL

Manche Schmerzen können mit gutem Erfolg mit Hausmitteln behandelt werden, sodass Schmerzmittel entbehrlich sind. In vielen Fällen erweisen sich warme oder kalte Kompressen als äußerst wirksam. Einfache Maßnahmen wie pflanzliche Mittel oder leichte Bewegung verschaffen zusätzliche Linderung. Klingen die Schmerzen allerdings nach einer Behandlung mit Hausmitteln nicht nach wenigen Tagen ab, sollten Sie Ihren Arzt aufsuchen.

Schmerzform	Behandlung	Wirkung	Methode	Warnhinweis
Rheumatischer Schmerz	Wärme	Beruhigt das Gewebe, fördert die Durchblutung	Wärmflasche, frei verkäufliche Rheumasalben	Bei Aufflackern der Symptome nicht anwenden
	Druck	Entspannt Muskeln, bewirkt Hautrötung	Akupressur; sanfte Massagen	
Zerrungen und Verstauchungen	Kühlen	Lindert Entzündung durch Neutralisieren der Prostaglandine im geschädigten Gewebe	Kühlende Sprays, Eisbeutel; etwa 10 Minuten anwenden; mehrmals wiederholen	Eisbeutel in Tuch wickeln, um Erfrierungen zu verhindern
	Ruhe	Abschwellend	Gliedmaßen hochlagern	
Kopfschmerzen	Leichte Schmerzmittel, pflanzliche Heilmittel	Entzündungs- und schmerzlindernd	Mit empfohlener Flüssigkeitsmenge einnehmen	Bei anhaltendem Schmerz Arzt aufsuchen
	Entspannung	Lindert nervöse Anspannung	Ruhe in abgedunkeltem Raum; Schläfen massieren; heißes Bad	
Menstruationsschmerzen	Wärme	Löst Muskelkrämpfe	Heißes Bad; Wärmflasche oder Wärmekissen auflegen	Hält der Schmerz nach der Regel noch an, Arzt aufsuchen
	Leichte Bewegung	Stimuliert Endorphinausschüttung; entspannt Muskulatur	Fahrrad fahren, schwimmen, Spaziergänge	
Magenverstimmung	Pflanzliche Heilmittel und Säureblocker	Neutralisieren Magensäure und lindern Entzündung der Magenschleimhaut	Nach den Mahlzeiten Milch und Joghurt; Kamillen- oder Pfefferminztee	Bleibt die erhoffte Besserung aus, Arzt aufsuchen

mehr Schmerzreize ans Gehirn übermittelt werden. Dies überlastet die Torwächter und weitere Nervenmeldungen können nicht mehr verarbeitet werden. Das Stimulieren der Haut bewirkt außerdem, dass sich die darunter liegenden Muskelpartien entspannen. Manchmal kann auch eine wohl bedachte Mischung von Wärme- und Kältereizen, etwa das Auflegen von Kompressen oder die Anwendung von Wechselbädern, hilfreich sein. Schmerzlindernde Sprays, die häufig bei Sportverletzungen benutzt werden, enthalten entzündungshemmende Mittel, deren Wirkung länger anhält als die von kalten Umschlägen. Ausführlichere Informationen zum Gebrauch von Kompressen finden Sie auf den Seiten 87 und 155.

Schmerzursachen klären

Die in der Haut zahlreich vorhandenen Nervenenden können die Art wie auch die Herkunft jedes beliebigen Schmerzimpulses genau feststellen. Bei einem Schnitt in den Finger spürt man den Schmerz an der eben verletzten Stelle. Andere Körperteile sind dagegen mit weniger Nervenenden versehen, sodass z. B. in der Bauchregion die Schmerzursache schwieriger zu lokalisieren ist.

Viele Schmerzmeldungen werden überdies in Bündeln zusammengefasst und dann gemeinsam in einer Nervenbahn an unterschiedliche Organe übertragen. Folglich ist es möglich, dass das Gehirn eine Schmerzmeldung fälschlicherweise einer anderen Körperpartie zuordnet und daher die Beschwerden an einer vollkommen anderen als an der wirklich geschädigten Stelle empfunden werden. In solchen Fällen spricht man von „Synalgie" (siehe Seite 23). So kann ein im mittleren Rückenabschnitt wahrgenommener Schmerz unter Umständen das Warnsignal für eine Erkrankung der Bauchspeicheldrüse sein. Die tatsächliche Schmerzursache herauszufinden erfordert jedoch häufig einschlägige Berufserfahrung. Daher überlässt man die Diagnose am besten einem Spezialisten.

Hilfe durch die Naturheilkunde

Schmerzen lassen sich oft durch Massagen, Akupunktur, Chiropraktik und andere natürliche Heilverfahren lindern. Jene werden im Allgemeinen erfolgreich als Ergänzung zu schulmedizinischen Methoden eingesetzt. So kann man z. B. die Aroma- und Hydrotherapie mit konventionellen Schmerzmitteln zur Behandlung von Migräne verbinden.

Naturheilverfahren sind normalerweise unbedenklich, wenn man sich an folgende Richtlinien hält: Informieren Sie Ihren Arzt, welche zusätzlichen Therapien Sie ausprobieren möchten, damit er die Behandlung darauf abstimmen kann. Er sollte auch wissen, wenn Sie pflanzliche Heilmittel einnehmen, da diese die Wirkung der bisher verordneten Medikamente eventuell beeinträchtigen könnten. Wer sich zu einem Physiotherapeuten begibt, sollte unbedingt darauf hinweisen, wenn er zusätzlich von einem Osteopathen oder Chiropraktiker behandelt wird, damit sich die jeweiligen Anwendungen nicht überschneiden. Andererseits äußern auch manche Naturheilkundler Bedenken, dass ihre Therapie nicht so wirksam sein könnte, wenn der Patient gleichzeitig Arzneimittel aus der Schulmedizin einnimmt. Allerdings sollten Sie die bislang verordneten Präparate nicht absetzen, ohne vorher mit Ihrem Arzt darüber zu sprechen.

Weitere Informationen über natürliche Heilverfahren und ihre Anwendungsbereiche folgen in Kapitel 4.

LOKALISIERUNG DES SCHMERZES

Wenn man Schmerzen in einem bestimmten Körperteil verspürt, sollte man bedenken, dass diese eventuell auf die Schädigung eines ganz anderen Organs hinweisen können.

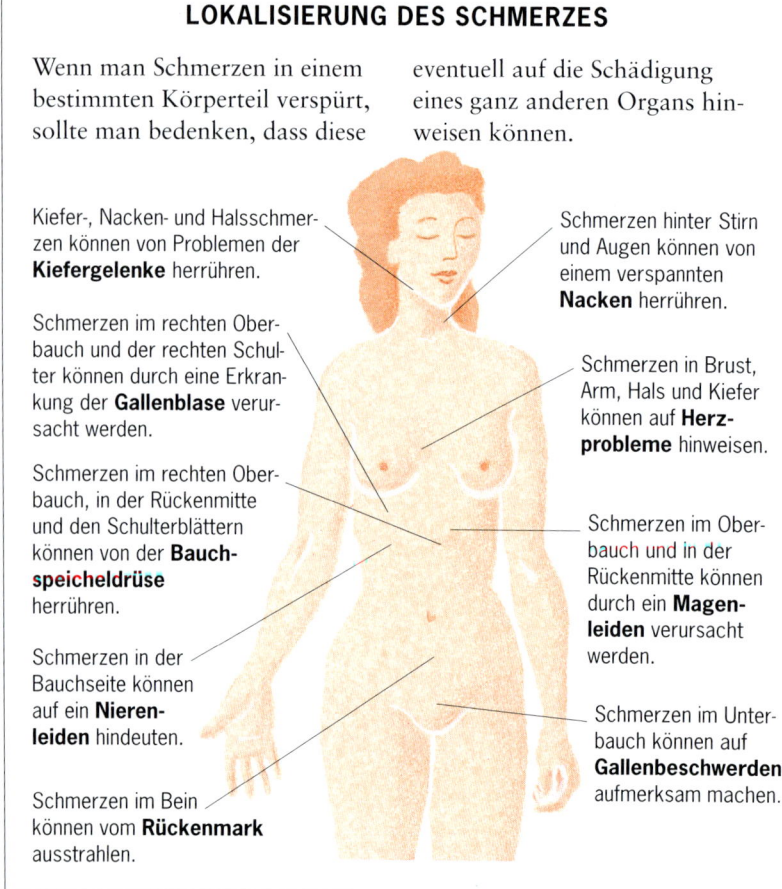

Kiefer-, Nacken- und Halsschmerzen können von Problemen der **Kiefergelenke** herrühren.

Schmerzen im rechten Oberbauch und der rechten Schulter können durch eine Erkrankung der **Gallenblase** verursacht werden.

Schmerzen im rechten Oberbauch, in der Rückenmitte und den Schulterblättern können von der **Bauchspeicheldrüse** herrühren.

Schmerzen in der Bauchseite können auf ein **Nierenleiden** hindeuten.

Schmerzen im Bein können vom **Rückenmark** ausstrahlen.

Schmerzen hinter Stirn und Augen können von einem verspannten **Nacken** herrühren.

Schmerzen in Brust, Arm, Hals und Kiefer können auf **Herzprobleme** hinweisen.

Schmerzen im Oberbauch und in der Rückenmitte können durch ein **Magenleiden** verursacht werden.

Schmerzen im Unterbauch können auf **Gallenbeschwerden** aufmerksam machen.

MCGILL-SCHMERZ-FRAGEBOGEN

Der nach der McGill-Universität in Montreal/Kanada benannte Schmerz-Fragebogen wurde ursprünglich als Hilfsmittel für eine wissenschaftliche Studie entwickelt. Der weltweit angesehene Schmerzforscher Ronald Melzack stellte eine Liste von Wörtern zusammen, die verschiedene körperliche Beschwerden charakterisieren. Diese Aufzählung sollte Patienten helfen, ihre jeweiligen Krankheitssymptome zu beschreiben.

Schauen Sie sich die 20 Wortgruppen des Fragebogens aufmerksam an. Trifft eine der in den Gruppen aufgelisteten Eigenschaften auf Ihren Schmerz zu, markieren Sie diese; das darf aber höchstens ein Wort pro Kategorie sein. Sehen

Sie sich anschließend die markierten Eigenschaften in den Gruppen 1 – 10 nochmals an, suchen Sie sich dann die drei passendsten heraus und schreiben Sie diese auf. Bei den Gruppen 11 – 15 verfahren Sie ähnlich und wählen daraus zwei der am ehesten zutreffenden Adjektive aus. Notieren Sie daraufhin das markierte Wort in Gruppe 16 und entscheiden Sie sich dann noch für ein angestrichenes Merkmal, das aus den Gruppen 17 – 20 stammt.

Auf diese Weise erhalten Sie bis zu sieben Wörter, die die Beschaffenheit und Intensität Ihres Leidens beschreiben. Damit erleichtern Sie Ihrem Arzt, die Auswirkungen des Schmerzes auf Ihr Wohlbefinden zu bewerten.

Wortgruppe 1	Wortgruppe 2	Wortgruppe 3	Wortgruppe 4
Zittern	Durchzuckend	Spitz	Schneidend
Frösteln	Zuckend	Bohrend	Durchtrennend
Pulsierend	Blitzartig	Durchdringend	Zerreißend
Klopfend		Stechend	

Wortgruppe 5	Wortgruppe 6	Wortgruppe 7	Wortgruppe 8
Kneifend	Ziehend	Heiß	Kribbelnd
Drückend	Reißend	Brennend	Juckend
Ziehend	Zerrend	Siedend	Prickelnd
Krampfartig		Glühend	Beißend
Nagend			

Wortgruppe 9	Wortgruppe 10	Wortgruppe 11	Wortgruppe 12
Dumpf	Schmerzend	Ermüdend	Übelkeit erregend
Diffus	Krampfartig	Erschöpfend	Erstickend
Schmerzhaft	Weh		
Quälend	Zerreißend		
Schwer			

Wortgruppe 13	Wortgruppe 14	Wortgruppe 15	Wortgruppe 16
Furcht erregend	Unerbittlich	Bedrückend	Enervierend
Erschreckend	Zermürbend	Grell	Quälend
Beängstigend	Grausam		Stark
	Unerträglich		Schrecklich
	Mörderisch		Unerträglich

Wortgruppe 17	Wortgruppe 18	Wortgruppe 19	Wortgruppe 20
Überwältigend	Lähmend	Kühl	Hartnäckig
Ausstrahlend	Gefühllos	Kalt	Brechreiz hervorrufend
Durchdringend	Gespannt	Eisig	Entsetzlich
	Bedrückend		Grauenhaft
	Reißend		Marternd

Der Hausarzt

Ein gutes Verhältnis zum Hausarzt ist wichtig für eine erfolgreiche Schmerzbehandlung. Folgende Richtlinien zeigen, wie Sie Ihren Arzt durch gute Vorbereitung bei der Diagnose und der Wahl einer geeigneten Therapie unterstützen können.

URSPRÜNGE

Zu den ältesten Berufen überhaupt gehört die Beschäftigung mit der Heilkunde. Als Begründer der wissenschaftlichen Medizin gilt der griechische Arzt Hippokrates (460–370 v. Chr.). Im Mittelalter nutzten Apotheker ihre Kenntnis der Heilpflanzen, um Kranke zu kurieren. Diese Aufgabe erfüllten in der Neuzeit die praktischen Ärzte. Vor dem Zweiten Weltkrieg übten die meisten ihren Beruf allein bei sich zu Hause aus. Erst nach 1945 gingen Allgemeinmediziner dazu über, sich mit anderen Ärzten zusammenzuschließen

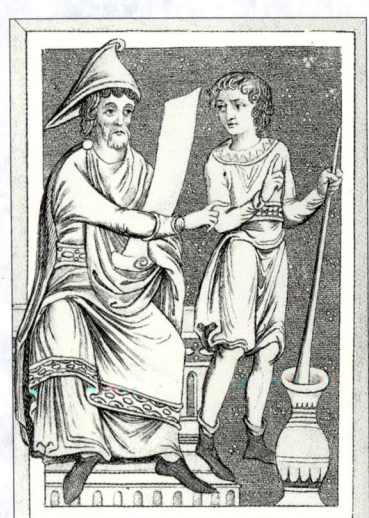

und in einer eigenen Praxis mit modernen Behandlungsräumen sowie mit qualifiziertem Sprechstundenpersonal zu arbeiten.

Bevor Sie einen Arzt aufsuchen, empfiehlt es sich, bereits daheim zu überlegen, was Sie ihm mitteilen wollen. Diese Vorbereitung hilft Ihnen bei der Konsultation, die Beschwerden genau und vollständig zu beschreiben. Dabei sollten Sie zwar knapp und präzise sein, aber keine wichtigen Einzelheiten auslassen. Nützlich sind ferner die Anfertigung eines Körperschemas mit der eingetragenen Schmerzstelle (siehe Seite 45) sowie ein Schmerztagebuch mit den detaillierten Aufzeichnungen Ihrer Beschwerden. All diese Informationen erleichtern es dem Arzt, die Ursachen Ihres Leidens festzustellen und eine angemessene Behandlung einzuleiten.

Muss der Arzt genau wissen, wo Ihr Schmerz sitzt?

Ja. Hilfreich ist dabei ein von Ihnen erstelltes Körperschema mit genauer Angabe der Schmerzpartie, damit Ihr Arzt alles auf einen Blick erfassen kann. Eine solche Skizze ist dann besonders wichtig, wenn der Schmerzort wie etwa bei Migräne wechselt. Bei den Schmerz-Eintragungen sollten Sie sich auf das Wesentliche konzentrieren, da der Arzt durch gezieltes Nachfragen das Bild immer noch selbst vervollständigen kann.

Ihnen fällt es schwer, Schmerzen zu beschreiben – was tun?

Vielen Menschen hilft es, den McGill-Schmerz-Fragebogen (siehe Seite 41) auszufüllen, der ursprünglich für die Forschung entwickelt und später in zahlreiche Sprachen übersetzt wurde. Die dort aufgeführten Begriffe hat

man dem üblichen Sprachgebrauch von Schmerzpatienten entnommen. Die ersten zehn Wortgruppen der Tabelle erläutern die Beschaffenheit des Schmerzes, die Kategorien 11–15 die damit verbundene gefühlsmäßige Beurteilung; Rubrik 16 beschreibt die Intensität des Schmerzes, während die Begriffsklassen 17–20 verschiedene Kriterien enthalten.

Wie lassen sich Ihre Schmerzen messen?

Wollen Sie Ihren Arzt aktiv bei der Diagnose unterstützen, dann können Sie die Intensität und die Schwankungen Ihres Schmerzerlebens täglich daheim auf einer visuellen Analogskala (siehe rechts) eintragen, sodass Veränderungen innerhalb eines bestimmten Zeitraums deutlich werden. Obwohl dieses Messsystem dem Arzt durchaus gute Dienste leisten kann, gilt es jedoch zu bedenken, dass das Schmerzempfinden des Einzelnen immer eine subjektive Erfahrung bleibt. Daher ist es nicht möglich, Berichte verschiedener Schmerzpatienten miteinander zu vergleichen und daraus allgemein gültige medizinische Folgerungen zu ziehen. Da man sich nach einer Woche kaum noch an die Schmerzintensität erinnern kann, sollte man diese über eine gewisse Zeit zwei- oder mehrmals täglich auf der Analogskala eintragen. Kurz bevor Sie Ihre Werte auf der Linie markieren, sollten Sie auf keinen Fall frühere Aufzeichnungen studieren. Dies könnte sonst Ihre Entscheidung beeinflussen und letztendlich das Ergebnis verfälschen.

Hat Ihr Arzt genügend Zeit, all die Informationen auszuwerten?

Anhand des Schmerztagebuchs und der Skalen kann Ihr Hausarzt viele Angaben sehr rasch erfassen. Dadurch gewinnt er mehr Zeit, um Sie genauer zu untersuchen und eine angemessene Behandlung zu wählen. Wahrscheinlich wird er Sie bitten, die Aufzeichnungen fortzuführen, damit er den Verlauf Ihrer Genesung besser nachvollziehen kann.

Warum können Sie den Arzt nicht einfach fragen, was Ihnen fehlt?

Denken Sie daran, dass Schmerz immer eine höchst persönliche Erfahrung ist – der Arzt kann Ihre Schmerzen also nicht einfach „sehen". Er muss sich auf die Beschreibung des Patienten stützen und nach ihr alles Weitere entscheiden. Tun Sie daher Ihr Bestes, indem Sie ihm möglichst genaue und umfassende Informationen geben. Wenn Sie keine Aufzeichnungen oder Skizzen machen können, dann versuchen Sie zu beschreiben, was Sie tun müssten, um einer anderen Person genau Ihre Schmerzen zuzufügen. Vielleicht ein Messer zwischen die Schulterblätter stoßen und dieses drehen? Oder ein Band um den Kopf legen und dieses fester und

---

EINE VISUELLE ANALOGSKALA SELBST ERSTELLEN

Auf ein Blatt eine 10 cm lange Linie zeichnen und in Abschnitte von jeweils 1 cm einteilen. Am linken Ende „Nicht schmerzhaft" eintragen, am rechten Ende dagegen „Maximal vorstellbarer Schmerz". Skala vervielfältigen, damit Sie jedes Mal eine neue verwenden können und sich nicht von früheren Eintragungen beeinflussen lassen.

Mit einer ähnlichen Skala kann man auch die Wirksamkeit verschiedener Schmerzmittel aufzeichnen. Links tragen Sie den Namen des Präparats und die Dauer der Einnahme ein. Vermerken Sie dann täglich die schmerzfreie Zeit in der Skala und wann die Wirkung nachlässt. Das hilft Ihrem Arzt, die Dosierung richtig zu wählen.

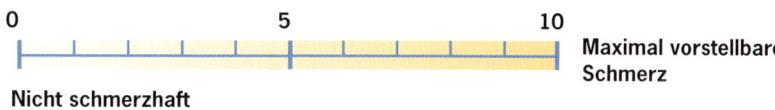

0   5   10

Maximal vorstellbarer Schmerz

Nicht schmerzhaft

---

fester ziehen? Wenn Sie Ihre Empfindungen so deutlich wie möglich dargestellt haben, kann Ihr Arzt eine geeignete Behandlung planen.

Kann Ihnen der Arzt etwas über die langfristige Behandlung sagen?

Wer an der Planung seiner Therapie teilhaben und den Überblick behalten möchte, braucht zahlreiche Informationen über die verschiedenen Wahlmöglichkeiten. Schlägt Ihr Arzt neue Behandlungsformen vor, bitten Sie ihn stets um eine genaue Erklärung der Maßnahmen und der mögli-

chen Risiken. Er wird Ihnen sicherlich behilflich sein, das von Ihnen aus Fachzeitschriften erworbene Wissen richtig zu interpretieren. Außerdem sollten Sie sich von ihm über einen Aufenthalt in der Schmerzklinik und über Selbsthilfegruppen oder Heilpraktiker aufklären lassen. Viele Ärzte sind in ergänzenden Therapieformen ausgebildet und können Ihnen daher sagen, wie eine schulmedizinische Behandlung mit alternativen Heilmethoden wie etwa Physiotherapie, Chiropraktik oder Osteopathie zu kombinieren ist.

WAS SIE ZU HAUSE TUN KÖNNEN

Vor dem Arztbesuch sollten Sie in Gedanken durchgehen, wie Sie Ihre Schmerzsymptome erklären. Benutzen Sie diese Checkliste, damit Sie nichts vergessen:

- Schmerztagebuch (siehe Seite 44)
- Messskala für die Schmerzintensität (siehe oben)
- Persönlichen Schmerz-Fragebogen (siehe Seite 41)
- Notizblock und Bleistift, um die Anweisungen zur Behandlung festhalten zu können
- Nach Einzelheiten zu Medikamenten und ihren Wirkungen fragen

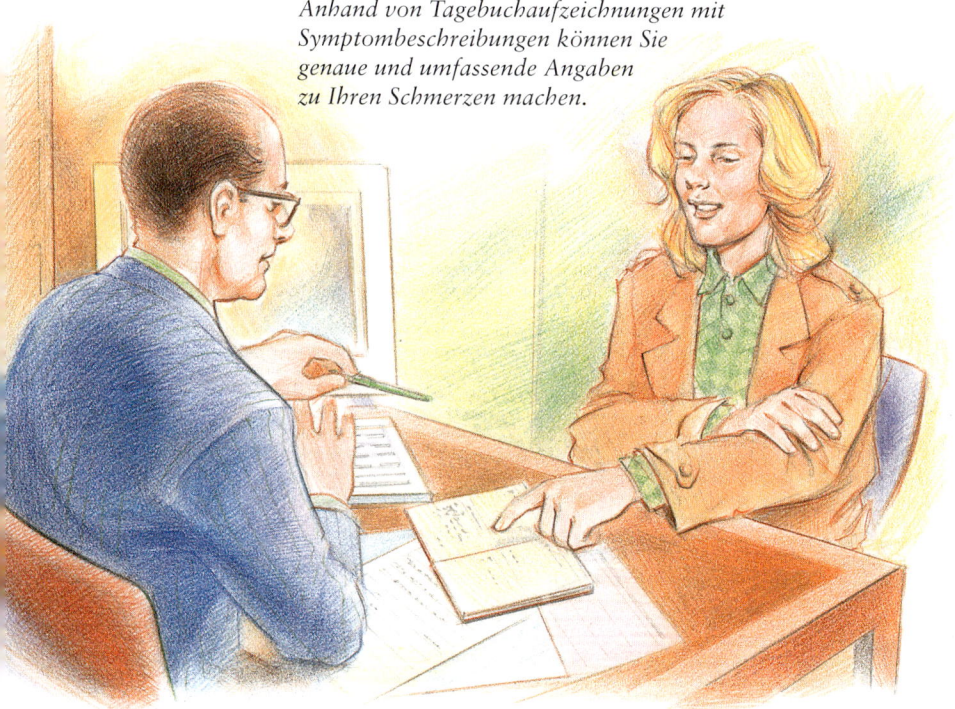

Anhand von Tagebuchaufzeichnungen mit Symptombeschreibungen können Sie genaue und umfassende Angaben zu Ihren Schmerzen machen.

Schmerztagebuch

Erfahrungsgemäß sind Schmerzen, insbesondere chronische, oft schwer zu beschreiben. Ihr Arzt benötigt jedoch eine prägnante Schilderung Ihrer Beschwerden, damit er die Ursachen feststellen und dann eine geeignete Behandlung vorschlagen kann.

Beobachtungen wie etwa diese, dass Stress Ihren Schmerz intensiviert oder ausreichend Schlaf ihn lindert, erleichtern dem Arzt die Wahl einer geeigneten Therapie. Wenn Sie Ihr Schmerzempfinden zusammen mit anderen alltäglichen Begebenheiten sorgfältig in einem Tagebuch notieren, können Sie Klarheit darüber gewinnen, welche Umstände Ihr Leiden verstärken oder mindern.

Vor allem bei Krankheitsbildern, die durch keinerlei physische Abnormität gekennzeichnet sind, wie dies

Genaue Tagebuchaufzeichnungen können sehr hilfreich sein, um sich mehr Klarheit über die Art seiner Schmerzen zu verschaffen.

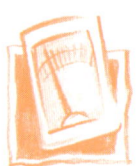

Ausmaß des Schmerzes
Wie stark er ist, ob er abrupt oder schleichend auftritt, können wichtige Faktoren für die Beurteilung sein.

Wortlisten aus dem McGill-Schmerz-Fragebogen
helfen dem Arzt, die Beschaffenheit des Schmerzes zu erfassen.

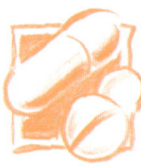

Schmerzmittel und ihre Wirkungen
sollten eingetragen werden, damit der Arzt Fortschritte beobachten kann.

Veränderungen der Schmerzqualität
sind für eine korrekte Diagnose äußerst wichtig. Auch die Dauer des Schmerzanfalls notieren!

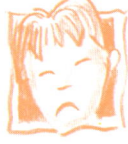

Belastende Ereignisse
beeinflussen das Auftreten von Schmerzen und sollten daher sorgfältig aufgezeichnet werden.

14 Montag

10.30	Dumpfer Kopfschmerz oben links: breitet sich allmählich über die ganze linke Seite aus: Druck im linken Auge
11.10	Kopfschmerz lässt nach
22.30	Ins Bett

15 Dienstag

4.45	Unruhiger Schlaf (nur 4 Std.). durch pochenden Schmerz aufgewacht
5.00	Schmerz wird stärker
5.30	2 Aspirin genommen – nach 30 Min. schmerzfrei. Noch 3 Std. Schlaf
22.00	Ins Bett

16 Mittwoch

7.00	Wieder eine unruhige Nacht
7.30	Schwacher Schmerz. steigert sich zu anhaltendem pochendem Schmerz
9.30	Besprechung wegen des Termins am Freitag
19.30	~~Grillen bei David.~~ Abgesagt wegen Regen
22.30	Ins Bett

z. B. bei Migräne der Fall ist, hängt die ärztliche Diagnose wesentlich von einer exakten Schmerzbeschreibung ab. Außerdem können genau geführte Tagebucheintragungen Ihnen und Ihrem Arzt helfen, bestimmte Strukturen Ihres Schmerzes zu erkennen. Das ist dann besonders wichtig, wenn Sie Beschwerden haben, die durch wiederkehrende Schmerzanfälle bestimmt sind. Dazu zählen Gallen- und Nierensteine, Migräne, Gicht und Angina pectoris.

Ein Schmerztagebuch liefert Ihrem Arzt zuverlässige Anhaltspunkte und bei Bedarf auch weitere Hinweise, denen er nachgehen kann. Es gibt ihm auch Aufschluss über die Stimmungen, den Appetit, die persönlichen Beziehungen und die Arbeitssituation des Patienten. Da all diese Faktoren Einfluss auf Ihr Schmerzempfinden haben, sind solche Informationen mit entscheidend für die Art der Behandlung.

Wenn Sie irgendwelche Medikamente einnehmen, ist es hilfreich, Namen, Dosierung, Wirksamkeit und Nebeneffekte aufzuschreiben, damit der Arzt die Therapie aufmerksam begleiten kann.

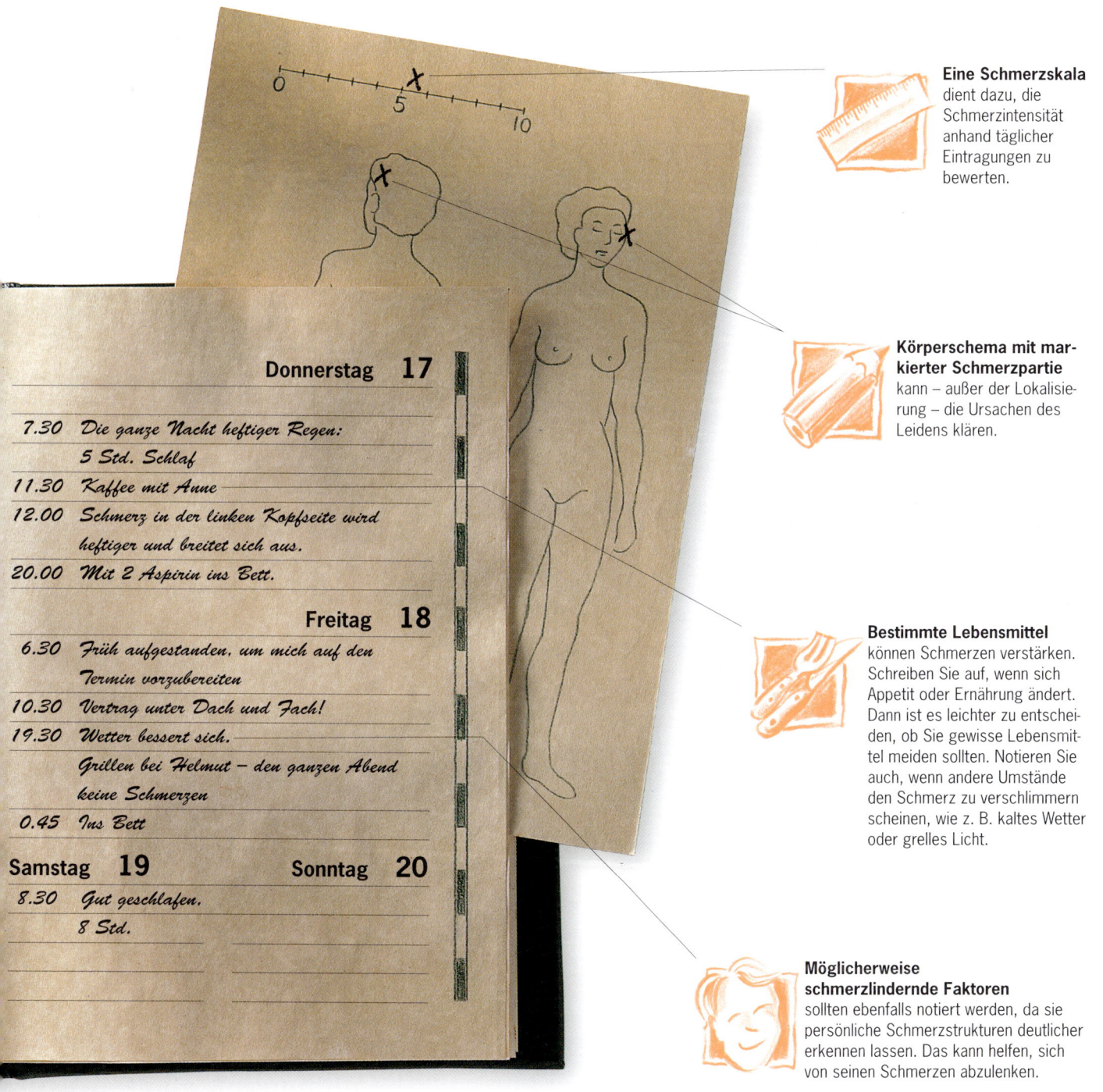

Eine Schmerzskala dient dazu, die Schmerzintensität anhand täglicher Eintragungen zu bewerten.

Körperschema mit markierter Schmerzpartie kann – außer der Lokalisierung – die Ursachen des Leidens klären.

Bestimmte Lebensmittel können Schmerzen verstärken. Schreiben Sie auf, wenn sich Appetit oder Ernährung ändert. Dann ist es leichter zu entscheiden, ob Sie gewisse Lebensmittel meiden sollten. Notieren Sie auch, wenn andere Umstände den Schmerz zu verschlimmern scheinen, wie z. B. kaltes Wetter oder grelles Licht.

Möglicherweise schmerzlindernde Faktoren sollten ebenfalls notiert werden, da sie persönliche Schmerzstrukturen deutlicher erkennen lassen. Das kann helfen, sich von seinen Schmerzen abzulenken.

Tagebucheinträge:

Donnerstag 17

7.30 Die ganze Nacht heftiger Regen: 5 Std. Schlaf

11.30 Kaffee mit Anne

12.00 Schmerz in der linken Kopfseite wird heftiger und breitet sich aus.

20.00 Mit 2 Aspirin ins Bett.

Freitag 18

6.30 Früh aufgestanden, um mich auf den Termin vorzubereiten

10.30 Vertrag unter Dach und Fach!

19.30 Wetter bessert sich. Grillen bei Helmut – den ganzen Abend keine Schmerzen

0.45 Ins Bett

Samstag 19   Sonntag 20

8.30 Gut geschlafen. 8 Std.

Schmerzmittel

Eine Vielzahl natürlicher und chemischer Schmerzmittel verspricht den Betroffenen, ihr Leiden zu erleichtern. Ob frei verkäuflich oder vom Arzt verordnet – solche Medikamente sollten stets mit Bedacht eingenommen werden.

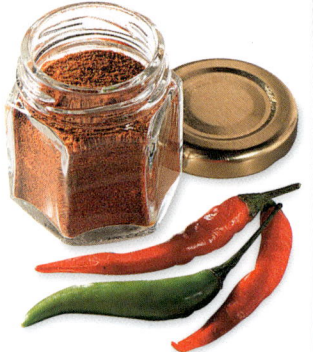

Cayennepfeffer ist weltweit als scharfes Küchengewürz bekannt. Er enthält den schmerzstillenden Bestandteil Capsaicin.

Von leichten Zahnbeschwerden bis zu heftigen Brustschmerzen bei einem Herzanfall reicht das vielfältige Anwendungsspektrum schmerzstillender Medikamente. Im Allgemeinen wirken natürliche Linderungsmittel nicht kurzfristig, sondern eher auf die Dauer. Da sie verhältnismäßig wenig Nebeneffekte aufweisen, kann man sie ohne Bedenken über einen längeren Zeitraum hinweg einnehmen.

Chemische Schmerzmittel dagegen wirken rasch. Man sollte sie allerdings nicht langfristig anwenden, da sonst unerwünschte Nebeneffekte wie Magenblutungen oder Leberschäden auftreten können. Wenn bei frei verkäuflichen Medikamenten wie etwa Aspirin 48 Stunden nach der Einnahme noch keine Besserung eintritt, sollte man so bald wie möglich zum Arzt gehen, damit dieser über den weiteren Fortgang der Behandlung entscheidet und eventuell stärkere, verschreibungspflichtige Präparate verordnet.

Natürliche Schmerzmittel

Die heilende Wirkung von Kräutern und anderen Pflanzen war bereits in der Antike bekannt. Schätzungen zufolge vertraut auch heute noch die Mehrheit der Weltbevölkerung bei der Behandlung von Schmerzen auf die Naturmedizin. Oft wird jedoch vergessen, dass viele chemische Schmerzmittel eigentlich aus pflanzlichen Substanzen hergestellt werden. Aspirin beispielsweise ist ein Derivat der in der Weidenrinde vorkommenden Salizylsäure und Morphin wird aus den Kapselfrüchten des Schlafmohns gewonnen.

Natürliche Schmerzmittel, die in Apotheken und Reformhäusern in vielfältigster Form erhältlich sind, wirken häufig bei solch weit verbreiteten Beschwerden wie Kopfschmerz, Rheumatismus und Nervenleiden lindernd.

Getrocknete Kräuter wie Pfefferminze und Salbei leisten nicht nur als Gesundheitstee für die innere Anwendung gute Dienste, sondern

---

NATÜRLICHE SCHMERZMITTEL

Zur Linderung verschiedener peinigender Beschwerden steht eine breite Palette natürlicher Schmerzmittel bereit. Mehr Informationen über ihre Anwendung finden Sie in den Kapiteln 5–8. Als Heilpflanzen werden häufig bekannte Küchenkräuter benutzt (siehe auch die Seiten 85–87), die man zu Hause leicht selbst ziehen kann.

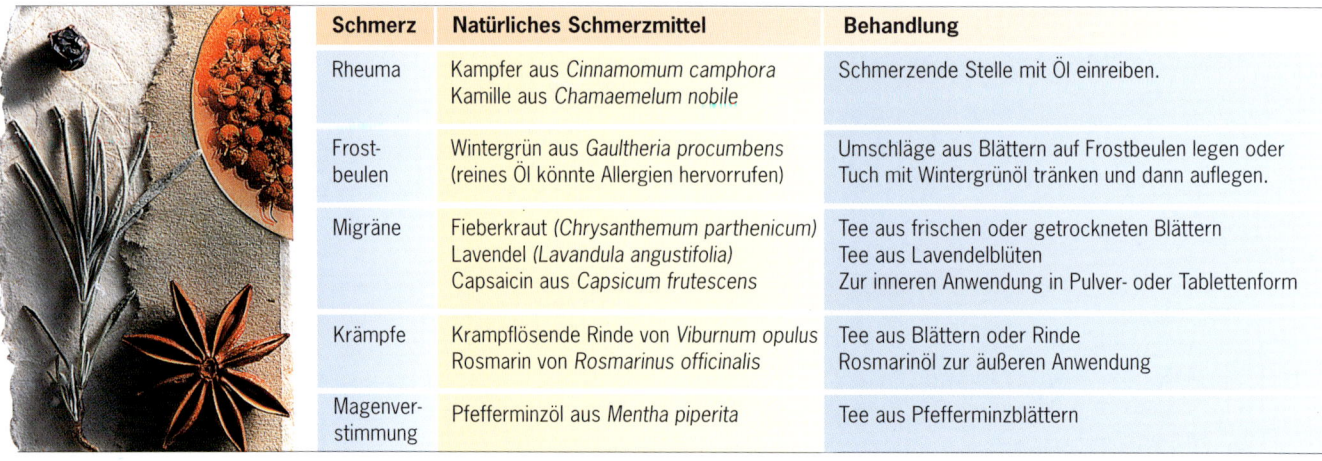

Schmerz	Natürliches Schmerzmittel	Behandlung
Rheuma	Kampfer aus *Cinnamomum camphora* Kamille aus *Chamaemelum nobile*	Schmerzende Stelle mit Öl einreiben.
Frostbeulen	Wintergrün aus *Gaultheria procumbens* (reines Öl könnte Allergien hervorrufen)	Umschläge aus Blättern auf Frostbeulen legen oder Tuch mit Wintergrünöl tränken und dann auflegen.
Migräne	Fieberkraut (*Chrysanthemum parthenicum*) Lavendel (*Lavandula angustifolia*) Capsaicin aus *Capsicum frutescens*	Tee aus frischen oder getrockneten Blättern Tee aus Lavendelblüten Zur inneren Anwendung in Pulver- oder Tablettenform
Krämpfe	Krampflösende Rinde von *Viburnum opulus* Rosmarin von *Rosmarinus officinalis*	Tee aus Blättern oder Rinde Rosmarinöl zur äußeren Anwendung
Magenverstimmung	Pfefferminzöl aus *Mentha piperita*	Tee aus Pfefferminzblättern

können auch zu feuchten Wickelumschlägen verarbeitet werden, die man direkt auf die schmerzende Körperstelle legt. Fieberkraut- und Lavendeltee sind bewährte Alternativen zu den klassischen chemischen Heilmitteln gegen Migräne. Der für scharfe Speisen verwendete Cayenne- bzw. Chilipfeffer enthält Capsaicin, das beim Verzehr des Gewürzes das heiße Kribbeln im Mund verursacht. Das brennende Gefühl entsteht, weil Capsaicin zunächst die (langsam leitenden) C-Fasern anregt, diese aber dann blockiert, sodass die Schmerzmeldungen nicht zum Gehirn gelangen. Capsaicin wird zur Behandlung vieler Beschwerden eingesetzt, darunter Nervenleiden und Magenkrämpfe, sowie allgemein als Stärkungsmittel. Außerdem kann Capsaicin äußerlich für Umschläge gegen Arthritis und Rheuma angewendet werden.

Darüber hinaus gibt es verschiedene natürliche Öle, die in die Haut massiert werden, um Schmerz durch das Schließen der Hinterhorntore zu lindern. Bei Gelenkentzündungen kann man die Beschwerden oft schon durch Einreiben der betroffenen Partien mit dem aus Myrtenheide gewonnenen Kajeputöl erleichtern.

Die Behandlung mit natürlichen statt mit chemischen Schmerzpräparaten ist für den Körper oft schonender, da pflanzliche Heilmittel kaum negative Begleiterscheinungen haben. Allerdings ist zu beachten, dass natürliche Schmerzmittel weniger rasch wirken und deshalb eher bei chronischen Leiden als bei akuten Beschwerden zu empfehlen sind.

Wenn die Schmerzen aber nach der Einnahme pflanzlicher Mittel weiter anhalten, sollte man einen Spezialisten für Naturheilkunde aufsuchen, der das Leiden genauer diagnostizieren und dafür geeignetere Mittel verschreiben kann (siehe Kapitel 4).

Chemische Schmerzmittel
Kennzeichnend für chemische Schmerzmedikamente ist, dass sie Beschwerden rasch abschwächen oder aufheben. Sie lassen sich grob in die zwei Klassen der peripheren und der zentralen Analgetika einteilen, d. h. in schwach und stark wirksame Schmerzmittel. Für eine effektive Behandlung ist es gut zu wissen, was sie jeweils leisten und wie sie jeweils funktionieren.

Periphere Analgetika, die mit Ausnahme von Paracetamol in der Wirkung mit Aspirin vergleichbar sind, helfen bei leichten Schmerzen und bei Entzündungen.

Das weltweit am häufigsten verwendete chemische Schmerzmittel Aspirin stammt von einer Pflanze – der Weißweide *(Salix alba)*, in deren Rinde sein Wirkstoff vorkommt. Schon im alten Rom war die schmerzlindernde Wirkung der zerriebenen Rinde und Blätter bekannt, die man damals mit Olivenöl vermischte und äußerlich anwendete. Auf die Heilkraft der Weißweide wurde die Medizin der Neuzeit aufmerksam, als der englische Geistliche Edmund Stone im Jahr 1763 in einem an die Royal Society gerichteten Schreiben von der Fieber senkenden Wirkung dieses Baumes berichtete. Anfang des 19. Jahrhunderts gelang es, die aktive Substanz aus der Weidenrinde zu isolieren;

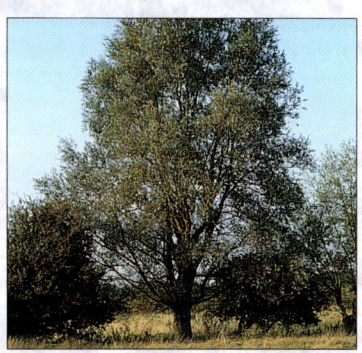

man nannte sie Salizin. Im Jahr 1899 entdeckte Heinrich Dreser (1860–1925) die Azetylsalizylsäure. Diese von Salizin abgeleitete Verbindung, die kaum Nebenwirkungen zur Folge hat, kam dann unter dem Namen Aspirin in den Fachhandel und fand in kürzester Zeit schnelle Verbreitung.

Die im Zentralen Nervensystem wirksamen Analgetika basieren zumeist auf Morphin oder sind mit ihm verwandt, wie z. B. Kodein und Heroin. Sie werden nur bei sehr starken Schmerzen wie etwa nach einer Operation eingesetzt.

Periphere Analgetika
Periphere Schmerzmittel wirken sanft und werden daher bei leichten Beschwerden wie Kopf- und Zahnschmerzen, Muskelkrämpfen und Fieber eingenommen. Zu dieser Gruppe gehören Paracetamol und entzündungshemmende Präparate wie Aspirin und Ibuprofen. Bei stärkeren Schmerzen eignet sich eine Kombination aus peripheren Schmerzmitteln und zentral wirksamen Präparaten wie z. B. Kodein.

Wirkung. Wenn Körpergewebe beispielsweise durch eine Verletzung, Entzündung oder Infektion geschädigt wird, führt das zur Ausschüttung von Prostaglandinen. Diese hormonähnlichen Substanzen regen die Nervenenden an, Schmerzmeldungen an das Gehirn zu senden. Periphere Analgetika (mit Ausnahme von Paracetamol) unterdrücken den Schmerz wirksam, indem sie die Produktion von Prostaglandin hemmen und somit verhindern, dass Schmerzsignale erzeugt werden.

Was bei Schmerzmitteln zu beachten ist

Wenn Sie chemische Schmerzmittel einnehmen, sollten Sie sich genau an die vom Arzt verordnete oder auf dem Beipackzettel angegebene Dosierung halten, um die beste Wirkung und möglichst geringe Nebeneffekte zu erzielen.

● Nicht mehrere frei verkäufliche Schmerzmittel auf einmal einnehmen, da dies sonst zu gefährlichen Überdosen führen könnte.

● Nennen Sie dem Arzt die von Ihnen eingenommenen Medikamente, damit er Wechselwirkungen ausschließen kann.

● Wenden Sie sich bei Magengeschwüren, Leber- und Nierenstörungen an Ihren Arzt.

● Nehmen Sie nie mehr als die empfohlene Dosis ein.

● Lösen Sie das Medikament in Wasser oder zur rascheren Absorption in Tee bzw. Kaffee auf.

● Achtung, Schmerzmittel können schläfrig machen: Lassen Sie Ihr Fahrzeug stehen.

Nehmen Sie Schmerzmittel mit Wasser und im Stehen ein, damit die Tablette nicht in der Speiseröhre stecken bleibt.

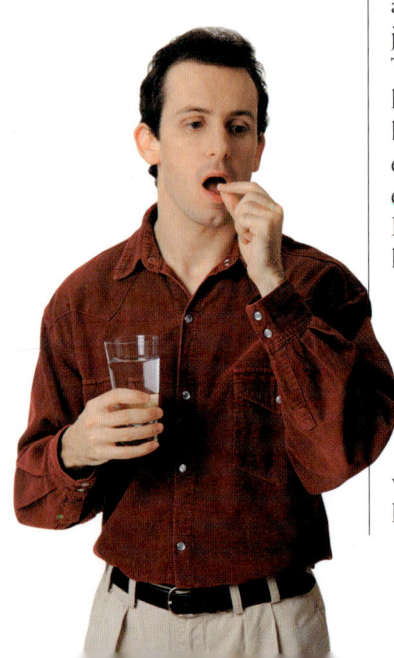

WIE SCHMERZMITTEL WIRKEN

Chemische Schmerzmittel können auf unterschiedliche Weise funktionieren. Periphere Analgetika (Paracetamol ausgenommen) sind stark entzündungshemmend, da sie unmittelbar an der verletzten Körperpartie wirken. Zentrale Analgetika schaffen hingegen Linderung, indem sie die Schmerzmeldung im Zentralen Nervensystem blockieren.

Normale Schmerzleitung

Durch Verletzung/Entzündung werden Prostaglandine produziert, um die Heilung in Gang zu setzen.

Schmerzmeldung wird über die Nervenbahnen und das Rückenmark ans Gehirn geleitet.

Schmerz wird wahrgenommen.

Periphere Wirkung

Durch Verletzung/Entzündung werden Prostaglandine produziert, um die Heilung in Gang zu setzen.

Schmerzmittel blockiert die Prostaglandinproduktion am Ort der Verletzung und verhindert die Schmerzmeldung.

Schmerz wird nicht wahrgenommen.

Zentrale Wirkung

Durch Verletzung/Entzündung werden Prostaglandine produziert, um die Heilung in Gang zu setzen.

Schmerzmittel blockiert die Übertragung der Schmerzmeldungen in Gehirn und Rückenmark.

Schmerz wird nicht wahrgenommen.

Aspirin. Dieses milde Schmerzmittel mit entzündungshemmender Wirkung findet zumeist bei leichten Leiden Anwendung. Es wird häufig bei Kopf- und Menstruationsbeschwerden, Muskel- und Gelenkschmerzen sowie bei Arthritis verordnet.

Aspirin kann allerdings mitunter zu Magenreizungen und Übelkeit führen. Diese unangenehmen Nebenwirkungen lassen sich jedoch vermeiden, wenn man beschichtete Tabletten wählt, die sich erst im Darm auflösen. Wenn Sie Aspirin in der vorgeschriebenen Dosierung über mehr als zwei Tage einnehmen und dennoch keine Linderung eintritt, sollten Sie einen Arzt aufsuchen. Eine Anwendung des Medikaments über längere Zeit ist wegen möglicher Magenblutungen nicht zu empfehlen.

Andere entzündungshemmende Präparate. Ebenfalls häufig verwendete Medikamente sind Diclofenac und Ibuprofen. Diese schmerzstillenden, Fieber senkenden und entzündungshemmenden Mittel werden häufig bei Gelenk- und Muskelerkrankungen wie Gicht oder Arthritis eingesetzt. Ihre lindernde Wirkung tritt zwar rasch ein, doch sind auch hier unangenehme Nebeneffekte möglich.

Oft verursachen sie Magenreizungen, besonders wenn die Präparate über längere Zeit hinweg angewendet werden. Das Risiko unerwünschter Nebenerscheinungen lässt sich verringern, wenn Sie diese Medikamente nur kurzfristig einnehmen; dies sollte stets mit Milch oder immer nach den Mahlzeiten sein. Ihre Nebenwirkungen sind je nach Patient unterschiedlich, von Ibuprofen werden jedoch die wenigsten Magenbeschwerden berichtet.

Ferner können entzündungshemmende Präparate zu Ausschlägen, Schwindelgefühl und Tinnitus (Ohrenklingen) führen, in manchen Fällen auch zu Leber- und Nierenstörungen. Sollten Sie nach der Einnahme Schmerzen im Bauchraum verspüren, fragen Sie Ihren Arzt nach einem für Sie geeigneteren Medikament.

Paracetamol. Das häufig bei leichten und mittleren Schmerzen verabreichte Mittel empfiehlt sich besonders für Personen, die zu

Magenbeschwerden neigen, denn anders als Aspirin verursacht es keine Reizung dieses Organs. Da Paracetamol jedoch die Prostaglandinausschüttung nicht unterbindet und folglich auch nicht entzündungshemmend ist, eignet es sich weniger zur Behandlung von Gewebeschäden an Muskeln oder Bändern. Obwohl die Wirkungsweise dieses Präparats nicht ganz erforscht ist, lindert es den Schmerz vermutlich durch Blockieren der Impulsleitung ans Gehirn und im Zentralen Nervensystem.

In der vorgeschriebenen Dosierung hat Paracetamol üblicherweise kaum Nebenwirkungen. Allerdings ist es bei höheren Dosen toxisch und schon 20 Tabletten rufen lebensgefährliche Leberschäden hervor. Daher sollte man den Beipackzettel aufmerksam durchlesen und nicht mehr als die empfohlene Menge einnehmen. Patienten mit einer empfindlichen Leber sollten das etwas teurere Paracetamol-Kombinationspräparat mit einem Gegenmittel gegen toxische Wirkungen wählen.

Zentrale Analgetika

Schwach narkotische Schmerzmittel, die nicht der Betäubungsmittelverordnung unterliegen, sind beispielsweise Dextropropoxyphen und das in manchen Hustensäften und Medikamenten gegen Durchfall enthaltene Kodein. Da diese Analgetika allgemein beruhigend und stimmungsaufhellend wirken, verlangen Patienten, die sie über längere Zeit einnehmen, häufig nach höheren Mengen. Wird die vorgeschriebene Dosis dieser Präparate aber korrekt eingehalten und nur begrenzte Zeit verabreicht, besteht keine Suchtgefahr.

Stark narkotische Analgetika wie Morphin, Diamorphin (Heroin), Pethidin und Pentazocin werden zur Schmerzlinderung bei schweren Verletzungen und größeren Operationen oder bei chronischen Erkrankungen eingesetzt, wenn sich alle anderen Präparate als unwirksam erweisen. Nervenschmerzen lassen sich jedoch nur in seltenen Fällen durch zentrale Analgetika erfolgversprechend behandeln. Die Gründe hierfür

DOSIERUNG VON SCHMERZMEDIKAMENTEN

Einige chemische Schmerzmittel sind in Apotheken frei verkäuflich (unten mit * markiert), andere nur auf Rezept erhältlich. Die ersten vier aufgelisteten Präparate sind periphere Analgetika, die anderen dagegen zentral wirksame Analgetika. Wenn Sie unangenehme Nebenerscheinungen bemerken, wenden Sie sich an Ihren Arzt.

Medikament	Wirkung nach	Einzeldosis Erwachsene	Tagesdosis	Nebenwirkungen, Bemerkungen
Paracetamol*	$1/2$–2 Stunden	500–1000 mg alle 4–6 Stunden	4000 mg	Unbedenklich für Schwangere und Asthmatiker, aber nicht für Lebergeschädigte; in hohen Dosen tödlich
Aspirin*	$1/2$–2 Stunden	300–900 mg alle 4–6 Stunden	4000 mg	Magenreizung; kann Blutungen und Geschwüre bewirken; Tinnitus
Ibuprofen*	$1/2$–1 Stunde	200–400 mg alle 6–8 Stunden	2400 mg	Wenig Nebenwirkungen; Magengeschwüre; Verwirrung bei Älteren
Diclofenac	2 Stunden	50 mg alle 8–12 Stunden	150 mg	Magenverstimmung; Magengeschwüre; Verwirrung bei Älteren; Ausschlag
Naproxen	2–3 Stunden	500 mg (anfangs) alle 6–8 Stunden	1250 mg	Magenverstimmung; Magengeschwüre; Verwirrung bei Älteren
Kodein	$1/2$–1 Stunde	30 mg alle 4 Stunden	240 mg	Verstopfung; Übelkeit; leicht süchtig machend
Dextropropoxyphen	$1/2$–2 Stunden	65 mg alle 6–8 Stunden	400 mg	Beruhigende Wirkung; Verstopfung; Übelkeit; leicht süchtig machend
Morphin	$1/2$–1 Stunde	alle 4 Stunden 10–30 mg	unbegrenzt	Beruhigende Wirkung; Verstopfung; Juckreiz; Suchtrisiko

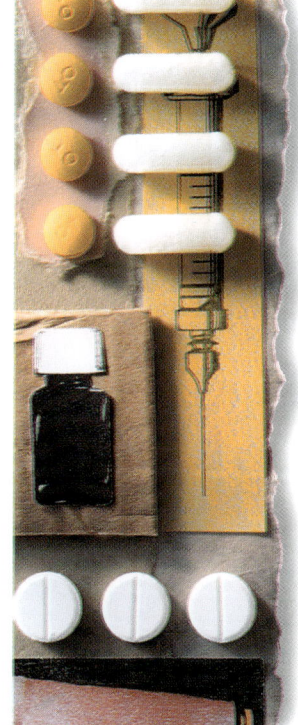

VOR 5000 JAHREN ...

Das starke Schmerzmittel Opium wird aus den unreifen Fruchtkapseln des Schlafmohns *(Papaver somniferum)* gewonnen. Schon im Altertum war Opium als wirksames Medikament bekannt. Die Sumerer versuchten damit die Koliken von Kindern zu erleichtern, die Römer verwendeten es auch für andere schmerzhafte Beschwerden. Im Fernen Osten dient Opium wegen seiner euphorisierenden und allgemein beruhigenden Wirkung schon seit uralten Zeiten als Rauschmittel, das geraucht oder gekaut wird. Wissenschaftler haben schließlich aus Opium Substanzen entwickelt, deren Wirkung entweder länger anhält oder aber kurzfristig und intensiver ist. Die bekanntesten unter den Opiumderivaten sind Morphin und Heroin, denen die Medizin im 19. Jahrhundert große Fortschritte verdankte, da diese

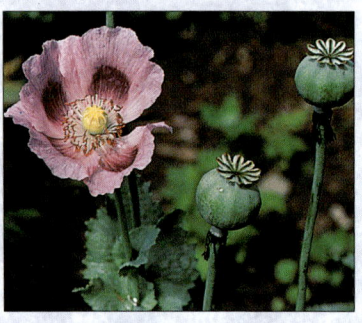

äußerst effektiven Präparate auch sehr starke Schmerzen nach großen Operationen zu lindern vermochten.

sind in der Schulmedizin noch nicht hinreichend geklärt.

Stark narkotische Opiate bringen außer Schmerzlinderung auch Schläfrigkeit, Stimmungsschwankungen und herabgesetzte psychische Aktivität mit sich. Zudem rufen sie häufiger unangenehme Nebenwirkungen wie Übelkeit, Verstopfung und Juckreiz hervor. Über längere Zeit führt die Einnahme von Morphin und anderen Opiaten meist zu körperlicher Abhängigkeit, jedoch nicht zu einem Suchtverhalten, wenn die vorgeschriebene Dosierung eingehalten wird.

Wirkung. Anders als jene entzündungshemmenden Präparate, die die Schmerzmeldungen an der verletzten Körperstelle abblocken, wirken die zentralen Analgetika im Gehirn und im Zentralnervensystem, wo die Übertragung der Impulse verhindert wird. Die narkotisierenden Schmerzmittel koppeln sich dabei an die Opiatrezeptoren im Rückenmark und im Gehirn, um so die Übermittlung der Schmerzsignale aufzuhalten und dadurch die Schmerzwahrnehmung zu unterdrücken. Da durch die Opiatrezeptoren auch andere Wirkungen wie Müdigkeit, Übelkeit, Verstopfung und körperliche Abhängigkeit hervorgerufen werden, haben die zentralen Analgetika nicht nur die gewollte Schmerzlinderung, sondern auch unerwünschte Nebeneffekte zur Folge.

Antidepressiva und Antikonvulsiva. Auf den ersten Blick mag es überraschen, dass Ärzte Antidepressiva gegen Nervenschmerzen und ähnliche Störungen verordnen. Diese gewöhnlich bei Gemütserkrankungen eingesetzten Präparate sind aber zugleich auch wirksame Schmerzmittel. Allerdings tritt die Schmerzerleichterung in der Regel erst 2–3 Wochen nach regelmäßiger Einnahme ein, und ihre stärkste Wirkung entfalten sie erst nach 4–6 Wochen. Als unangenehme Nebeneffekte stellen sich oft Mundtrockenheit und Verstopfung ein, die jedoch mit der Zeit zurückgehen können. Doch nicht alle Antidepressiva sind auch schmerzstillend, denn dem weit verbreiteten Präparat Fluoxetin (Prozac) fehlt beispielsweise diese Zusatzwirkung.

Antikonvulsiva sind krampflösende Medikamente, mit denen man gewöhnlich epileptische Anfälle behandelt. Sie wirken aber auch bei bestimmten Arten von Nervenschmerzen, besonders wenn diese schneidend und stechend sind. Antikonvulsiva beeinflussen die Nervenfasern, indem sie verhindern, dass jene „grundlos" Schmerzmeldungen „abfeuern". Antidepressiva und auch Antikonvulsiva wirken nur, wenn sie kontinuierlich eingenommen werden. Antidepressiva machen zwar nicht abhängig, führen aber durch ihre Wirkungen auf das Nervensystem oft zu Schläfrigkeit, Schwindelgefühl und Gedächtnisstörungen.

Kortikosteroide. Diese starken Schmerzmittel, die mit den natürlichen, körpereigenen Hormonen verwandt sind, wirken entzündungshemmend und werden daher oft bei Darmleiden wie der Crohnschen Krankheit (siehe Seite 112) und Sehnen- oder Gelenkentzündungen verordnet, so z. B. beim „Tennisarm" (siehe Seite 137). Kortikosteroide senken die Prostaglandinausschüttung und schwächen das Immunsystem. Wegen ihrer starken Wirksamkeit sollten sie nur zurückhaltend angewendet werden.

Medikamentöse Langzeitbehandlung

Kurzfristig können Medikamente Schmerzlinderung verschaffen. Bei chronischen Leiden sollte man sie jedoch nach Möglichkeit wegen ihrer unerwünschten Nebenwirkungen vermeiden und stattdessen alternative Schmerztherapien ausprobieren (siehe Kapitel 4), da ihre Behandlungsformen bei den zugrunde liegenden Ursachen von Beschwerden ansetzen.

3

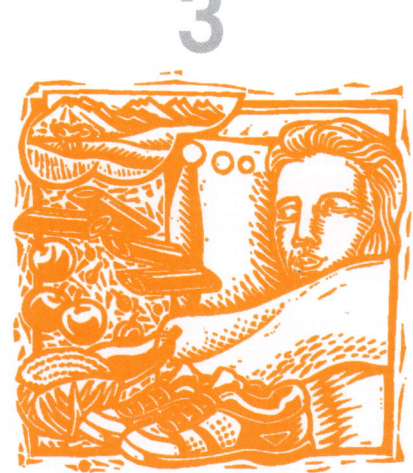

Wie man Schmerzen vorbeugt

Wer sorgsam mit Körper und Seele umgeht, kann so manche schmerzhafte Leiden verhindern. Das gilt vor allem für Beschwerden, die durch Stress bedingt sind. Eine verantwortungsbewusste Einstellung zur eigenen Gesundheit und eine gute partnerschaftliche Zusammenarbeit mit dem Hausarzt sowie mit Spezialtherapeuten sind wichtige Voraussetzungen, Erkrankungen rechtzeitig vorzubeugen.

Die Lebensweise ändern

Beruflicher Stress, mangelnde Bewegung, eine fehlerhafte Körperhaltung und falsche Ernährung können auf Dauer zu schmerzhaften Beschwerden führen. Wer dies vermeiden möchte, sollte künftig auf eine gesündere Lebensweise achten.

Tips für einen gesunden Nachtschlaf

Es gibt verschiedene Möglichkeiten, wie man zu einem besseren Nachtschlaf kommen kann:
● Trinken Sie weniger Tee, Kaffee und andere koffeinhaltige Getränke.
● Machen Sie täglich Gymnastikübungen.
● Halten Sie sich stets an feste Schlafenszeiten.
● Nehmen Sie ein Milchgetränk, eine Banane oder einen kohlenhydratreichen Imbiss (z. B. Reiswaffeln) zu sich, bevor Sie sich zur Ruhe begeben. Dies regt das Gehirn zur Produktion schlaffördernder Substanzen an.
● Gönnen Sie sich vor dem Zubettgehen Zeit zum Entspannen – nehmen Sie ein Bad oder lesen Sie ein Buch bzw. eine Illustrierte.

Zu den wesentlichen Faktoren für ein gutes Allgemeinbefinden zählen regelmäßige sportliche Betätigung, seelische Ausgeglichenheit und eine gesunde Ernährung. Doch nur wer über die Bedürfnisse seines Körpers Bescheid weiß, kann nachteilige Alltagsgewohnheiten korrigieren und somit seine Lebensqualität verbessern.

Dem Körper Gutes tun

Wenn man das Risiko einer Erkrankung möglichst gering halten möchte, sollte man bedenken, dass Körper, Seele und Geist des Menschen eine Einheit bilden. Solch eine ganzheitliche Betrachtungsweise setzt voraus, dass alle Aspekte der persönlichen Lebensart, darunter Ernährung, körperliche Bewegung und die Gemütsverfassung, zum allgemeinen Wohlbefinden beitragen.

Müdigkeit, Erschöpfung und Schmerzen sind unübersehbare Warnsignale des Körpers, die dem Betroffenen deutlich machen, wenn sich der Organismus in einem Zustand der Überlastung befindet. Sie zeigen zumeist an, dass ungesunde Lebensweisen dringend geändert werden müssen, um mögliche ernsthaftere Krankheiten zu verhindern. Bei der Behandlung von Beschwerden sollte man sich folglich nicht nur auf die schmerzende Körperpartie konzentrieren, sondern insgesamt seine Lebensgewohnheiten kritisch überprüfen.

Ausgewogene Ernährung. Viele schmerzhafte Beschwerden stehen unmittelbar im Zusammenhang mit schlechten Essgewohnheiten. So ist z. B. bekannt, dass fettreiche Speisen bei Bluthochdruck und Herzleiden eine nicht unerhebliche Rolle spielen. Daher sollte bei der verantwortungsvollen Zusammenstellung einer gesunden Ernährung auf Lebensmittel mit hohen Fettanteilen wie etwa Chips oder Mayonnaise verzichtet werden. Eine ausgewogene Kost, die Eiweiß, Kohlenhydrate, Vitamine, Ballast- und Mineralstoffe im richtigen Verhältnis umfasst (siehe Seite 57 und 58), verstärkt die natürlichen Abwehrkräfte des Körpers und macht ihn weniger anfällig gegen Krankheiten.

Regelmäßige Bewegung. Im Allgemeinen sind Leibesübungen nützlich, um ein gesundheitsverträgliches Körpergewicht beizubehalten. Da regelmäßige körperliche Bewegung dazu beiträgt, den Blutdruck und die Cholesterinwerte zu senken, kann man mit konstant betriebenem Sport auch Schmerzen vorbeugen, die durch bestimmte Herzkrankheiten wie Angina pectoris verursacht werden. Außerdem wirken sportliche Übungen entspannungsfördernd und helfen auf diese Weise beim Abbau krankheitsbegünstigender Stressbelastungen.

Ausreichender Schlaf. Damit der Körper am Tag reibungslos funktionieren kann, braucht er regelmäßige und ausreichende Nachtruhe. Kurzfristig führt Schlafmangel zu Reizbarkeit und verringerter Aufmerksamkeit. Wenn das Schlafdefizit über längere Zeit anhält, lässt die Körperenergie nach, sodass es für den Betroffenen zunehmend schwieriger wird, sich zu konzentrieren. Zudem können Schlafstörungen das Immunsystem schwächen, sodass bei relativ leichten Erkrankungen wie z. B. Virusinfektionen das Schmerzrisiko zunimmt. Überdies hat Schlafmangel oft Depressionen und Erschöpfungszustände zur Folge, die bereits vorhandene Beschwerden in der Regel verschlimmern. Obwohl das individuelle Schlafbedürfnis recht unterschiedlich ist und auch vom Alter abhängt, benötigen Erwachsene allgemein zwischen 7 und 8 Stunden Schlaf pro Nacht.

Weniger Alkohol. In medizinischen Kreisen herrscht heute vielfach die Auffassung vor, dass gemäßigter Alkoholkonsum gut für die Gesundheit sei. Danach sollen Männer ohne Bedenken bis zu 36 g und Frauen bis zu 27 g reinen Alkohol am Tag konsumieren dürfen.

Diese Menge entspricht bei Männern ungefähr 1 – 2 Gläsern Wein oder gut einem Liter Bier. Allerdings sollten 1 – 2 Tage pro Woche alkoholfrei sein. Regelmäßiges Trinken im Übermaß kann dagegen zu geistigen und körperlichen Schäden führen. Die Katerstimmung mit Kopf- und Magenschmerzen ist dabei das gängigste Alkoholsymptom. Auf lange Sicht kann Alkoholmissbrauch zu chronischer Magenschleimhautentzündung oder Herzmuskelschwäche und in schweren Fällen mitunter sogar zu Leberzirrhose führen.

Rauchen aufgeben. Das Inhalieren von Tabakrauch ist bekanntlich gesundheitsgefährdend. Starkes Rauchen kann zu schmerzhaften Erkrankungen wie Asthma, Bronchitis, Herzleiden, Lungenkrebs, Schleimhautentzündung oder einem Magengeschwür führen und verschlimmert häufig bereits bestehende Beschwerden. Vermutlich verlangsamt Rauchen auch die Heilung geschädigter Gewebe, da Nikotin die Gefäße verengt und damit die den Regenerationsprozess fördernde Blutzufuhr verringert. Frauen, die rauchen, tragen ein erhöhtes Risiko, im Klimakterium und danach an Osteoporose, einem schmerzhaften Schwund des Knochengewebes, zu erkranken. Zudem sollte man bedenken, dass Passivraucher ebenfalls einem größeren Krebsrisiko ausgesetzt sind. Es verlangt zwar einiges an Willenskraft, das Rauchen aufzugeben, dafür sinkt aber unmittelbar danach die Gefahr zu erkranken.

Hilfen gegen das Rauchen

Folgende Methoden können Ihren Vorsatz stärken, das Rauchen aufzugeben:
- Setzen Sie sich eine Frist, wann Sie sich das Rauchen abgewöhnt haben wollen. Suchen Sie unter Ihren Freunden einen Nichtraucher, der Sie auf Ihrem Weg begleitet.
- Erstellen Sie eine Liste mit Vorteilen des Nichtrauchens. Diese sollte Ihnen täglich ins Auge fallen – sei es in einem Tagebuch oder in der Küche.
- Suchen Sie sich neue Freizeitbeschäftigungen wie Sport, Musizieren oder Bastelarbeiten.
- Gönnen Sie sich Zeit für Entspannung, um Stress abzubauen und damit das Bedürfnis zu rauchen zu verringern.
- Loben Sie sich häufiger für Ihren Fortschritt.
- Sparen Sie das sonst für Zigaretten ausgegebene Geld und belohnen Sie sich stattdessen regelmäßig mit einem Geschenk wie z. B. mit einer neuen CD.

WOHLBEFINDEN FÜR IHREN KÖRPER

Wenn Sie auf Ihren Körper und seine Signale achten, können Sie Ihre körperliche und seelische Gesundheit verbessern und sogar Ihre Lebenserwartung verlängern. Bemühen Sie sich um eine gesündere Lebensweise – ernähren Sie sich ausgewogen, bewegen Sie sich regelmäßig, geben Sie das Rauchen auf und mäßigen Sie Ihren Alkoholkonsum.

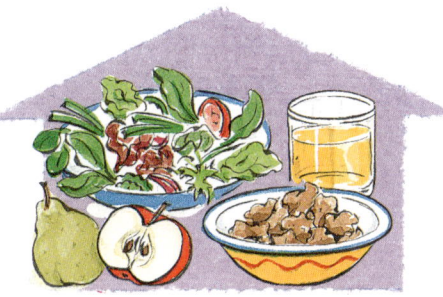

Eine abwechslungsreiche Ernährung mit Kohlenhydraten, Eiweiß, Ballaststoffen und wenig Fett in Verbindung mit ausreichend Vitaminen und Mineralstoffen kann zu einem besseren Lebensgefühl beitragen.

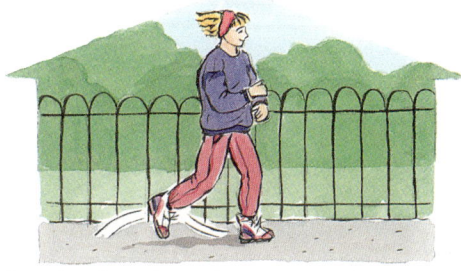

Regelmäßige Körperbewegung wie Joggen „schmiert" die Gelenke und beugt starren Gliedern vor. Ferner wird der Kreislauf gestärkt und das Risiko von Herzkrankheiten vermindert.

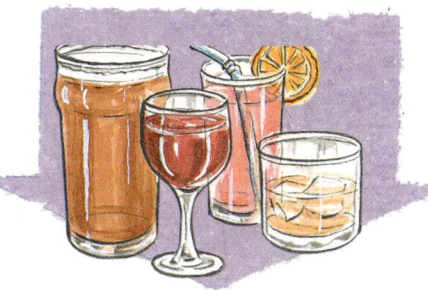

Aus medizinischer Sicht gilt für Männer eine tägliche Menge von maximal 36 g reinem Alkohol als unbedenklich. Frauen sollten nicht mehr als 27 g reinen Alkohol täglich konsumieren.

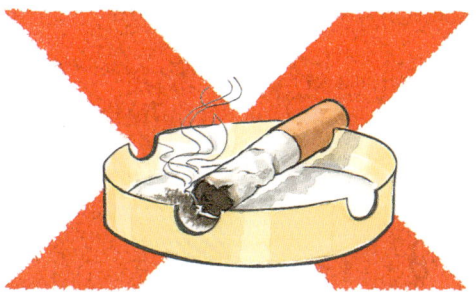

Rauchen ist eine der Hauptursachen für vermeidbare Krankheiten – daher sollte man es sinnvollerweise aufgeben. Denken Sie daran, dass auch Passivrauchen das Risiko von Lungenleiden erhöht.

Stress bewältigen

Ein gewisses Maß an Stress wirkt auf den Menschen anregend und tut ihm gut. Länger anhaltender Stress kann jedoch zu schmerzhaften Beschwerden führen. Daher sollte man sich gerade in belastenden Alltagssituationen genügend Zeit zum Entspannen gönnen.

Wenn sich das Gefühl einstellt, ständig überfordert zu sein, und man darauf mit Angstzuständen, Schlaflosigkeit oder Depression reagiert, dann hat der Stress ein Ausmaß erreicht, das als gesundheitsschädigend gelten kann.

Wie Stress sich auf Schmerzen auswirkt

Stress wird oft durch äußere Umstände herbeigeführt. Meist sind das Anforderungen, die Familie, Beruf oder Studium stellen. Stress kann auch durch inneren Leidensdruck wie z. B. Krankheit, Schmerz, Angst oder Depression hervorgerufen werden.

Bei Stress wird im Zwischenhirn der Hypothalamus angesprochen, der Körperfunktionen wie Temperatur, Schlaf und Appetit steuert. Der Hypothalamus bewirkt die Aus-schüttung verschiedener Hormone, die ganz typische Stresssymptome wie etwa erhöhten Blutdruck, Herzklopfen und beschleunigte Atmung auslösen. Wenn man einer akuten Gefahr ausgesetzt ist, sind das durchaus nützliche Reaktionen. Anhaltender, übermäßiger Stress kann aber zu schmerzhaften Leiden führen. In der Frühphase treten häufig verschiedene Magenbeschwerden und Übelkeit auf. Nach geraumer Zeit können sich auch langfristige Probleme wie Herzkrankheiten oder Rückenschmerzen ergeben. Überdies verschärft Stress meist schon vorhandene Beschwerden, da der Körper in diesem Zustand empfindlicher auf alle Reize reagiert und die Muskeln dabei stärker angespannt werden. Zur Entwicklung effektiver Maßnahmen gegen negativen Stress ist es wichtig zu wissen, welche Umstände Sie im Leben unverhältnismäßig belasten.

Stressfaktoren erkennen

Der erste Schritt zur Stressbewältigung besteht darin, herauszufinden, weshalb Sie sich überfordert fühlen. Das ist aber gar nicht so leicht, da z. B. Erschöpfung oder Niedergeschlagenheit nicht immer als Stressfaktoren erkennbar sind. Dennoch sollte man versuchen festzustellen, wann und wie häufig einzelne Stresssymptome auftreten, da diese mit bestimmten Lebenssituationen zusammenhängen. Typische körperliche Anzeichen für Stress sind Kopfschmerzen, Zähneknirschen, verkrampfte Muskeln, Schulter-, Nacken- und Rückenschmerzen, Magenverstimmung, Magengeschwüre, Übelkeit, Durchfall oder Verstopfung, Kurzatmigkeit, Herzklopfen, kalte Hände oder Füße und Hautprobleme. Versuchen Sie zunächst, sich dieser Anzeichen bewusst zu werden, wenn Sie sich gestresst fühlen. Danach sollten Sie überprüfen, wann und unter welchen Umständen diese Symptome auftreten. Dafür kann ein Tagebuch sehr nützlich sein.

DER STRESS-SCHMERZ-KREISLAUF

Richtig dosiert wirkt Stress anregend – zu viel kann jedoch zu einem Teufelskreis von Beschwerden wie z. B. Schlaflosigkeit führen, die wiederum eine verstärkte Schmerzwahrnehmung zur Folge haben.

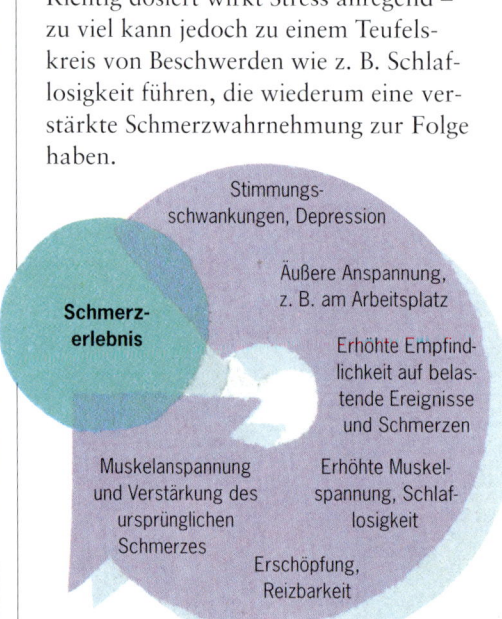

Stimmungsschwankungen, Depression

Äußere Anspannung, z. B. am Arbeitsplatz

Erhöhte Empfindlichkeit auf belastende Ereignisse und Schmerzen

Schmerzerlebnis

Muskelanspannung und Verstärkung des ursprünglichen Schmerzes

Erhöhte Muskelspannung, Schlaflosigkeit

Erschöpfung, Reizbarkeit

Von Kopfschmerz geplagt

Viele Menschen leiden regelmäßig unter Kopfschmerzen – einmal in der Woche oder sogar öfter. Weit verbreitet ist der stressbedingte Spannungskopfschmerz, der durch Bewegungsmangel und eine ungesunde Ernährung verstärkt wird. Spezielle Medikamente können zwar rasche Linderung verschaffen, sie beseitigen aber nur die Symptome.

Christian, 31 Jahre, leitet eine Werbeabteilung. Er leidet schon seit langem unter Kopfschmerzen, doch seit seiner Beförderung vor einem halben Jahr sind sie häufiger und stärker geworden. Dabei fühlt er einen Druck um den Schädel und im Nacken.

Der Arzt diagnostiziert bei Christian einen durch Stress verursachten Spannungskopfschmerz, der durch übermäßiges Trinken und Rauchen, schlechte Ernährung sowie Bewegungsmangel verschlimmert wird. Der Arzt rät ihm, weniger Schmerzmittel einzunehmen, Entspannungstechniken zu lernen sowie Rauchen und Trinken einzuschränken oder aufzugeben. Außerdem sollte sich Christian ausgewogen ernähren und regelmäßig körperliche Bewegung verschaffen.

Was kann Christian tun?

Christian sollte alle Vorschläge seines Arztes befolgen und beispielsweise Tiefenatmung lernen, für die nur wenige Minuten zwischendrin genügen und die er zu Hause wie auch bei der Arbeit machen kann. Entspannungsbücher und -kassetten können dabei behilflich sein. Außerdem ist es sinnvoll, wenn Christian mehr körperliche Bewegung in seinen Tagesplan einbaut, denn ein kurzer Spaziergang täglich verbessert die Kreislauffunktion und vermindert Muskelspannungen.

Schließlich sollte Christian auch etwas gegen seine berufliche Überlastung tun, indem er einen Teil der Arbeiten an Geschäftskollegen delegiert und nicht mehr Aufgaben übernimmt, als er bewältigen kann.

GENESUNGSPLAN

Arbeit

Aufgaben an Mitarbeiter delegieren, sodass bei Bedarf Zeit für einen mindestens einwöchigen Urlaub bleibt.

Bewegung

Täglich eine halbe Stunde spazieren oder einmal wöchentlich zum Schwimmen gehen und sich in den Arbeitspausen regelmäßig körperlich bewegen.

Lebensweise

Eine gesunde Mahlzeit mit zur Arbeit nehmen, sich das Rauchen abgewöhnen und den Alkoholkonsum einschränken sowie täglich Entspannungstechniken anwenden.

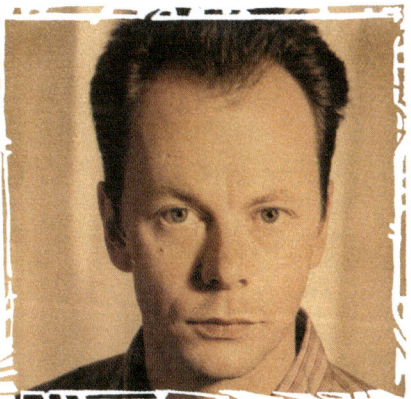

Lebensweise

Zigaretten, Alkohol und Schlafmangel beeinträchtigen die körpereigenen Fähigkeiten zur Stressbewältigung.

Arbeit

Arbeitsdruck, um knappe Fristen einzuhalten und die Erwartungen des Vorgesetzten zu erfüllen, kann zu Spannungskopfschmerz führen.

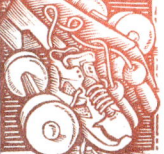

Bewegung

Bewegungsmangel trägt oft zu starkem Stress bei, der das Risiko von Spannungskopfschmerz erhöht.

WIE ERFOLGREICH WAREN DIE MASSNAHMEN?

Christian verschob zunächst einige Termine, um seine berufliche Belastung zu reduzieren. Vor der Arbeit geht er nun jeden Morgen eine halbe Stunde spazieren. Im Zug und am Schreibtisch praktiziert er mehrmals Tiefenatmung. Er hat das Rauchen reduziert, trinkt weniger Alkohol und verzichtet auf ungesundes Fastfood. Inzwischen hat er gelernt, sich Nacken und Schultern zu massieren, um Verspannungen abzubauen. Daher haben seine Kopfschmerzen nachgelassen und er fühlt sich allgemein viel gesünder.

Psychologische Beratung gegen Stress

Viele Menschen suchen für die Stressbewältigung professionellen Rat. Die Methoden sind vielfältig und reichen vom Selbstbehauptungstraining (wodurch man seine Bedürfnisse wirksamer auszudrücken lernt) bis zur Psychotherapie, die auf die tiefer in der Persönlichkeit liegenden Ursachen für Stress eingeht, z. B. seelische Probleme, geringe Selbstachtung, Angst und Depression.

SCHRITTE ZUR STRESSBEWÄLTIGUNG

Gesundheitsschädlichen Stress zu erkennen und abzubauen ist einer der wichtigsten Schritte, um daraus resultierende Schmerzen zu lindern oder zu vermeiden. Es geht dabei nicht darum, den Herausforderungen des Lebens auszuweichen, sondern um Möglichkeiten, außer Kontrolle geratene Belastungen zu reduzieren.

● Ernähren Sie sich ausgewogen. Ungesunde Kost erschöpft die Ressourcen des Körpers, die er zur Bewältigung der täglichen Anforderungen braucht.

● Sorgen Sie für ausreichend Nachtruhe. Schlafmangel führt zu Stress, der wiederum Schlaflosigkeit zur Folge hat.

● Machen Sie regelmäßig Körperübungen.

Das hilft, Anspannungen zu mildern und zusätzliche Abwehrkräfte gegen Krankheiten zu entwickeln.

● Lernen Sie sich zu entspannen. Lassen Sie sich Zeit zum Spazierengehen oder Gärtnern. Sehr geeignet sind auch Übungsmethoden wie Meditation oder Yoga.

● Lernen Sie Visualisierungstechniken. Die Vorstellung einer angenehmen Umgebung fördert die Entspannung. Sich positive Lösungen für ein belastendes Problem vorzustellen lindert ebenfalls stressbedingte Symptome.

● Denken Sie positiv. Versuchen Sie negativen Erfahrungen auch gute Seiten abzugewinnen.

Umweltstress bewältigen

Auch bestimmte Umweltbedingungen können sich im Alltag zu Stressfaktoren entwickeln, wie z. B. das rasche Tempo des modernen Stadtlebens, das Massengedränge, der Lärm und die soziale Isolation, unter der viele Menschen leiden. Gemeinsam ist all diesen Umständen, dass sie im Einzelnen ein Gefühl der Machtlosigkeit hervorrufen.

Dennoch sollten Sie das Bewusstsein wiedergewinnen, etwas ausrichten zu können, indem Sie alternative Lösungen suchen. Wenn Sie z. B. das Autofahren im dichten Verkehr anspannt und nervös macht, weichen Sie auf öffentliche Verkehrsmittel aus. Werden Sie von Außenlärm belästigt, sollten Sie in Ihrem Heim doppeltverglaste Fenster einbauen und schallschluckende Vorhänge anbringen oder sich durch Hintergrundmusik ablenken lassen. Auch Aufnahmen mit Naturgeräuschen von Meereswellen oder instrumentale Melodien können sehr beruhigend wirken.

Beziehungsstress abbauen

Stress kann auch durch die Art entstehen, wie wir mit unseren Mitmenschen kommunizieren. Familienbeziehungen werden allzu leicht durch übertriebene gegenseitige Forderungen belastet. Einem starken seelischen Druck sind auch Personen ausgesetzt, die an sich selbst zu hohe Erwartungen stellen.

Sind persönliche Beziehungen betroffen, unterdrücken viele Menschen ihre Emotionen, anstatt sie direkt mitzuteilen. Das kann zu schmerzhaften körperlichen Beschwerden führen, da Gefühle von Zorn, Enttäuschung oder Kummer, wenn man ihnen keinen unmittelbaren und konstruktiven Ausdruck gibt, sich häufig in Symptomen wie Kopfschmerz, nervösen Tics, Herzklopfen oder übermäßigem Atmen äußern.

Kommunikation ist also der erste Schritt zur Stressbewältigung in Beziehungen. Dass man wieder lernt, seine Gefühle zu äußern, mag zunächst eine „stressige" Erfahrung sein, aber auf lange Sicht ist dies eine der wirksamsten Methoden, starken seelischen Druck abzubauen und konstruktiv für eine Veränderung im Leben zu sorgen.

POSITIVES DENKEN FÖRDERN

Ich fühle mich entspannt

Ich fühle mich gut und gebe das Rauchen auf

Ich werde nachts gut schlafen

Eine Möglichkeit, positiv denken zu lernen, besteht darin, sich beständig erfreuliche Gedankeninhalte zu suggerieren. Sagen Sie sich z. B.: „Ich fühle mich gut und ich werde das Rauchen aufgeben." Das ist weitaus positiver formuliert als der eher negative Vorsatz: „Ich werde nicht mehr rauchen." Solche Botschaften kann man verstärken, indem man sie auf Zettel schreibt und diese am Arbeitsplatz oder zu Hause gut sichtbar in Augenhöhe anbringt. Wenn Sie sich bewusst gegen eine innere Angespanntheit entschieden haben, notieren Sie „Ich fühle mich angenehm entspannt" und „Ich werde heute Nacht gut schlafen". Durch die Wiederholung solch positiver Sätze auch in Stresssituationen werden mit der Zeit die Gedanken der Selbstsabotage („Das hat doch keinen Zweck") zurückgedrängt.

Nahrung gegen den Schmerz

Eine bewusste Ernährung, die dem Körper genügend Vitamine, Eiweiß, Kohlenhydrate, Mineral- und Ballaststoffe zuführt, fördert das Wohlbefinden. Durch eine ausgewogene Kost lassen sich viele Krankheiten vermeiden und schon vorhandene Leiden lindern.

Eine gesunde und ausgewogene Ernährung ist wichtig für die Aufrechterhaltung der Körperfunktionen. Wer beispielsweise nicht genügend Ballaststoffe zu sich nimmt, kann leicht Verstopfung bekommen. Zu viel gesättigte Fettsäuren im Speiseplan bergen das Risiko von Herzleiden wie Angina pectoris, während Magenbeschwerden nicht selten auf zu reichhaltige Gerichte zurückzuführen sind. Übermäßiger Zuckergenuss führt oft zu Zahnkaries. Bei Gelenkentzündungen sollte man Lebensmittel mit einem hohen Anteil an tierischen Fetten reduzieren, da sie bestehende Schmerzen häufig verstärken. Mehrfach ungesättigte Fettsäuren, wie sie in Fischtran vorkommen, können sich dagegen entzündungshemmend bei Arthritis auswirken.

Vitamine und Mineralstoffe

Für eine sinnvolle Ernährung sind Obst und Gemüse unentbehrlich, da sie Vitamine und Mineralstoffe liefern. Obwohl der Körper diese Nährstoffe nur in geringen Mengen benötigt, spielen sie bei der Vorbeugung schmerzhafter Leiden eine wichtige Rolle.

Erhält der menschliche Organismus zu wenig an bestimmten Vitaminen oder Mineralstoffen, können Mangelerkrankungen auftreten. Fehlt es z. B. an Vitamin B_1, können Erschöpfung, Übelkeit und Muskelschwäche auftreten. Ein Mangel an Vitamin B_2 ruft möglicherweise Haut- bzw. Schleimhautkrankheiten hervor. Eine zu geringe Einnahme von Kalzium kann zu Rückenschmerzen führen und eine größere Anfälligkeit für Knochenbrüche nach sich ziehen.

Gesund essen

Wer die richtigen Lebensmittel in den richtigen Mengen zu sich nimmt, kann viele schmerzhafte Beschwerden verhindern. Daher sollten Sie folgende allgemeine Hinweise für eine gesunde Ernährung berücksichtigen:
● Sorgen Sie für eine abwechslungsreiche Kost.
● Halten Sie ein gesundes Körpergewicht.
● Nehmen Sie weniger Fette zu sich, vor allem weniger gesättigte Fettsäuren.
● Essen Sie reichlich Obst, Gemüse und Getreide, um dem Körper Ballaststoffe, Vitamine und Mineralstoffe zuzuführen.
● Reduzieren Sie den Zuckerkonsum.
● Verwenden Sie weniger Salz.
● Trinken Sie Alkohol nur in Maßen.

EMPFEHLUNGEN FÜR DEN SPEISEPLAN

Wesentlich für eine gute Gesundheit ist eine ausgewogene Ernährung. Dazu gehören Kohlenhydrate wie Obst, Gemüse und Getreide, Eiweiß aus Fleisch, Fisch, Nüssen, Eiern und Hülsenfrüchten sowie Fett aus pflanzlichem Öl, Samen, Nüssen, Fisch und Milchprodukten. Ernährungswissenschaftler empfehlen heute, mehr Kohlenhydrate und weniger gesättigte Fettsäuren zu sich zu nehmen, denn gesättigte Fettsäuren, die vor allem in Fleisch und Milchprodukten enthalten sind, können die Arterien verstopfen und damit das Risiko von Herzkrankheiten erhöhen.

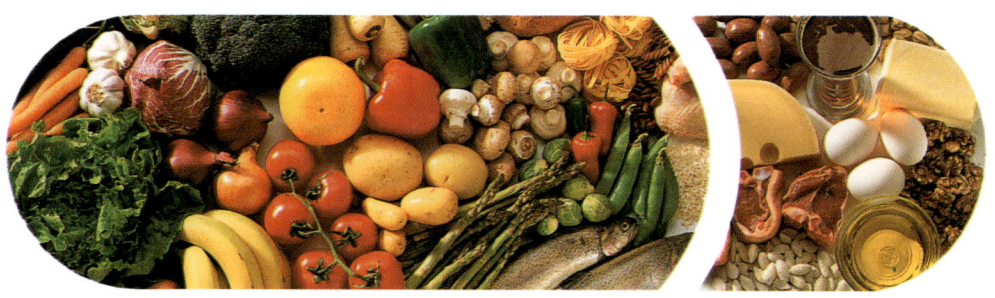

Eine ausgewogene Kost enthält täglich die Lebensmittel links im Bild, die rechts dagegen nur ab und zu.

MIT VITAMINEN UND MINERALSTOFFEN GEGEN DEN SCHMERZ

Untersuchungen haben ergeben, dass es Patienten mit chronischen Beschwerden häufig an bestimmten Vitaminen und Mineralstoffen mangelt, da ihr schmerzbedingter Stress diese Nährstoffe „aufzehrt". Die Tabelle unten gibt Ihnen Auskunft, was für Nährstoffe in welchen Lebensmitteln vorkommen. Auf die empfohlene Tagesration (TR) sollten Sie besonders achten, wenn Sie gleichzeitig Medikamente einnehmen.

Nährstoff	Quelle	Männer	Frauen	Funktion
Vitamin B$_1$	Vollkornbrot, Getreide, Hülsenfrüchte, Nüsse, Kartoffeln, Schweinefleisch, Leber	1 mg	0,8 mg	Die Vitamine des B-Komplexes spielen bei den meisten Körperprozessen eine wichtige Rolle, so z. B. bei der Blutbildung und Energiegewinnung aus der Nahrung. Sie sind bedeutsam für eine gesunde Haut und das Funktionieren des Zentralnervensystems. Sie können Nervenschmerzen vorbeugen und Menstruationsbeschwerden sowie Depressionen erleichtern.
Vitamin B$_2$	Getreide, Milchprodukte, Fleisch, Fisch, Eier	1,3 mg	1,1 mg	
Vitamin B$_6$	Vollkornbrot, Nüsse, Soja, Bananen, Geflügel, Fleisch, Fisch, Eier	1,4 mg	1,2 mg	
Vitamin B$_{12}$	Getreide, Milchprodukte, Fleisch, Fisch, Eier	1,5 mg	1,5 µg	
Vitamin C	Zitrusfrüchte, schwarze Johannisbeeren, Kiwis, frisches Gemüse, Kartoffeln	40 mg	40 mg	Antioxidans; fördert gesunde Zähne und kräftiges Zahnfleisch sowie die Wundheilung.
Vitamin D	Milchprodukte, Fisch, Margarine, Eier	10 µg	100 mg	Heilt Knochen; beugt Osteoporose vor.
Vitamin E	Weizenkeime, Getreide, Nüsse, Samen, pflanzliche Öle, Süßkartoffeln	4 mg mindestens *	3 mg mindestens *	Antioxidans; lindert Schmerzen im Brustraum und Beinkrämpfe; beugt Herzleiden vor.
Kalzium	Vollkorngetreide, Sesamsaat, grüne Blattgemüse, Milchprodukte, Fisch	700 mg	700 mg	Muskel- und Nervenfunktion; gesunde Knochen und Zähne; beugt Osteoporose vor.
Natrium	Speisesalz, Fleischprodukte, Sardellen, Hefeextrakt	1,6 mg	1,6 mg	Muskel- und Nervenfunktion; normaler Blutdruck; beugt Muskelkrämpfen vor.
Kalium	Hülsenfrüchte, Samen, Nüsse, frisches und Trockenobst, Bananen, Kartoffeln, Pilze	3,5 mg	3,5 mg	Muskel- und Nervenfunktion; regelmäßige Herztätigkeit; normaler Blutdruck.

*Hohe Vitamin-E-Dosen können zur Senkung des Risikos von Krebs und Herzkrankheiten beitragen. Zusätzliche Vitamin-E-Mengen werden nach einem Herzanfall empfohlen.

Schließlich helfen Vitamine auch bei der Linderung von Schmerzen. So begünstigt Vitamin C die Wundheilung, dient der Abwehr von Infektionen und fördert den Schlaf, da es die Produktion von Serotonin unterstützt, einer Überträgersubstanz, die beruhigend wirkt. Vitamin C ist auch ein Antioxidansmittel, d. h., es verhindert Oxidierungsvorgänge und bewahrt daher die Lebensmittel vor schnellem Verderben.

Lebensmittelallergien und -unverträglichkeiten

Manche Beschwerden wie etwa Migräne, Kopf- und Bauchschmerzen können durch bestimmte Lebensmittel ausgelöst werden. Dazu gehören Getreide, Milcherzeugnisse, koffeinhaltige Getränke, Hefeprodukte und Zitrusfrüchte. Eine Überempfindlichkeit gegen das eine oder andere kann die Folge sein. Eine Lebensmittelallergie ist eine krankhaft veränderte Reaktion des Immunsystems auf einen normalerweise unbedenklichen Nährstoff. Bei einer Lebensmittelunverträglichkeit wehrt sich der menschliche Organismus ebenfalls gegen etwas in der Kost, wobei das Abwehrsystem aber nicht beteiligt ist. So kann es z. B. sein, dass dem Körper ein Enzym fehlt, das für die Verdauung eines bestimmten Nährstoffs nötig ist. Patienten, die an Zöliakie leiden, haben eine Gluten-Unverträglichkeit. Dieses Klebereiweiß kommt in allen Getreidesorten vor. Bei dieser Erkrankung können durch die Schädigung der Dünndarmschleimhaut lebenswichtige Nährstoffe nicht richtig absorbiert werden.

Eine Lebensmittelunverträglichkeit lässt sich feststellen, indem man die verdächtigen Nahrungsmittel zunächst vom Speiseplan streicht und dann wieder zu sich nimmt und dabei auf mögliche Reaktionen achtet. Eine solche Diät sollte stets unter der Aufsicht eines Arztes durchgeführt werden.

Bewegung gegen den Schmerz

Regelmäßige Bewegung trägt wesentlich zu einer guten Gesundheit bei. Maßvoll betriebener Sport und Entspannungsübungen halten den Körper elastisch, verbessern den Kreislauf und beugen zudem schmerzhaften Beschwerden vor.

Bei akuten Schmerzen ist die natürliche Reaktion des Körpers, seine Aktivitäten einzuschränken und auszuruhen. Dies geschieht sinnvollerweise, um Verletzungen oder Entzündungen durch Bewegung nicht zu verschlimmern. Bei chronischen Schmerzen dagegen kann regelmäßig betriebener Sport, auch wenn das für den Betroffenen zunächst eine große Überwindung bedeutet, die Beschwerden lindern.

Bewegung muss sein

Nach einer Krankheit oder Verletzung sollte man möglichst bald wieder mit Körperübungen beginnen, da eine längere Inaktivität das Allgemeinbefinden beeinträchtigen kann. Bewegungsmangel führt nämlich oft zu Schwächegefühlen, Erschöpfung oder Atemnot und wirkt sich zudem nachteilig auf den Kreislauf aus. Länger entwöhnte Muskeln erschlaffen, werden kraftlos und sind deshalb anfälliger für schmerzhafte Krämpfe. Daher sollten vor allem unter Arthritis leidende Patienten ihre Gelenke so beweglich wie möglich halten. Langfristig kann fehlendes Körpertraining sogar Knochenschäden zur Folge haben.

Während sportliche Betätigung die Produktion der körpereigenen schmerzstillenden Endorphine anregt, hemmt Bewegungsmangel die Ausschüttung dieser chemischen Substanzen, sodass die Schmerzanfälligkeit und das Risiko seelischer Störungen wie z. B. Depressionen zunehmen.

Welche Sportart und in welchem Maß?

Schmerzpatienten sollten zunächst mit ihrem Arzt oder Physiotherapeuten klären, welche Art von Körpertraining und wie viel davon zur Linderung ihrer jeweiligen Beschwerden führen könnten. Bei Rücken-schmerzen oder steifen Gelenken sollten z. B. Sportübungen vermieden werden, bei denen das Körpergewicht eine Rolle spielt, Schwimmen kann dagegen hilfreich sein. Bei Osteoporose verhält es sich umgekehrt, denn Gewichtsbelastung könnte genau das sein, was die Knochen stärkt. Auch fernöstliche Bewegungsformen wie T'ai-Chi und Yoga wirken sich sehr günstig auf Rücken-, Nacken- und Schulterschmerzen aus, da sie die Muskeln stärken, die Haltung verbessern und die Entspannung fördern.

Ideal sind nach Expertenmeinung für Erwachsene mindestens dreimal wöchentlich – besser noch täglich – 20 bis 30 Minuten Training, wodurch Puls und Atmung beschleunigt werden. Das richtige Maß hängt von der beim Sport empfundenen Schmerzintensität ab, aber auch schon ein wenig Bewegung täglich kann sehr viel bewirken.

Besuch im Fitness-Studio

In den Fitness-Studios gibt es spezielle Geräte, die für schmerzende Muskeln oder Gelenke besonders geeignet sind. Bevor Sie zum ersten Mal dorthin gehen, sollten Sie sich jedoch von Ihrem Arzt untersuchen lassen.

Vor dem ersten Training wird man Sie vermutlich nach dem Gesundheitszustand und der Krankengeschichte fragen. Wichtig ist, dass Ihr Ausbilder weiß, ob und welche Medikamente Sie einnehmen und welche Beschwerden oder Behinderungen Sie haben. Er arbeitet dann ein Übungsprogramm für Sie aus, das sorgfältig begleitet und überprüft wird. Der Trainer klärt Sie ferner über Funktion und Nutzen der einzelnen Geräte auf und über ihre Eignung für Ihre Bedürfnisse. Im Übungsprogramm ist festgelegt, dass Ihre Trainingszeiten an jedem Gerät allmählich gesteigert werden.

Das Fitness-Training an Geräten kann gefährlich sein, wenn man sich überschätzt. Vorher unbedingt den Rat des Trainers einholen!

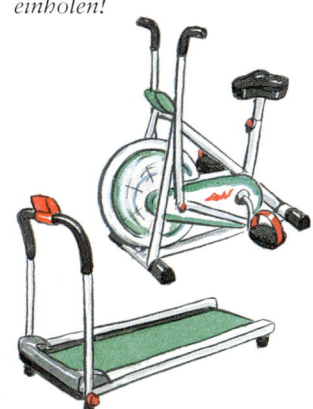

Fahrräder und Laufbänder lassen sich auf die jeweilige Kondition einstellen. Bei Fortschritten die Belastung leicht erhöhen.

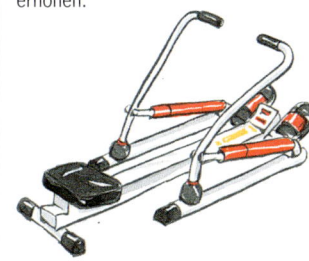

Ruderapparate wirken umfassend. Bei Rücken-, Knie-, Schulter- oder Nackenschmerzen erst den Arzt fragen.

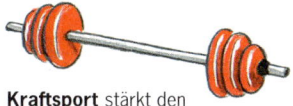

Kraftsport stärkt den Körper und verbessert den Tonus. Der Trainer erklärt Ihnen vor dem Training die verschiedenen Arten von Gewichten.

SO ENTSPANNEN SIE IHRE

Rückenmuskulatur

Langes Sitzen, ob im Auto, Sessel oder auf dem Bürostuhl belastet vor allem bei schlechter Haltung die Bandscheiben, sodass sie abplatten und ihre stoßdämpfende Wirkung verlieren. Da sind Rückenschmerzen fast unausweichlich.

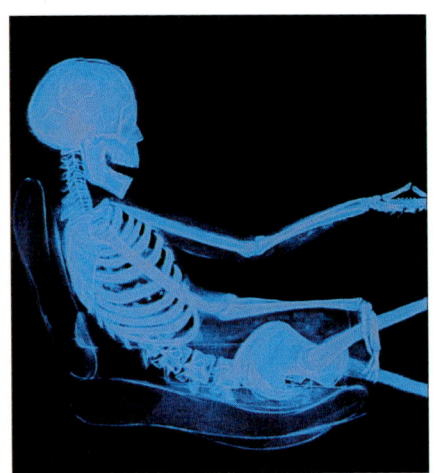

Räkeln auf dem Sofa kann langfristig zu ernsten Beschwerden führen, wenn sich der Rücken verbiegt und sich die Muskeln durch fehlende Stützung verspannen.

Ein typisches Merkmal der modernen Gesellschaft ist die sitzende Lebensweise. Bis zu 14 Stunden täglich verbringen manche Menschen in dieser Haltung – im Auto oder in der Bahn, bei der Arbeit oder zu Hause. Deshalb kann der Rücken leicht ermüden und empfindlich auf Überdehnungen oder Verdrehungen reagieren.

Vor allem das lässige Sitzen im Stuhl ohne ausreichende Rückenstütze kann zu Krämpfen und Schmerzen im unteren und mittleren Rückenbereich sowie in Nacken- und Schulterpartien führen. Längeres Autofahren verschärft das Problem, da beim Beschleunigen und in Kurven die Rückenmuskeln angespannt und zusätz-

lich belastet werden. Ferner können Schlaglöcher eine Erschütterung der Wirbelsäule oder eine Bandscheibenquetschung zur Folge haben.

Was tun?

Versuchen Sie häufiger die Sitzhaltung zu wechseln und zwischendurch aufzustehen. Wenn sich eine längere Autofahrt nicht vermeiden lässt, legen Sie regelmäßige kurze Pausen ein, damit Sie ein paar Schritte gehen können. Einige leichte Übungen tragen dazu bei, die Rückenmuskeln wieder zu strecken und die Haltung zu verbessern. Diese kann man im Sitzen ebenso wie im Stehen praktizieren.

ÜBUNGEN IM SITZEN

Auch ohne vom Stuhl aufzustehen können Sie den Rücken stärken sowie Anspannung und Stress abbauen. Sitzen Sie zunächst aufrecht, Schultern und Nacken entspannt, die Arme seitlich herabhängend und mit den Füßen flach auf dem Boden.

1 Achten Sie auf die Atmung. Kopf langsam heben und senken; dann nach rechts und links neigen. Danach Schultern hochziehen und fallen lassen.

2 Halten Sie Rücken und Nacken aufrecht. Verschränken Sie die Hände hinter dem Rücken und heben Sie sie an, während Sie nach oben blicken. Achten Sie darauf, die Arme nicht zu überdehnen.

3 Mit nach außen zeigenden Handflächen die Arme über den Kopf heben und dabei einatmen. In dieser Position bleiben und bis fünf zählen.

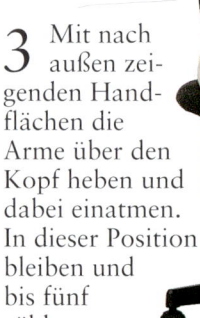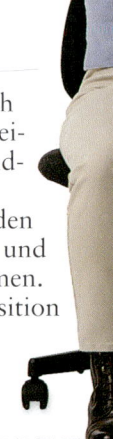

60

Schäden durch Bewegung vermeiden

Wenn man lange Zeit keinen Sport getrieben hat – sei es freiwillig oder krankheitsbedingt – und nun mit irgendeinem Körpertraining anfangen möchte, sollte man zuvor unbedingt ärztlichen Rat einholen und dann seine körperlichen Aktivitäten schrittweise aufbauen.

Wer mit T'ai Chi oder Yoga neu beginnt, sollte auf weite, bequeme Kleidung achten, also z. B. einen Trainingsanzug oder leichte Baumwollhosen und ein luftiges Baumwollhemd tragen, damit die Haut atmen kann. Für Frauen empfiehlt sich ein Sport-BH. Wichtig sind feste Trainingsschuhe mit stoßdämpfenden Sohlen, damit Knie, Hüften und Wirbelsäule nicht zu stark erschüttert werden. Dies ist vor allem beim Joggen wichtig.

Vor jeder sportlichen Betätigung sollte man sich aufwärmen und hinterher abwärmen (siehe Seite 27). Durch das Aufwärmen beugt man Gelenk- und Muskelverletzungen vor, während das Abwärmen den Kreislauf sanft wieder in den Normalzustand bringt.

Wenn sich die Gelenke morgens steif anfühlen, kann ein warmes Bad oder eine warme Dusche vor den Sportübungen helfen. Nach dem Baden sollte man steife oder schmerzende Gelenke durch leichtes Strecken und Bewegen entspannen und wieder geschmeidig machen. Bei Nacken- und Rückenschmerzen erzielt man die gleiche Wirkung durch sanftes Massieren mit naturreinem, angewärmtem Olivenöl; das fördert die Beweglichkeit, verbessert die Durchblutung und beugt Muskelkrämpfen vor.

BEWEGUNG UND LEBENSWEISE

Regelmäßige Bewegung ist gesünder als ein gelegentlicher „Ausbruch" körperlicher Aktivität. Eine sportliche Betätigung, die mindestens 12 Minuten ohne Unterbrechung dauert, stärkt die Kondition, indem sie die Leistung von Herz und Lunge verbessert. Damit körperliche Aktivität zur Routine wird, sollten Sie sich täglich um die gleiche Zeit ein bis zu 30-minütiges Fitness-Programm vornehmen, das sich Ihrem momentanen Lebensrhythmus anpasst: Erledigen Sie z. B. mehrere kleine Einkäufe zu Fuß, anstatt einen Großeinkauf mit dem Auto zu machen.

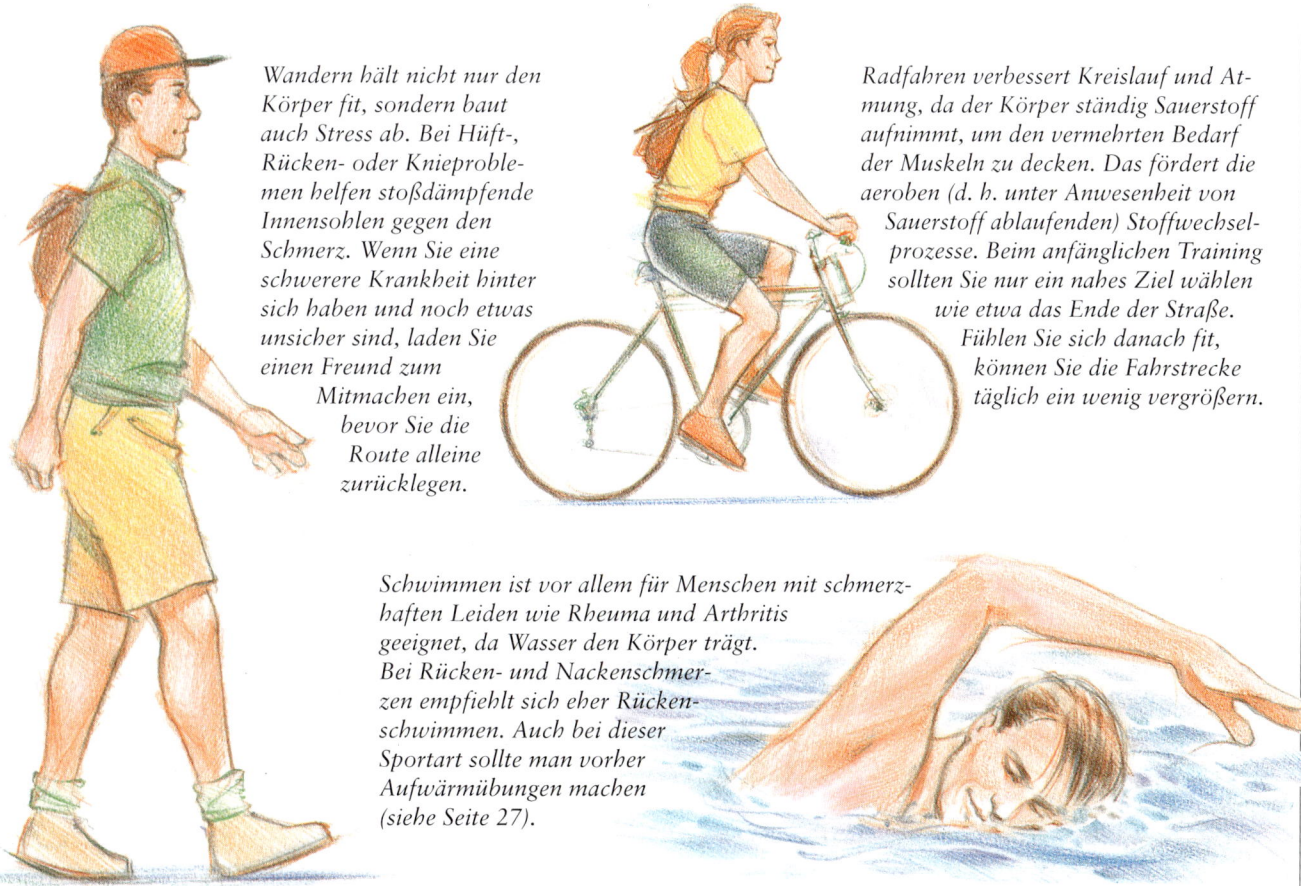

Wandern hält nicht nur den Körper fit, sondern baut auch Stress ab. Bei Hüft-, Rücken- oder Knieproblemen helfen stoßdämpfende Innensohlen gegen den Schmerz. Wenn Sie eine schwerere Krankheit hinter sich haben und noch etwas unsicher sind, laden Sie einen Freund zum Mitmachen ein, bevor Sie die Route alleine zurücklegen.

Radfahren verbessert Kreislauf und Atmung, da der Körper ständig Sauerstoff aufnimmt, um den vermehrten Bedarf der Muskeln zu decken. Das fördert die aeroben (d. h. unter Anwesenheit von Sauerstoff ablaufenden) Stoffwechselprozesse. Beim anfänglichen Training sollten Sie nur ein nahes Ziel wählen wie etwa das Ende der Straße. Fühlen Sie sich danach fit, können Sie die Fahrstrecke täglich ein wenig vergrößern.

Schwimmen ist vor allem für Menschen mit schmerzhaften Leiden wie Rheuma und Arthritis geeignet, da Wasser den Körper trägt. Bei Rücken- und Nackenschmerzen empfiehlt sich eher Rückenschwimmen. Auch bei dieser Sportart sollte man vorher Aufwärmübungen machen (siehe Seite 27).

Korrekte Haltung

Die Ursache vieler ernsthafter Beschwerden ist eine schlechte Körperhaltung. Wer seine Haltungsfehler aber rechtzeitig korrigiert, kann heftigen und möglicherweise langwierigen Rücken- oder Nackenschmerzen vorbeugen.

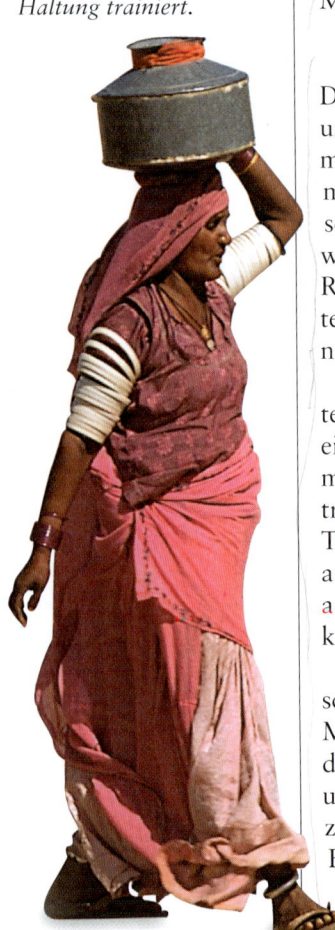

Haltungsfehler sind oft auf falsches Tragen oder Heben zurückzuführen. In vielen Kulturen transportieren die Menschen schwere Lasten auf dem Kopf. Dadurch wird die Belastung von Schultern und Rücken vermieden und gleichzeitig eine gute Haltung trainiert.

Betrachtet man gesunde Kleinkinder, wie sie auf dem Boden sitzen, fällt ihre gesunde, korrekte Rückenhaltung auf. Diese verschlechtert sich aber meist mit zunehmendem Alter. Ein wesentlicher Grund dafür ist die moderne Lebensweise, die den Menschen oft zu stundenlangem Sitzen anhält – ob in der Schule, am Arbeitsplatz, im Auto oder zu Hause. Kommt eine schlechte Körperhaltung hinzu, verlieren die Muskeln mit den Jahren ihre normale Spannkraft. Dadurch treten häufig Rücken- und Nackenschmerzen auf, die den Leidenden zwingen, zum Orthopäden, Krankengymnasten oder Masseur zu gehen.

Warum eine gute Haltung wichtig ist

Das menschliche Skelett ist von Muskeln umgeben, die über die Sehnen und Bänder mit den Knochen verbunden sind. Zusammen bilden sie den Bewegungsapparat und schützen die inneren Organe. Der Rumpf wird durch ein komplexes System von Rücken- und Bauchmuskeln aufrecht gehalten, die – wenn sie angespannt sind – ein natürliches, elastisches Korsett darstellen.

Allerdings kann dieses komplizierte System leicht geschädigt werden; oftmals reicht eine leichte Drehung, um Rumpf oder Gliedmaßen zu überlasten und dauerhaft zu beeinträchtigen. Dies erklärt, warum Balletttänzer, Turner und andere, die ihrer Tätigkeit wegen auf einen leistungsfähigen Körper unbedingt angewiesen sind, hart trainieren, um eine kräftige Rumpfmuskulatur zu entwickeln.

Sich schlaff im Sessel räkeln oder in lascher Haltung herumstehen belastet die Muskeln. Um dies auszugleichen, müssen die Bänder mehr für die Stützarbeit leisten, und nicht selten verspürt man dann Schmerzen im Rücken oder Nacken. Werden die Bänder über längere Zeit hinweg überlastet, können akute Muskelschmerzen und sogar Bandscheibenvorfälle auftreten.

Eine schlaffe Körperhaltung beeinträchtigt unter Umständen auch das Lungenvolumen und die Atmung, während eine korrekte Haltung die Entspannung des Zwerchfells fördert, sodass der Körper ausreichend Sauerstoff aufnehmen kann.

Was der Haltung schadet. Voraussetzung für einen beweglichen und gut funktionierenden Körper ist ein der Körpergröße angemessenes Gewicht. Dickleibigkeit kann dagegen zu Haltungsschäden führen, da bei Übergewicht die Gelenke stärker beansprucht werden. Untergewicht hat andere Auswirkungen auf den Körper, dem es in diesem Fall häufig an Ausdauer und Kraft für effektive Leistungen fehlt.

Auch Schmerzen und Verletzungen haben Einfluss auf die Haltung. Wer z.B. an fortgeschrittenem Gelenkrheumatismus oder an Osteoporose leidet, nimmt mit der Zeit „unverschuldet" eine verdrehte Haltung an. Wer unter Stress leidet, ist unwillkürlich im Magen-, Kopf- und Rückenbereich angespannt, was meist Schmerzen verursacht. Als Reaktion auf den Schmerz verspannt sich der Körper noch mehr, was mit der Zeit zu einer allgemeinen Steifheit führt. Eine bessere Haltung kann jedoch zur Entspannung der verkrampften Muskelpartien beitragen.

Bequemes Schuhwerk ist für die Beweglichkeit und eine korrekte Haltung beim Gehen oder Laufen wichtig. Hohe Absätze

ACHTUNG!

Nach Operationen, schweren Kopf- und Wirbelsäulenverletzungen, bei Herzbeschwerden, Bluthochdruck, Diabetes, Schwindelgefühl und Einnahme von Schmerzmitteln sollten Sie Ihren Arzt konsultieren, bevor Sie mit einem Übungsprogramm für eine korrekte Haltung beginnen.

RÜCKENSCHMERZEN VORBEUGEN DURCH

Haltungstraining

Eine korrekte Körperhaltung lässt sich erlernen, wenn man sich seine Bewegungen im Alltag bewusst macht wie etwa beim Lastenheben. Nur wer die eigenen Haltungsfehler erkennt, kann diese auch ändern und dadurch Rückenschmerzen vermeiden.

Schlechte Haltung kann die Ursache von Rückenschmerzen sein und darüber hinaus Beschwerden anderer Art verschlimmern. Bevor Sie damit beginnen können, Ihre Haltung zu verbessern, müssen Sie prüfen, wie Sie Ihren Körper „halten" und bewegen. Machen Sie zuerst den Wandtest (siehe rechts), um festzustellen, wie sich eine natürliche, bequeme Haltung „anfühlt". Machen Sie diese Übung wöchentlich ein bis zwei Minuten. Versuchen Sie sich bildhaft vorzustellen, wie Sie entspannt gehen und stehen. Das hilft Ihnen, sich auf eine korrekte Haltung einzustellen.

Eine falsche Körperhaltung beim Lastenheben, die sich meist auf Gedankenlosigkeit, Ungeduld oder Zeitdruck zurückführen lässt, ist wohl die häufigste Ursache akuter und chronischer Rückenschmerzen. Schätzen Sie deshalb die Situation stets ab, bevor Sie etwas heben. Ist der Gegenstand zu schwer? Brauche ich jemanden, der mir hilft? Achten Sie beim Bücken und Hochheben stets auf eine korrekte Körperhaltung (siehe unten), indem Sie Ihr Gewicht vor allem auf die Beine verlagern – so können Sie Ihre Wirbelsäule vor Schäden bewahren.

DER WANDTEST

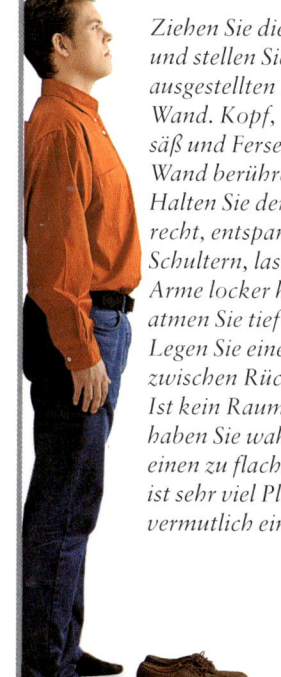

Ziehen Sie die Schuhe aus und stellen Sie sich mit leicht ausgestellten Beinen an eine Wand. Kopf, Schultern, Gesäß und Fersen sollten die Wand berühren.
Halten Sie den Kopf aufrecht, entspannen Sie die Schultern, lassen Sie die Arme locker hängen und atmen Sie tief durch.
Legen Sie eine Hand flach zwischen Rücken und Wand. Ist kein Raum dazwischen, haben Sie wahrscheinlich einen zu flachen Rücken, ist sehr viel Platz, haben Sie vermutlich ein Hohlkreuz.

HEBEN

Wenn Sie sich bücken, um etwas hochzuheben, sollten Sie ausatmen und in die Knie gehen. Halten Sie dabei den Rücken gerade – beim Bücken nie vornüberbeugen! Richten Sie sich langsam auf und ziehen Sie dabei den Bauch ein. Halten Sie den Gegenstand nahe am Körper.

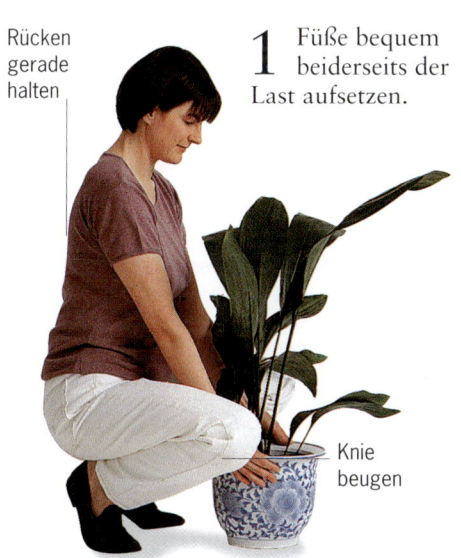

Rücken gerade halten

1 Füße bequem beiderseits der Last aufsetzen.

Knie beugen

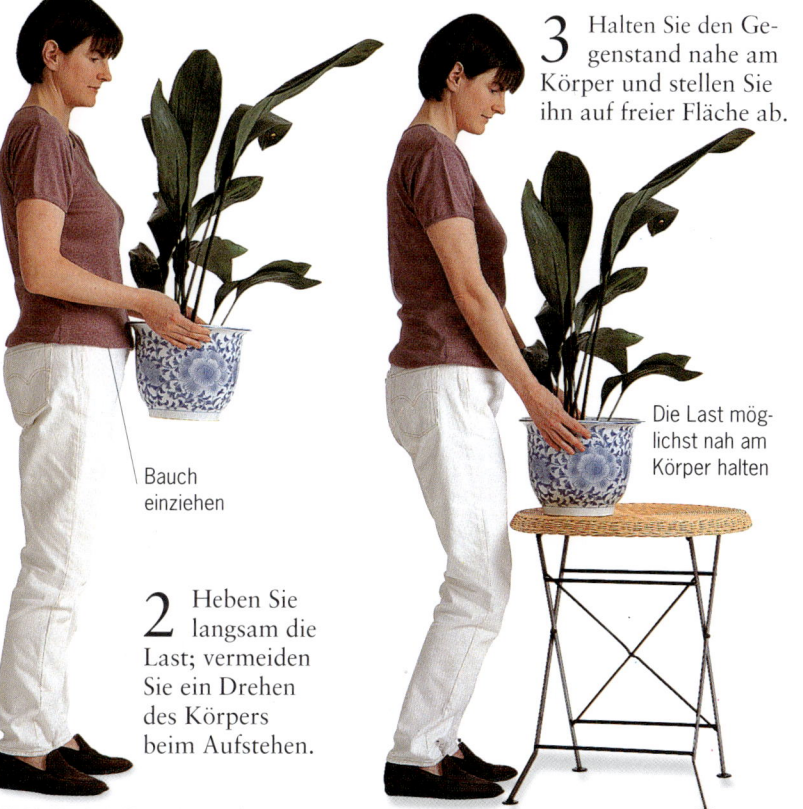

Bauch einziehen

2 Heben Sie langsam die Last; vermeiden Sie ein Drehen des Körpers beim Aufstehen.

3 Halten Sie den Gegenstand nahe am Körper und stellen Sie ihn auf freier Fläche ab.

Die Last möglichst nah am Körper halten

Die Wahl des Bettes

Um chronischen Rückenschmerzen vorzubeugen, sollten Sie sich bei der Wahl Ihres Betts Zeit lassen und dabei Folgendes beachten:

● Die Matratze sollte eine bequeme und gleichzeitig feste Stütze für Ihren Rücken sein. Kaufen Sie gute Qualität, um ein Durchliegen zu vermeiden (s. Kasten).

● Denken Sie beim Aussuchen an Ihre Liegegewohnheiten – schlafen Sie z. B. auf der Seite, brauchen Sie mehr Platz – und wählen Sie ein möglichst breites Bett.

● Ein Doppelbett sollten Sie mit Ihrem Partner gemeinsam aussuchen.

● Achten Sie darauf, dass das Bett mindestens 15 cm länger ist, als Sie selbst groß sind.

● Ist der Gewichtsunterschied zwischen Ihnen und Ihrem Partner groß, sollten Sie sich für eine Federkernmatratze oder ein Doppelbett entscheiden.

neigen das Becken nach vorn und verbiegen die Wirbelsäule, sodass das gestörte Gleichgewicht zur Überlastung von Rücken, Knien und Füßen führt.

Auch die Kleidung beeinflusst unsere Haltung. Im Gegensatz zu einer bequemen und leichten Garderobe drücken eng sitzende Kleidungsstücke oder schwere Wintersachen auf die Schultern und schränken sowohl das Lungenvolumen als auch die Bewegungsfreiheit ein. Sogar das Wetter hat Einfluss auf die Haltung: Kälte und Wind bewirken, dass man die Muskeln anspannt und die Brust einzieht, um sich warm zu halten.

Eine korrekte Haltung annehmen. Schon in jungen Jahren entwickelt jeder Mensch eine individuelle Körperhaltung, ohne dass ihm diese bewusst ist. Darüber denkt der Einzelne erst nach, wenn sein Körper mit Rücken- oder Nackenschmerzen reagiert. Kinder auf eine gute Haltung aufmerksam zu machen ist relativ leicht. Ihnen aber zu zeigen, wie man sich bewusst bewegt und wie man beim Sitzen oder Stehen seine Muskulatur entspannt, ist schon weitaus komplizierter. Eine der größten Schwierigkeiten, sich eine bessere Haltung anzueignen, besteht darin, eingefahrene schlechte Gewohnheiten abzulegen.

Es gibt jedoch Möglichkeiten, dem Körper einen natürlichen Übergang zu einer besseren Haltung zu erleichtern. Versuchen Sie beispielsweise, stets aufrecht zu gehen, die Schultern dabei zurückzunehmen, den Bauch einzuziehen und den Brustkorb zu

wölben. Beim Gehen, Stehen oder Sitzen kann es hilfreich sein, sich einen vom Kopf nach oben gespannten Faden vorzustellen, der Ihre aufrechte Haltung unterstützt, wenn Sie die Schultern oder den Brustkorb bewegen.

Regelmäßige Dehnungs- und Muskelkräftigungsübungen können dazu beitragen, ernste Nacken- oder Rückenbeschwerden und Spannungskopfschmerz zu vermeiden. Schädigungen dieser Art werden nicht selten durch eine plötzliche Bewegung nach einer langen Phase der Inaktivität hervorgerufen. Wer z. B. den ganzen Tag bequem in einem Sessel zugebracht hat und anschließend eine schwere Last hochhebt, kann sich leicht Rückenbeschwerden zuziehen. Daher empfiehlt es sich, vor kraftvollen Aktionen Aufwärmübungen (siehe Seite 27) zu machen.

Da eine gesunde Haltung auf einem Wechselspiel von entspanntem Geist und Körper beruht, sollte man den Stress des Alltags möglichst verringern. Denn im Gegensatz zu einer lachenden und glücklichen Person wirkt ein zorniger oder aggressiver Mensch stets körperlich verkrampft.

Schlaf und Haltung

„Wie man sich bettet, so liegt man" – heißt ein Sprichwort. Es ist eine weit verbreitete Ansicht, dass man die Körperhaltung, in der man schläft, nicht beeinflussen kann. Dennoch lässt sich an der Schlafposition so manches verändern, um Schmerzen zu lindern oder zu vermeiden.

Das richtige Bett. Der erste Schritt zu einem gesunden Schlaf ist, sich von seiner alten Matratze zu verabschieden, wenn sie durchgelegen ist, und sich eine geeignete neue anzuschaffen (siehe Kasten). Ansonsten kann es ein böses Erwachen geben, da durchhängende Matratzen nicht selten Rückenschmerzen verursachen bzw. verschlimmern.

Wasserbetten, die dem Körper ausreichend Stütze bieten, werden in Krankenhäusern oft für Patienten mit schmerzenden Gelenken oder wundgelegenen Körperstellen verwendet. In jüngster Zeit erfreuen sich japanische Futonbetten großer Beliebtheit; sie sollen ebenfalls gegen Rückenschmerzen helfen. Allerdings könnten sie für Menschen mit chronischen Rückenschmerzen zu hart sein. Teilen Sie mit einem Partner ein französisches Bett, kann die Matratze mit der Zeit in der Mitte eine Senke ausbilden, die Rückenschmerzen verursacht. Bei einem

---

DAS RICHTIGE BETT

Damit die Wirbelsäule nachts entspannen und ihre Länge zurückgewinnen kann, benötigt man eine mittelfeste bis feste Matratze, die nicht zu hart sein sollte. Besonders geeignet sind Federkernmatratzen, da sich die Kerne unabhängig voneinander bewegen und dadurch den Körper stützen können. Als Unterlage empfiehlt sich ein Lattenrost oder ein Federgestell, damit die Matratze die aufgenommene Feuchtigkeit auch wieder abgeben kann.

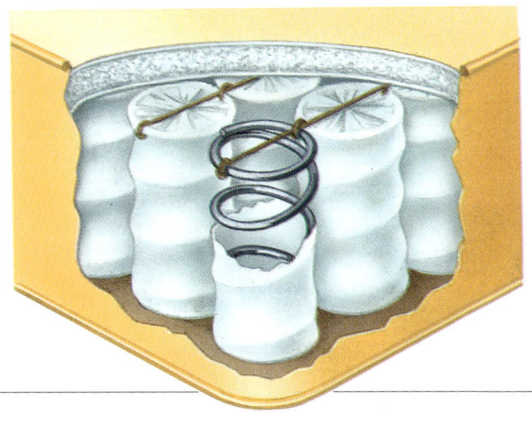

GESUNDE SCHLAFPOSITIONEN

Rund ein Drittel unseres Lebens verbringen wir im Bett – umso wichtiger ist es, „richtig" zu liegen. Schlechte Schlafpositionen,

die oft Rückenschmerzen verursachen, können zu einer Gewohnheit werden, die man nur schwer zu ändern vermag.

Nackenstütze
Speziell geformte Polster geben dem Nacken einen Extrahalt. Ein solches Stützkissen hilft, wenn das Umdrehen im Bett als schmerzhaft empfunden wird.

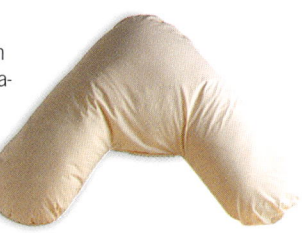

Improvisieren
Stützt das Kopfkissen den Nacken nicht genügend ab, versuchen Sie es mit einem um die Kissenmitte festgezurrten Band.

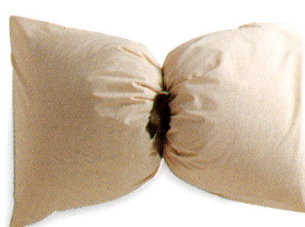

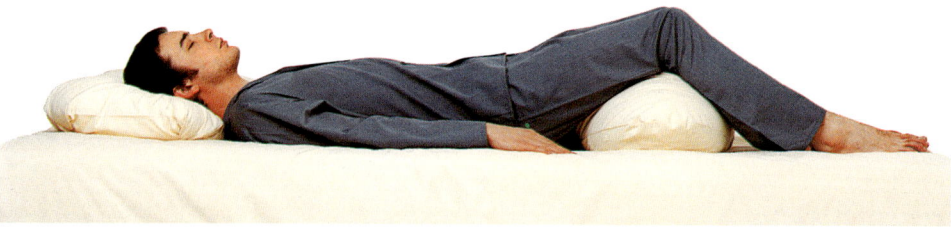

Sie entlasten Ihren Rücken, wenn Sie mit leicht angezogenen Knien und flach aufgestellten Füßen liegen. Vielleicht finden

Sie es bequemer, vor dem Einschlafen ein weiches Kissen unter die Kniekehlen zu schieben, um die Beine zu entlasten.

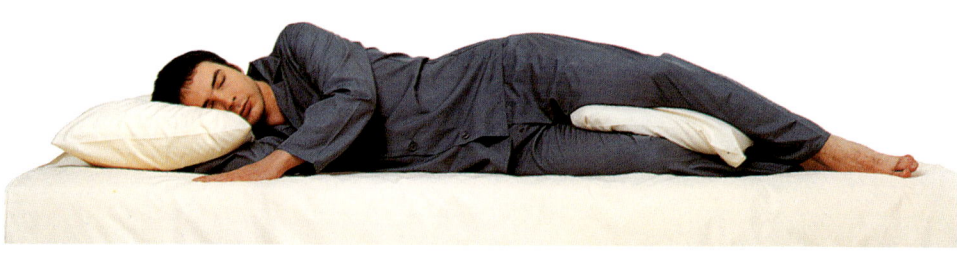

Wenn Rücken, Hüften oder Knie schmerzen, verhilft Ihnen ein Kissen oder Polster zwischen Knien oder Oberschenkeln zu

besserem Schlaf. Diese Position lindert die Schmerzen, da sich dadurch die Spannung zwischen Becken und Rücken verringert.

guten Untergestell dürften eigentlich keine Probleme auftreten – wenn doch, oder wenn Sie und Ihr Partner unterschiedliche Matratzen bevorzugen, sollten Sie sich für ein klassisches Doppelbett oder eine Spezialanfertigung entscheiden.

Gesunde Schlafpositionen. Um den Körper zu entspannen und eine bequeme Schlafhaltung zu erzielen, sollten Sie vor dem Einschlummern Atemübungen machen. Atmen Sie ruhig und langsam ein und aus, um die verkrampfte Rückenmuskulatur zu lockern. Stellen Sie sich dabei vor, dass Sie spüren, wie der Rücken „loslässt" und die Spannung weicht. Wenn Sie sich bildhaft ausmalen, wie der Schmerz aus dem Rücken strömt,

fühlen Sie sich bald wohl. Bewegen Sie zudem sanft Füße und Zehen und strecken Sie dabei leicht die Beine; das fördert die Durchblutung und beugt Steifheit vor.

Wer unter chronischen Rückenschmerzen leidet, findet es meist unangenehm, auf dem Rücken zu liegen. Wenn man aber die Knie anzieht und die Füße flach aufstellt, können zusätzliche Belastungen und das Ziehen im Kreuz vermieden werden.

Sich im Bett umzudrehen bereitet Menschen mit Rückenschmerzen oft Probleme. In diesem Fall hilft ein breiter, maßgefertigter Spezialgurt aus weichem Gewebe, der dem Rücken beim Wechseln der Liegeposition zusätzlichen Halt gibt.

Gute Haltung bei Kindern fördern

Schulkinder zu einer aufrechten Haltung im Sitzen und Stehen zu ermuntern ist weniger eine Frage der „Disziplin" als vielmehr eine wichtige Hilfestellung, da sich dadurch Nacken- und Rückenschmerzen im späteren Leben vermeiden lassen.
● Achten Sie darauf, dass die Schultasche Ihres Kinds nicht zu schwer ist. Beim Tragen sollten die Schultern entspannt und gerade sein, damit der Rücken nicht falsch belastet wird.
● Trägt Ihr Kind Zeitungen aus, sollte es ein Fahrrad benutzen – Papier wiegt schwer.
● Achten Sie auf das Gewicht Ihres Kinds – Übergewicht kann zu Haltungsschäden führen.
● Stuhl und Schreibtisch sollten die geeignete Höhe für Ihr Kind haben, um Haltungsfehler zu vermeiden.
● Das gilt nicht nur für zu Hause, sondern auch für die Schule – ohnehin sollte das Schulmobiliar unter Gesundheits- und Sicherheitsaspekten regelmäßig geprüft werden.

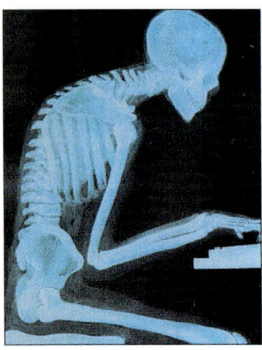

Eine schlechte Haltung am Computer kann zu verschiedenen Beschwerden, wie z. B. Rücken-, Augen- und Handgelenksschmerzen führen.

Aufstehen. Wenn man aus dem Bett aufsteht, d. h. sich aus einer liegenden Position erhebt, kann das den Rücken stark belasten. Auf diese möglicherweise schmerzhafte Bewegung können Sie sich vorbereiten, indem Sie entspannt atmen, bevor Sie sich zum Aufrichten auf die Seite drehen. Heben Sie dann beide Beine über die Bettkante und richten Sie sich langsam in die sitzende Position auf. Legen Sie nun eine kleine Pause ein. Beugen Sie sich danach leicht nach vorn, atmen Sie ein und versuchen Sie beim Aufstehen den Rücken und Nacken zu entspannen sowie den Füßen und Oberschenkeln das Gewicht zu überlassen. Vielleicht hilft Ihnen dabei die Wiederholung der einfachen Formel „Nacken und Rücken frei", um darauf zu achten, dass die beiden Körperpartien beim Aufstehen und Gehen so entkrampft wie möglich sind.

Sitzhaltung im Büro

Viele Menschen, die ihren Arbeitstag größtenteils in sitzender Haltung verbringen, leiden unter chronischen Nacken- oder Rückenschmerzen. Die Arbeitgeber sind gesetzlich verpflichtet, Bürostühle bereitzustellen, die auf die richtige Sitzhöhe jedes einzelnen Beschäftigten ausgerichtet sind. Da auch die Art der jeweiligen Tätigkeit wie etwa Bildschirmarbeit zu berücksichtigen ist, sollen die Bürostühle unbedingt höhenverstellbar sein, damit jeder bequem und in korrekter Haltung sitzen kann.

Schreibtisch und Bürostuhl. Ihr Büroschreibtisch sollte bei aufrechtem Sitzen mit herabhängenden Armen ungefähr Ellbogenhöhe haben. Der Bürostuhl sollte mit fünf Beinen auf Rollen und einer bequemen ge-

polsterten Sitzfläche ausgestattet sein, deren Höhe sich idealerweise 25 – 30 cm unter der Schreibtischfläche befindet. Die Rückenlehne sollte in Neigung und Höhe verstellbar sein, um die gerade Haltung von Rumpf und Kopf zu unterstützen. Wenn Sie bei der Arbeit aufrecht am Schreibtisch sitzen, ist es wichtig, dass Sie Ihre Füße dabei flach auf den Boden stellen. In den Ruhepausen kann eine Kopfstütze hilfreich sein.

Computerarbeit. Der Einsatz von Computern ist aus den meisten Büros nicht mehr wegzudenken. Um möglichen Beschwerden vorzubeugen, müssen Bildschirm und Tastatur richtig aufgestellt sein.

Häufige Computerarbeit kann zu einer schmerzhaften Überlastung der Augen führen. Das lässt sich vermeiden, wenn man den Bildschirm so aufstellt, dass seine Oberkante auf Augenhöhe oder knapp darunter liegt. Empfehlenswert ist ein spezieller Filter, der Spiegelungen verhindert und damit die Augen schont. Wenn man den optischen Brennpunkt alle 20 Minuten über den Abstand verändert, lässt sich das Risiko von Augenschäden ebenfalls senken.

Eine schmerzhafte Überanspruchung von Unterarmen und Händen entsteht dann, wenn diese bei der Bedienung des Computers falsch positioniert werden. Beim Tippen hält man am besten die Unterarme waagrecht zur Schreibtischplatte, auf einer Höhe mit Händen und Gelenken; eine Handballenauflage kann dabei sehr hilfreich sein. Zudem sollten Sie jede halbe Stunde die Arme ausschütteln, den Rücken und die Beine strecken, um Ihre Muskulatur zu entspannen und um einer Sehnenscheidenentzündung vorzubeugen.

Rat vom Ergonomen

Ihr Arbeitgeber könnte sich von einer Fachkraft für Ergonomie am Arbeitsplatz beraten lassen, damit seine Beschäftigten gesund sitzen. Die Ergonomie untersucht die Bedingungen am Arbeitsplatz – insbesondere hinsichtlich anatomischer, sozialer, biomechanischer und psychologischer Faktoren – und gibt Empfehlungen zur sichereren, gesünderen und effizienteren Gestaltung der Arbeitsabläufe.

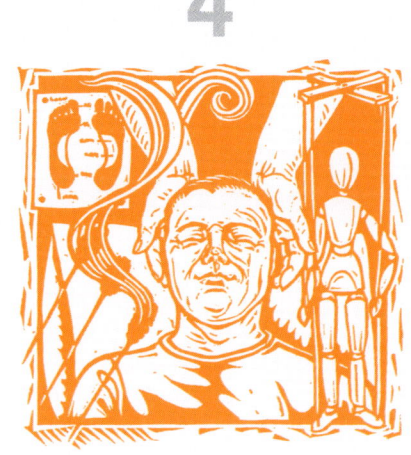

4

Therapien zur Schmerzbewältigung

Auf der Suche nach wirksamen Methoden zur Schmerzbewältigung erkundeten Therapeuten die natürliche Heilkraft von Pflanzen, Wasser, Hitze, Kälte und Licht; ebenso beschäftigten sie sich mit der Anwendung meditativer und manueller Techniken. All diese Experimente führten zu einer Vielfalt neuer Behandlungsformen, die im Lauf der Zeit noch verfeinert wurden. Heute stehen Schmerzpatienten vor der schwierigen Wahl, aus dem überreichen Angebot die für sie am besten geeignete Therapie herauszufinden.

Ganzheitstherapie
bei Schmerzen

Das Schmerzerlebnis ist eng mit dem Gehirn und dem Nervensystem verbunden. Die Erkenntnis, dass Körper, Geist und Seele eine Einheit bilden, spielt eine wichtige Rolle bei den natürlichen Therapieformen, die zur Linderung chronischer Schmerzprobleme eingesetzt werden.

Viele Heilmethoden nutzen die enge Verbindung zwischen Körper, Geist, Seele und Lebenskraft als Grundlage zur Schmerzbehandlung. Einige arbeiten mit physikalischen Reizwirkungen, um Muskel- und Gelenkschmerzen zu lindern, so auch die Pilates-Körpertherapie (siehe Seite 77), die den Schmerzpatienten anhand spezieller Bewegungsübungen mit neuen Mustern des Muskelgebrauchs vertraut macht. Andere Verfahren beruhen auf dem Prinzip, dass die Gemütsverfassung bestimmte Körperreaktionen beeinflussen und somit den Heilungsprozess fördern kann. Entspannungstechniken z. B. mildern schmerzhafte Beschwerden, indem sie seelischen Stress abbauen und die Muskulatur entspannen.

Physikalische Therapien

Diese Verfahren machen sich physikalische Reizungen zunutze und lösen dadurch physiologische und energetische Veränderungen im Körper aus. So kann die Aromatherapie in Verbindung mit Massage Muskelverspannungen lösen und die Ausschüttung von Endorphinen anregen. Die Freigabe dieser schmerzstillenden Substanzen könnte auch die Wirksamkeit energetischer Therapien wie Akupunktur (siehe Seite 80) und Shiatsu (siehe Seite 82) erklären.

Es gibt allerdings auch Heilverfahren, die physiologisch nicht zu begründen sind, obwohl man annimmt, dass daran energetische Prozesse beteiligt sind. Ohne physikalischen Kontakt funktioniert die heilende Berührung (siehe Seite 84), bei der sich die Hände des Therapeuten lediglich über der Körperoberfläche des Patienten bewegen.

Bewegung. Wenn Bewegung Schmerzen bereitet, vor allem in den Muskeln oder Gelenken, sollte man ruhen, denn Schmerz ist ein Warnsignal, das nicht übergangen werden sollte. Unter bestimmten Umständen kann Bewegung jedoch förderlich sein. Bei Arthritis z. B. ist es ratsam, Körperübungen zu machen, damit die Beweglichkeit der schmerzenden Gelenke nicht weiter eingeschränkt wird. Auch zur Behandlung chronischer Rückenschmerzen wurden strenge Übungsprogramme entwickelt. Diese beruhen auf dem Prinzip, dass Kraft und Biegsamkeit Voraussetzungen für einen belastbaren, kräftigen, schmerzfreien Rücken sind.

Wenn die Wirbelsäule bereits behandelt wurde, empfehlen viele Osteopathen und Chiropraktiker gymnastische Übungen, damit Nacken und Rücken flexibel bleiben. Diese Übungen stützen sich auf Techniken der „Muskelenergie": Hier geht es nicht

Wem es gelingt, Stress abzubauen, der spürt, dass er auch Schmerzzustände besser bewältigen kann. Aktivitäten, die für leichte Bewegung und Ablenkung sorgen wie etwa Gartenarbeit, tragen nachweislich zum Abbau von Spannungen bei und heben allgemein die Stimmung.

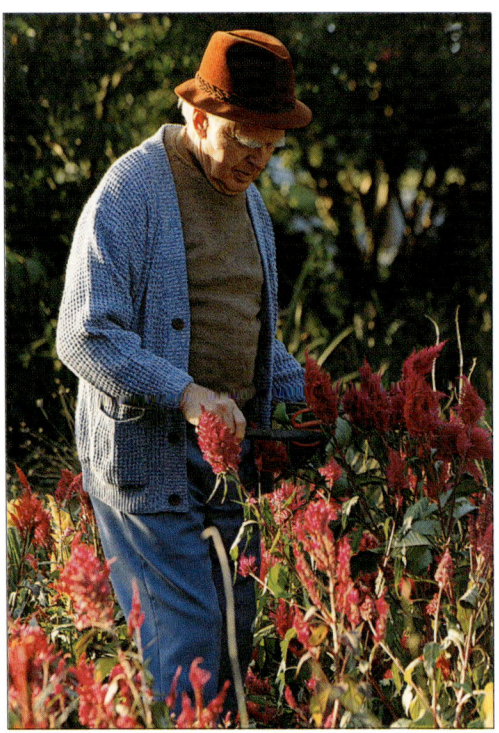

DIE WAHL EINER BEHANDLUNGSFORM

Bei vielen Schmerzzuständen, vor allem wenn sie chronisch sind, können eine oder mehrere alternative Behandlungsformen Linderung verschaffen. Da Stress die Wahrnehmung fast aller Schmerzformen verstärkt, sind Techniken zur Entspannung oder zur Bewusstseinsarbeit, darunter Visualisierung und Meditation, generell empfehlenswert; diese lassen sich auch mit anderen Methoden zur Schmerzbewältigung verbinden. Bevor Sie sich einer physikalischen Therapie unterziehen, sollten Sie unbedingt mit Ihrem Arzt sprechen. Er kann Sie über mögliche Wechselwirkungen mit Medikamenten der Schulmedizin informieren und physiologische Veränderungen überwachen, die manuelle Heilverfahren wie z. B. Massage zur Folge haben.

darum, schwache Muskeln durch wiederholte Bewegungen zu kräftigen; der Patient lernt vielmehr, die kräftig gespannten Muskeln zu strecken, damit die schwachen zur Kräftigung angeregt werden.

Natürliche Heilverfahren. Bestimmte Naturheilverfahren regen physiologische Veränderungen im Körper an und lindern dadurch den Schmerz. Natürliche pflanzliche Mittel, wie sie von Homöopathen (siehe Seite 85) und in der Pflanzenheilkunde (siehe Seite 86) verschrieben werden, sind besonders gut für Schmerzen geeignet, die auf innere Erkrankungen der Lunge, des Verdauungsapparates und der Harnwege zurückgehen.

Andere natürliche Mittel zur Schmerzlinderung beruhen auf physikalischen Reizen. So verordnen Naturheilkundler z. B. warme oder kalte Kompressen. Durch die Hautreizung wird das Hinterhorntor geschlossen und die Weiterleitung von Schmerzmeldungen unterbunden (siehe Seite 18).

Training der Psyche

Untersuchungen haben gezeigt, dass die seelische und geistige Verfassung des Menschen seine körpereigene Abwehr bei der Linderung und Heilung von Beschwerden beeinflussen kann. Wer versteht, welche Rolle das Seelenleben für die Wahrnehmung von Schmerzen spielt, kann selbst dafür sorgen, dass deren Intensität abnimmt. Bei psychischen Problemen ist man eher anfällig für Schmerzen und weniger dazu in der Lage, sie zu beherrschen. Umgekehrt wirken sich seelisches Wohlbefinden und Lebensfreude günstig auf die Fähigkeit zur Schmerzbewältigung aus. Auf dieses Prinzip stützen sich Visualisierungstechniken. Wenn man sich z. B. vorstellt, eine wunderschöne Landschaft zu genießen, kann dies zum Abbau von Stress beitragen, der sonst den Heilungsprozess behindern würde.

Andere Therapien versuchen seelische Konflikte aufzulösen, die unter Umständen Schmerzen zugrunde liegen. Kopfschmerzen z. B. sind oft die Folge von Anspannungen, die durch unbewusste oder tief verwurzelte Ängste hervorgerufen werden. Verschiedene Formen der Psychotherapie (siehe Seite 89) unterstützen den Patienten bei der Klärung solcher seelischen Probleme, um so zur Schmerzerleichterung beizutragen.

Entspannungstechniken. Wo auch immer der Schmerz im Körper sitzt, welcher Art er auch ist, ob körperlich oder seelisch: Die Fähigkeit zu entspannen und gut zu schlafen ist für seine Linderung mitentscheidend. Geschädigtes oder entzündetes Gewebe heilt während des Schlafs besser, weil dann in größerem Maß Hormone ausgeschüttet werden, die eine Genesung fördern.

Allein schon in Ruhe dazusitzen und vielleicht sanfter Musik zu lauschen wirkt sich wohltuend aus, da der Geist „abschalten" und der Körper zur Ruhe kommen kann. Gezielt auf Entspannung hinwirkende Techniken (siehe Seite 91) sind jedoch effektiver für das Lösen von Muskelverspannungen. Eine entkrampfte Muskulatur lindert die Überreizung der Nerven und mildert seelische Anspannungen.

In der frühen Kindheit ist die Fähigkeit, körperlich „loszulassen", noch ganz normal; mit zunehmendem Alter gewöhnen wir uns eine schlechte Haltung an und erleiden körperliche wie seelische Verletzungen. All dies trägt zu einer verspannten Muskulatur, zu Kreislaufproblemen und – nach fernöstlicher Philosophie – zur Blockierung der Energieströme bei, was letztlich zum Auftreten von Schmerzen führt. Viele der in diesem Kapitel beschriebenen Techniken schlagen Wege zum Abbau von Anspannungen und damit von Hindernissen vor, die unsere Gesundheit beeinträchtigen.

Schmerzkliniken

Haben sich konventionelle Behandlungsformen als erfolglos erwiesen, kann Ihr Arzt Sie möglicherweise an eine Schmerzklinik überweisen. Oft haben Schmerzkliniken ein „gemischtes Angebot" an alternativen und schulmedizinischen Behandlungsformen. Dazu können schmerzstillende Injektionen wie die Epiduralanästhesie (s. S. 120), die Verhaltenspsychologie, autogenes Training (s. S. 88) oder Biofeedback (s. S. 92) gehören. Manche Kliniken bieten eine Reihe ergänzender Therapien an, etwa Akupunktur, Alexander-Technik, Osteopathie, Chiropraktik und Aromatherapie.

Manuelle Therapien

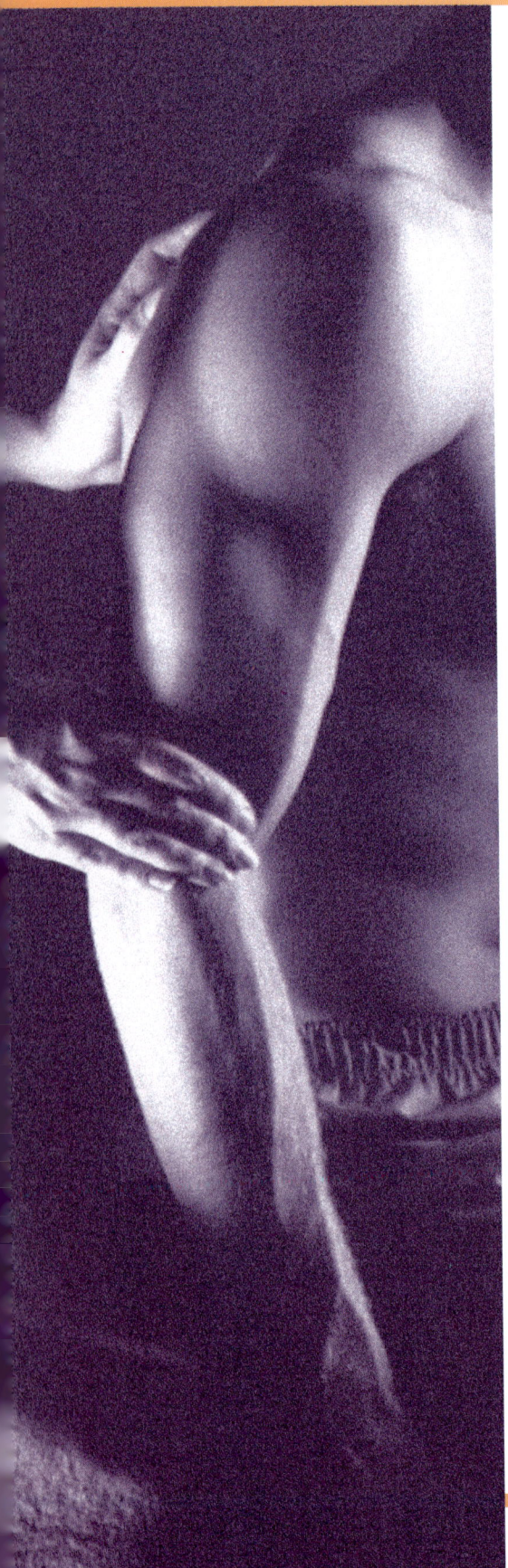

Manuelle Behandlungsformen zielen darauf ab, Rücken-, Muskel- und Gelenkschmerzen zu lindern. Langfristig können diese Therapien vor allem solche Beschwerden mildern, die von Arthritis oder Haltungsschäden herrühren.

CHIROPRAKTIK

Die Chirotherapie geht davon aus, dass bestimmte Schmerzen durch Fehlfunktionen des Bewegungsapparats (Knochen und Muskeln) hervorgerufen werden. Deshalb wirkt der Chiropraktiker mit seinen manuellen Behandlungstechniken direkt auf die Körpergelenke ein, um somit die normalen Nervenfunktionen wiederherzustellen und die Leistungsfähigkeit der Muskeln zu verbessern. Dabei konzentriert er sich besonders auf die Wirbelsäule. Ist die Beweglichkeit der Wirbelkörper auch nur leicht eingeschränkt, kann dies schon zu erheblichen Schmerzen im Rücken, in den Armen oder Beinen führen. Verrenkte Wirbel, in der Medizin auch Subluxation genannt, drücken auf die mit der Wirbelsäule verbundenen Nerven bzw. auf die sie umgebenden Gewebe und verursachen lokal begrenzte Schmerzen oder wie z. B. bei Ischias entlang der ganzen Nervenbahn.

Methode. Der Chiropraktiker ist bemüht, „verschobene" Wirbel wieder einzurichten. Zu seiner Behandlung gehören sowohl vorsichtige als auch schnelle, ruckhafte Handgrifftechniken, bei denen Gelenke hörbar eingerenkt werden. Dieses Verfahren eignet sich vor allem bei Sportverletzungen und Rückenproblemen und wird z. B. bei Ischiasschmerz angewendet. Aber auch bei starken Kopfschmerzen oder Migräne, die durch Blockaden in der Halswirbelsäule ausgelöst werden,

kann die Chirotherapie hilfreich sein, indem sie die betroffenen Wirbel lockert. Beschwerden im Brustraum, die darauf zurückzuführen sind, dass versteifte oder verrenkte Brustwirbel die Beweglichkeit der Rippen und der Atemmuskulatur einschränken, können ebenfalls mit den Techniken der Chiropraktik gelindert werden.

Ergebnisse. Manche Patienten sind unmittelbar nach der Behandlung von ihren Schmerzen befreit; die meisten aber erfahren eine schrittweise Linderung, wenn die Gelenke im Lauf der Zeit wieder beweglicher werden. Andere wiederum erleben zunächst eine leichte Steifheit und sind besonders empfindlich, bevor eine Besserung eintritt. Bis zum spürbaren Erfolg können mehrere Behandlungen erforderlich sein.

OSTEOPATHIE

Die Methode der Osteopathie wurde von dem Arzt Andrew Taylor Still in den USA entwickelt und geht teilweise auf seine Erfahrungen mit Verwundeten im Amerikanischen Bürgerkrieg zurück. Ähnlich wie die Chirotherapie ist auch die Osteopathie bestrebt, Gelenke, Wirbel und Muskeln, deren normale Funktion gestört ist, zu lockern und Schmerzen zu lindern. Sie eignet sich für eine Reihe von Beschwerden wie beispielsweise Arthritis, Rheuma und Migräne.

Methode. Der Osteopath bedient sich manueller Verfahren, um Muskeln und Bänder zu dehnen und zu entkrampfen; er bearbeitet dabei die Gelenke sehr sanft, damit sie ihre normale Beweglichkeit wiedererlangen. Um die Biegsamkeit eines Gelenks zu verbessern, wird eine spezielle Schieb- und Drucktechnik angewendet.

Osteopathie und Chirotherapie haben viel gemeinsam. Erstere konzentriert sich jedoch weniger auf die direkte Beeinflussung der Wirbelsäule, sondern eher auf Rumpf und Gliedmaßen. Der Osteopath behandelt daher vor allem Ellbogen, Knöchel, Schulter-, Knie- und Handgelenke.

Ein ganz wesentliches Element dieser Heilmethode ist das manuelle Bearbeiten der Weichteile, die die Gelenke umgeben und stützen: Gemeint sind damit Muskeln, Bänder und Bindegewebe. Die neuromuskuläre Technik, eine von manchen Osteopathen angewandte Sonderform der Weichteilbehandlung, mildert die durch eine ungewöhnliche Verhärtung der Muskeln und Bänder hervorgerufenen Schmerzen. Verspannte Muskeln in Nacken, Schultern und oberem Rücken können erhebliche Beschwerden verursachen, lassen sich aber durch die neuromuskuläre Therapie in Verbindung mit Osteopathie lindern.

Ergebnisse. Die osteopathische Behandlung bringt bei manchen Rücken- und Nackenbeschwerden sofort spürbare Erleichterung, insbesondere wenn ein blockiertes Gelenk erfolgreich gelockert wurde. Im Allgemeinen aber geht der Schmerz bei regelmäßiger Therapie über Wochen oder Monate schrittweise zurück. Untersuchungen haben gezeigt, dass eine kontinuierliche Behandlung sich besonders bei Schmerzen im Kreuzbereich auszahlt.

Indikation und Wirkung

Osteopathie eignet sich vor allem für:

- *arthritische Steifigkeit und Schmerzen*
- *Nacken- und Rückenschmerzen*
- *Kopfschmerz und Migräne*
- *Neuralgien in Gesicht und Kiefer*
- *Schulter-, Arm- und Beinschmerzen, z. B. Schultersteife, Ischiasschmerz, Tennisarm*
- *Sportverletzungen*

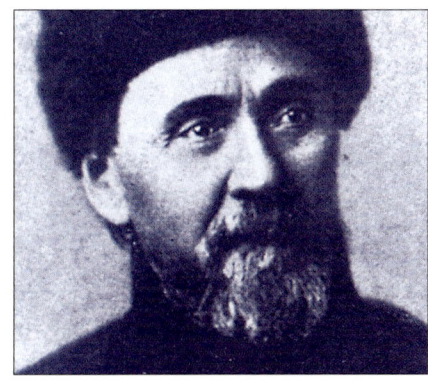

Andrew Taylor Still (1828–1917), der Begründer der Osteopathie, behauptete, seine Methode wirke auch bei Infektionen und degenerativen Erscheinungen. Dies ist heute nicht mehr haltbar.

SCHÄDELOSTEOPATHIE

Zu Beginn des 20. Jahrhunderts stellte man fest, dass die Knochen und Bindegewebe des Schädels und der Wirbelsäule nicht völlig statisch sind. Auch wenn der Körper ruht, bewegen sich die Schädelknochen konstant rhythmisch, und dies in Verbindung mit einer sanften Wellenbewegung der Wirbelsäule und des Kreuzbeins. Störungen dieser rhythmischen Bewegungen können zu Kopfschmerz, Migräne und anderen neuralgischen Leiden in Gesicht und Kiefern führen. Ein Osteopath kann die Schädelknochen sanft manipulieren und dadurch wieder in die normale Position bringen. Die Schädelosteopathie wird zunehmend bei Neugeborenen und Kleinkindern eingesetzt, die an geburts- oder entwicklungsbedingten Beschwerden leiden, etwa nach einer schwierigen Zangengeburt. Der Osteopath hält den Kopf des Patienten in beiden Händen; durch sanfte, drehende und ziehende Bewegungen gewinnen die steifen oder blockierten Schädelbereiche ihre normalen Bewegungsmuster wieder zurück.

ROLFING

Diese von Dr. Ida Rolf in den 40er-Jahren entwickelte Form der Tiefenmassage wurde nach ihr Rolfing benannt. Mit ihrer Therapie stellte die amerikanische Physiologin die Meinung in Frage, dass eine gute Haltung allein vom Knochengerüst abhängig sei. Sie fand heraus, dass sich das Bindegewebe oft verzieht, um eine schlechte Körperhaltung auszugleichen. Daher richtete sie ihre Behandlung schwerpunktmäßig auf eine Lockerung der Bindegewebshülle der Muskeln aus.

Methode. Zunächst wird der Patient auf Haltungsfehler hin untersucht. Erst dann beginnt der Rolfing-Therapeut mit der eigentlichen manuellen Behandlung, indem er Knöchel und Finger einsetzt, um Muskeln und Bindegewebsschichten zu dehnen und zu lockern. Meist fängt er bei Nacken, Schultern und Brustkorb an und geht dann systematisch zu Füßen, Beinen, Becken und Rücken über.

Ergebnisse. Rolfing ist eine recht kraftvolle Tiefenmassage, die manche Patienten zunächst als unangenehm empfinden. Allerdings ist sie hoch wirksam, wenn es um das Lösen chronisch verhärteter Muskeln geht. Viele Patienten fühlen sich nach einer Rolfing-Behandlung emotional befreit.

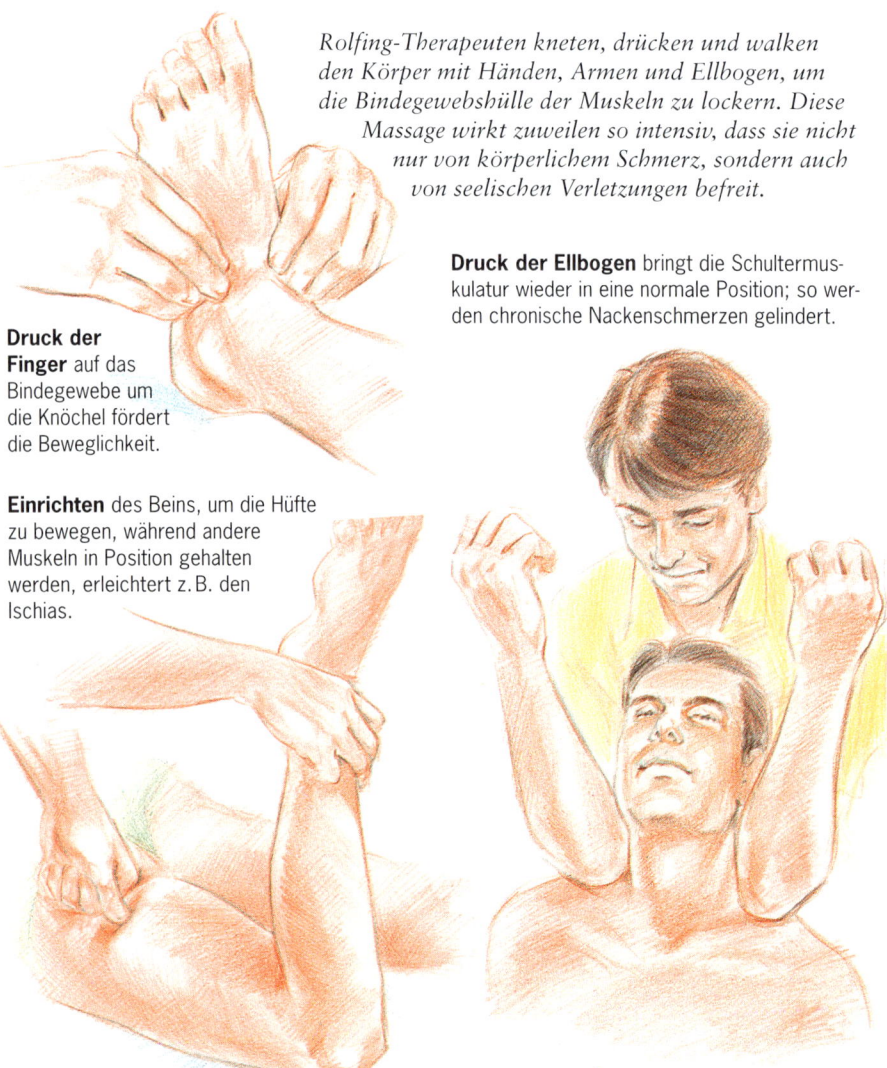

Rolfing-Therapeuten kneten, drücken und walken den Körper mit Händen, Armen und Ellbogen, um die Bindegewebshülle der Muskeln zu lockern. Diese Massage wirkt zuweilen so intensiv, dass sie nicht nur von körperlichem Schmerz, sondern auch von seelischen Verletzungen befreit.

Druck der Finger auf das Bindegewebe um die Knöchel fördert die Beweglichkeit.

Einrichten des Beins, um die Hüfte zu bewegen, während andere Muskeln in Position gehalten werden, erleichtert z.B. den Ischias.

Druck der Ellbogen bringt die Schultermuskulatur wieder in eine normale Position; so werden chronische Nackenschmerzen gelindert.

VOR 50 JAHREN ...

Die amerikanische Biochemikerin und Physiologin Dr. Ida Rolf (1896–1976) begründete die nach ihr benannte Methode. Sie suchte nach Wegen, dem Körper seine natürliche Haltung, die er unter den Bedingungen der Erdschwerkraft hat, zurückzugeben. Ihr Interesse an Körperstrukturen wurde geweckt, als sie nach einem Pferdetritt von einem Osteopathen

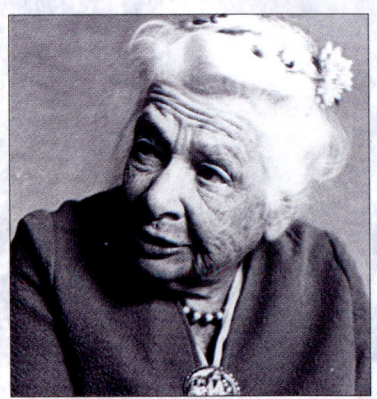

behandelt wurde. In ihrer Heilmethode, die sie „strukturelle Integration" nannte, kombinierte sie eigene Yogaerfahrungen mit manuellen Behandlungsformen.

PHYSIOTHERAPIE

In der Physiotherapie wird eine Vielzahl von Behandlungsformen zur Linderung von Muskel- und Gelenkschmerzen eingesetzt; dazu gehören vor allem Massagen.

Methode. Bei Störungen des Bewegungsapparats entscheidet sich der Physiotherapeut oft für Massagen in Verbindung mit krankengymnastischen Übungen. Zu seiner Behandlung können auch Wärmeanwendungen in Form von Fangopackungen oder Infrarotlicht gehören, die schmerzhafte Muskelverspannungen lockern, oder aber Kälteanwendungen (z. B. Eisbeutel), um Entzündungen und Schwellungen abklingen zu lassen.

In der Physiotherapie kommt auch eine Reihe hoch komplizierter technischer Geräte zum Einsatz. Dazu zählen entzündungshemmende Ultraschallbehandlungen und sowie die so genannte TENS-Schmerzbehandlung (Transkutane Elektro-Nerven-Stimulation). Die Diathermie, eine Form der Wärmetherapie, nutzt hochfrequente elektrische oder magnetische Wechselfelder und wirkt z. B. bei Rheuma oder Arthritis. All diese Verfahren können den Heilungsprozess durch bessere Durchblutung und Lymphdrainage des Muskel- und Bindegewebes fördern.

Ergebnisse. Physiotherapeutische Behandlungen tragen zur Vorbeugung oder Linderung von entzündungs- und verspannungsbedingten Schmerzen bei. Sie beschleunigen die Heilung und sind besonders zur Wiederherstellung geschädigter Körperglieder und Muskeln nach Verletzungen, Operationen oder Schlaganfällen geeignet.

Indikation und Wirkung

Physiotherapie eignet sich für:
- *chronische Gelenkbeschwerden*
- *chronische Nacken- und Rückenschmerzen*
- *Muskelverletzungen und Verstauchungen*
- *beeinträchtigte Motorik nach Schlaganfall und anderen Nervenschädigungen*
- *Muskelschwäche und Lungenfunktionsstörungen nach Verletzungen und nach größeren Operationen*

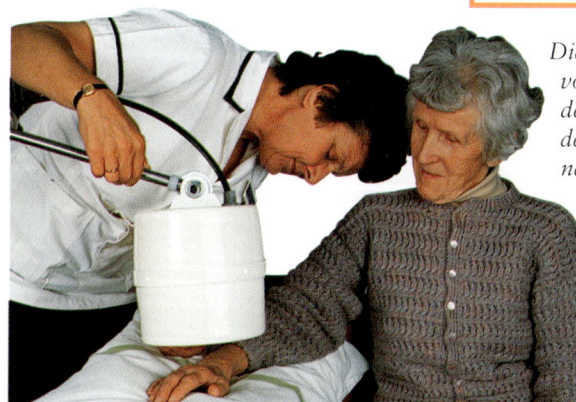

Die Ultraschalltherapie wird vor allem bei Schädigungen der Weichteile, insbesondere der Bänder, Muskeln und Sehnen an Gelenken, eingesetzt. Sie verbessert die Durchblutung und beschleunigt auf diese Weise den Heilungsprozess und den Rückgang von Entzündungen.

REFLEXZONENARBEIT

Bei diesem manuellen Heilverfahren massiert der Therapeut die Fußsohlen des Patienten mit dem sanften Druck der Fingerspitzen. Die Fußsohlen werden dabei in verschiedene Zonen eingeteilt, denen man bestimmte Organe des Körpers zuordnet (z. B. die Zehen den Kopforganen). Diese ursprünglich zur Behandlung verhaltensgestörter und behinderter Kinder entwickelte Methode findet heute bei Menschen jeden Alters mit den unterschiedlichsten Erkrankungen Anwendung. Sie beruht auf der Annahme, dass die Füße in Wechselbeziehung zur Fötusentwicklung stehen und daher ein verkleinertes Abbild des ganzen Körpers sind. Nach dieser Vorstellung werden alle Strukturen und Reaktionen des Menschen, seien sie physiologisch, geistig oder seelisch, während der embryonalen Entwicklung vorgeprägt.

Methode. Der Therapeut berührt mit leichtem Druck die verschiedenen Reflexzonen der Fußsohle entlang einer Linie vom großen Zeh bis zur Ferse. So werden z. B. durch Druck auf die Zehen Verletzungen behandelt, die während der frühembryonalen Entwicklung entstanden sind. Später im Mutterleib erlittene Schädigungen werden durch Massieren der weiter dahinter liegenden Reflexzonen bis zur Ferse hin therapiert. Manchmal umfasst die Behandlung auch Druckpunkte an Händen und Hinterkopf.

Indikation und Wirkung

Die Reflexzonenmassage eignet sich besonders als Ergänzung anderer Heilverfahren. Sie ist vor allem wirksam bei:
- *Ängsten und Depressionen*
- *Nacken- und Rückenschmerzen*
- *Migräne*
- *Erschöpfung*

Ergebnisse. Die Patienten fühlen sich nach der Behandlung entspannt, vital und allgemein wohler. Ziel der Reflexzonenmassage ist allerdings, die Patienten zur Eigenbehandlung anzuregen, sodass anhaltende Wirkungen erst über längere Zeiträume festgestellt werden können.

Bewegungstherapien

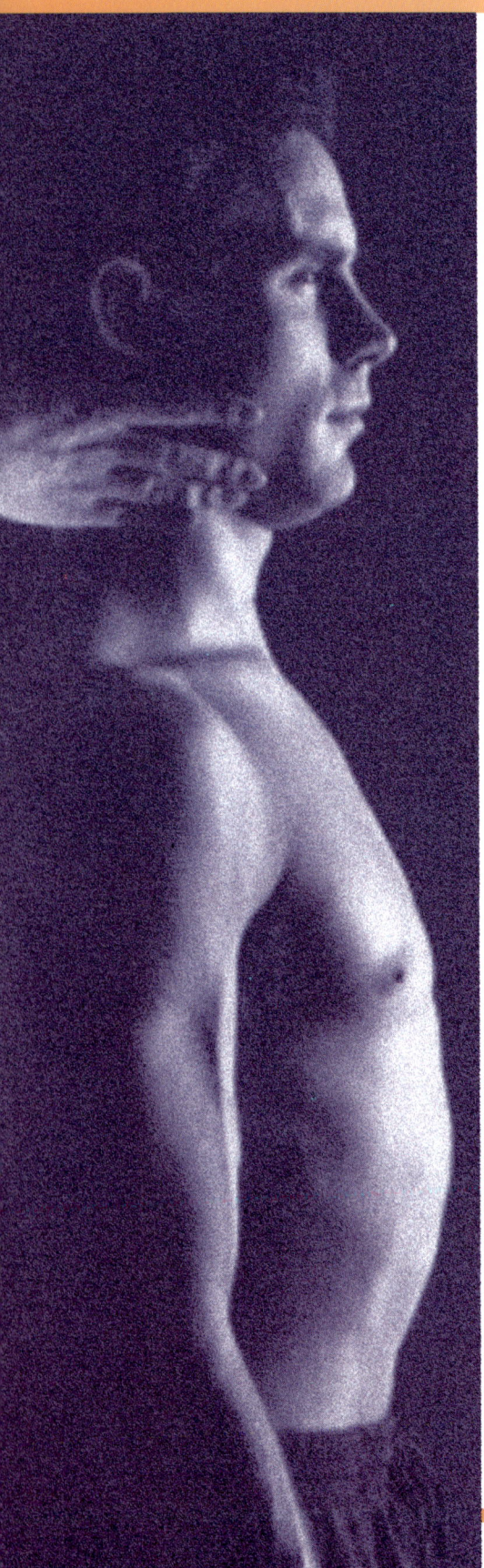

Um verschiedenen stressbedingten Beschwerden vorzubeugen, sollte man sich bewusst machen, wie man im Alltag steht, sitzt und geht. Bestimmte Körperübungen können die Koordination verbessern und die Entspannung fördern.

YOGA

Yoga – das Wort stammt aus dem Sanskrit und bedeutet so viel wie „Einheit" – entstand in Indien vor mehr als 4000 Jahren. Heute praktiziert man verschiedenste Yogaformen, von eher „körperlichen" Techniken bis hin zu solchen, die den meditativen und spirituellen Aspekt betonen.

Methode. Das Hatha Yoga, die in der westlichen Welt am weitesten verbreitete Form, verbindet eine Reihe von Körperübungen (Asanas) mit Atemtraining. Durch die Asanas soll der Körper geschmeidig bleiben; Dehnungsübungen, die mit Phasen der Entspannung abwechseln, werden sehr langsam und im Gleichklang mit der Atembewegung vollzogen. Yoga kann von Menschen jeden Alters und unterschiedlichster körperlicher Kondition betrieben werden. Empfohlen wird jedoch, Positionen zu vermeiden, die schwer fallen oder als unangenehm empfunden werden.

Ergebnisse. Wer Yoga regelmäßig praktiziert, entwickelt eine größere körperliche Beweglichkeit und innere Gelassenheit, die zur Bewältigung von chronischen Schmerzzuständen beitragen können.

Yoga-Übungen eignen sich besonders zur Linderung von Schmerzen und anderen Symptomen, die mit Stress und Depressionen im Zusammenhang stehen.

Indikation und Wirkung

Yoga, häufig Bestandteil therapeutischer Programme, hat sich sowohl bei chronischen Schmerzen wie auch bei stressbedingten Beschwerden als hilfreich erwiesen. Es ist insbesondere zu empfehlen für Patienten mit:

- *hohem Blutdruck*
- *Kopfschmerzen, Migräne*
- *starken chronischen Schmerzen, etwa bei Arthritis*
- *Asthma*
- *Bronchitis*
- *Menstruationsbeschwerden*
- *Depressionen*
- *Magen-Darm-Störungen*

T'AI-CHI UND QIGONG

T'ai-Chi, eine alte chinesische Bewegungskunst, bedeutet so viel wie „höchste Einheit". Ziel der rhythmisch aufeinander abgestimmten Körperübungen ist weniger eine Kräftigung der Muskulatur als vielmehr eine Verbesserung der Koordination und Muskelkontrolle.

Qigong (übersetzt „Arbeit mit der Lebensenergie") ist eine kraftvollere Bewegungsart mit ähnlichen Absichten. Bei beiden Therapieformen geht es nicht einfach um Körperübungen, sondern vielmehr darum, Wohlbefinden durch das Harmonisieren des Energieflusses (des Strömens von „Chi" oder „Qi") entlang bestimmter Bahnen im Körper, der so genannten Meridiane, zu erlangen.

Methode. T'ai-Chi besteht aus einer Abfolge weicher, fließender Bewegungen, die recht langsam und im Ein-klang mit den Atembewegungen erfolgen. Beim Qigong, insbesondere für Fortgeschrittene, wird das System aus Körper- und Atemübungen genutzt, um eine tiefe Entspannung und Konzentration zu erreichen. Anders als beim Yoga, wo viele Haltungen auf dem Boden sitzend praktiziert werden, betreibt man T'ai-Chi und Qigong meist im Stehen. Dabei bewegen sich die Füße in langsamer Schrittfolge, während der Oberkörper unter Drehungen sanft durch eine Reihe von Bewegungen gleitet, mit denen symbolisch Energie gesammelt und gelenkt wird. Manche Qigong-Lehrer übertragen mithilfe ihrer Hände und Finger Energie auf Akupunkturpunkte.

T'ai-Chi und Qigong haben eine spirituelle Dimension, die manchmal als „Meditation in Bewegung" beschrieben wird. Man braucht Zeit, um die Bewegungsabfolgen zu erlernen, daher empfiehlt sich zunächst die Teilnahme an einem Kurs.

Ergebnisse. Sowohl T'ai-Chi als auch Qigong eignen sich hervorragend als Bewegungstherapie bei überschießenden Energien und zum Stressabbau. Außerdem lassen sich die Übungen leicht auch in die knappe freie Zeit tagsüber integrieren.

Indikation und Wirkung

Von der Besserung des allgemeinen Wohlbefindens abgesehen, werden bei regelmäßiger Übung auf lange Sicht bei folgenden Beschwerden Erfolge erzielt:

- *Kopfschmerzen*
- *Nacken- und Schulterschmerzen*
- *Kreuzschmerzen*
- *Angina pectoris*

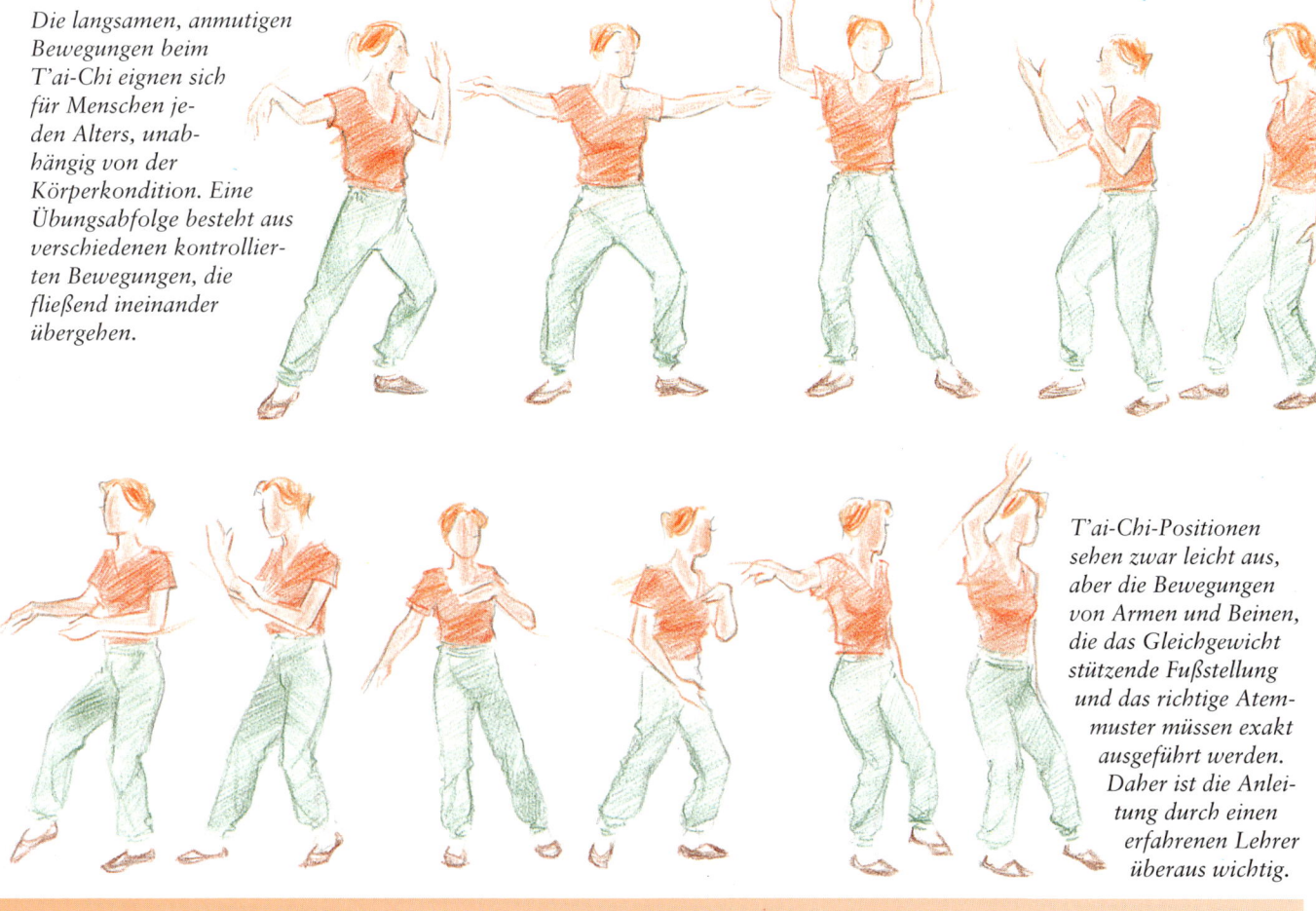

Die langsamen, anmutigen Bewegungen beim T'ai-Chi eignen sich für Menschen jeden Alters, unabhängig von der Körperkondition. Eine Übungsabfolge besteht aus verschiedenen kontrollierten Bewegungen, die fließend ineinander übergehen.

T'ai-Chi-Positionen sehen zwar leicht aus, aber die Bewegungen von Armen und Beinen, die das Gleichgewicht stützende Fußstellung und das richtige Atemmuster müssen exakt ausgeführt werden. Daher ist die Anleitung durch einen erfahrenen Lehrer überaus wichtig.

ALEXANDER-METHODE

Die nach Frederick Alexander benannte und von ihm Ende des 19. Jahrhunderts entwickelte Methode schult das Körperbewusstsein. Seiner Ansicht nach sind viele Störungen des Bewegungsapparats auf Stress zurückzuführen, der durch Haltungsfehler verursacht wird. Massagen und andere manuelle Therapien reichen nach Alexander aber nicht zur Korrektur einer falschen Körperhaltung aus. Daher sei es notwendig, richtige Bewegungsmuster wieder zu erlernen, um Schmerzen zu vermeiden.

Methode. In die Alexandersche Bewegungstechnik sollte man sich sinnvollerweise von einem dafür ausgebildeten Lehrer einführen lassen. Dieser hilft dem Patienten, gewohnheitsmäßige Fehlhaltungen beim Sitzen, Stehen und Gehen bewusst zu machen und unterstützt ihn dann durch Anleitungen, unvorteilhafte Positionen nach und nach zu korrigieren. Diese neu erlernten Bewegungsmuster kann man zu Hause durch spezielle Übungen weiter vertiefen.

Ergebnisse. Solange der Patient noch eine fehlerhafte Haltung gewohnt ist und keine Schmerzlinderung eintritt, wird er die neuen Bewegungsformen dieser Therapie als sonderbar empfinden. Haltungskorrekturen erfordern Geduld, steigern jedoch auf Dauer das körperliche und seelische Wohlbefinden.

HALTUNGSKORREKTUR

Die Art, wie man sitzt und steht, kann zu Beschwerden wie etwa Nacken- und Rückenschmerzen führen. Durch eine korrekte Körperhaltung lassen sich Beeinträchtigungen des Bewegungsapparats vermeiden.

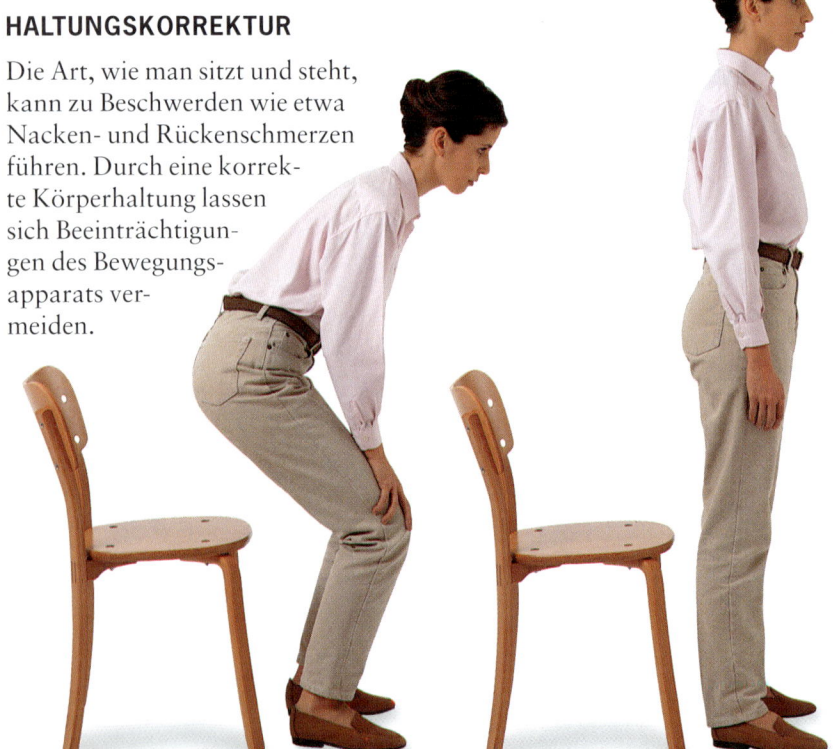

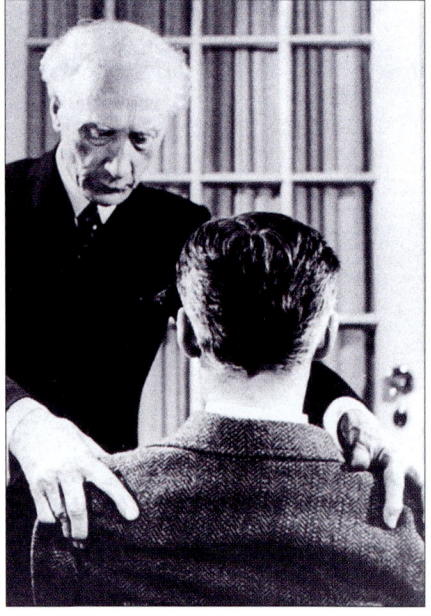

Der australische Schauspieler Frederick Alexander (1869–1955) interessierte sich dafür, welche Rolle die Körperhaltung für die Gesundheit spielt. Er entwickelte ein System von Bewegungsübungen zur Linderung verschiedener Beschwerden. Seine Methode hilft, muskuläre und seelische Anspannungen zu lösen, und wird oft bei Nacken- und Rückenverletzungen eingesetzt. Wer die schwierigen Übungen erst einmal von einem qualifizierten Trainer gelernt hat, kann sie dann zu Hause durchführen.

1 Achten Sie beim Aufstehen darauf, dass nur Hüften, Knie und Knöchel gebeugt sind. Versuchen Sie die Wirbelsäule stets gerade zu halten und den Kopf nicht zu weit vorzuschieben, um eine ungesunde Krümmung der Wirbelsäule zu vermeiden.

2 Bringen Sie beim Stehen Kopf, Wirbelsäule und Beine in eine Ebene, so, als würden Sie von einem Faden am Kopf gestreckt. Wenn man die Schultern nach vorn sinken lässt oder zu weit zurücknimmt, kommt es zu Nacken- und Rückenschmerzen.

FELDENKRAIS

Innerhalb seiner Körpertherapie entwickelte der in Russland geborene Physiker und Neurophysiologe Moshe Feldenkrais zwei verwandte Techniken: die „Funktionelle Integration" und „Bewusstsein durch Bewegung". Erstere ist eine individuelle, mit Mitteln sanfter Manipulation arbeitende Anleitung, während die zweite häufig in Kursen unterrichtet wird.

Methode. Der Feldenkrais-Trainer ist bestrebt, dem Kursteilnehmer seine Körperhaltung bewusster zu machen, indem er dessen Nerven-Muskel-Koordination stufenweise mit neuen Bewegungsmustern anregt. Diese sanften Körperübungen dienen dazu, fehlerhafte muskuläre Bewegungsmuster, die sich im Lauf langer Jahre entwickelt haben, allmählich aufzulösen. Personen, die unter starken Schmerzen leiden, wird die Technik der funktionellen Integration empfohlen. Hier bewegt der Feldenkrais-Lehrer die Gelenke des Patienten nach bestimmten Regeln. Dabei arbeitet er jedoch nicht unmittelbar mit dem schmerzenden Gelenk (etwa der Schulter), sondern „schleicht" sich an das Problem über andere Gliedmaßen (z. B. ein Bein) heran. Durch diese Manipulation soll das Gehirn neue Bewegungsmuster erlernen, um diese dann an die geschädigte Körperpartie weiterzugeben. Wenn eine Besserung eintritt, empfehlen Feldenkrais-Trainer leichte Körperübungen.

Ergebnisse. Von der Schmerzlinderung abgesehen, stellten Feldenkrais-Behandelte auch eine Verbesserung von Atmung, Kreislauf und Allgemeinbefinden fest.

Indikation und Wirkung

Die sanften Bewegungsabläufe der Feldenkrais-Therapie eignen sich für Patienten mit Muskel- und Gelenkschmerzen. Da sie die Koordination der Gehirn- und Muskeltätigkeit fördern, werden sie besonders von Menschen geschätzt, für die Bewegung eine große Rolle spielt, z. B. Sportler, Musiker und Tänzer. Die Methode, die einen sinnvollen Muskelgebrauch vermittelt hilft außerdem, das Verletzungsrisiko zu verringern. Sie ist besonders hilfreich bei:

- *Arthritis und Osteoarthritis*
- *chronischen Rücken- und Wirbelsäulenbeschwerden*
- *Rehabilitation nach Schlaganfall*
- *Gehirnlähmung*
- *Lernschwierigkeiten*

PILATES-KÖRPERTHERAPIE

Diese bevorzugt zur Rehabilitation eingesetzte Behandlungsmethode arbeitet mit Körperübungen ohne Krafteinsatz. Sie isoliert und kräftigt die schwächeren Muskeln, ohne die stärkeren überzuentwickeln.

Methode. Das Trainingsprogramm wird auf die individuellen Fähigkeiten und Bedürfnisse des Patienten abgestimmt. Dieser wird behutsam auf einem Spezialbett in eine liegende Position gebracht und dann gebeten, eine Reihe von Übungen durchzuführen. Diese speziellen Bewegungsformen sollen muskuläre Ungleichgewichte herausarbeiten, d. h. schwache Muskeln kräftigen und überentwickelte entspannen. Sie helfen außerdem, Gelenke beweglich zu machen und Verspannungen zu lockern. Die langsamen und kontrollierten Bewegungen sind daraufhin ausgerichtet, den Gesundheitsprozess auf natürliche Weise zu fördern. Für jede Übung gibt es spezielle Atemtechniken, die dazu dienen, Energie an die aktiv arbeitenden Partien zu leiten, während sich der übrige Körper entspannt.

Ergebnisse. Ein Großteil der mit den Störungen des Bewegungsapparats verbundenen Schmerzen kann durch die Pilates-Therapie vermieden werden. Behandelte Patienten berichten von einer verbesserten Muskelkontrolle, Beweglichkeit, Koordination und Kraft. Diese Therapie ist sehr hilfreich, wenn man sie mit manuellen Methoden kombiniert.

Indikation und Wirkung

Regelmäßige Pilates-Übungen unter Aufsicht können Schmerzen aufgrund von Rückenleiden vorbeugen. Sie eignen sich vor allem für:

- *Rehabilitation nach Operationen*
- *Kräftigung nach Erkrankungen*
- *Erhaltung der Gesundheit*
- *Arthritis*
- *Schmerzen im unteren und Verspannungen im oberen Rücken*
- *Rheuma*
- *Osteoporose*
- *Gelenk- und Muskelverletzungen, vor allem an Knien, Knöcheln, Füßen und Schultern*

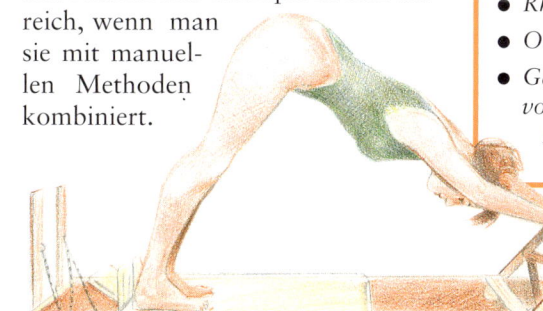

Mit Pilates-Übungen kann man gegen Schmerzen im unteren Rückenbereich vorgehen, indem man die Bein- und Armmuskeln und andere Körperteile kräftigt.

Massageformen

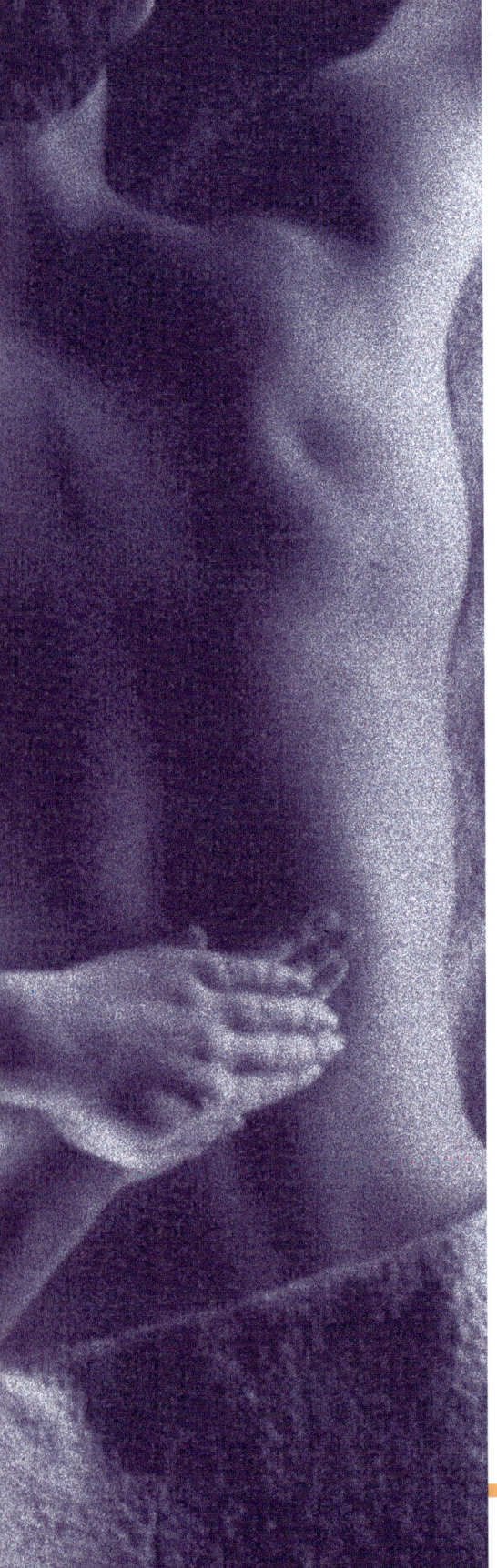

Eine angenehme und entspannende Art, gegen Schmerz vorzugehen, bieten Massagen, die es in den vielfältigsten Formen gibt. Ihre Techniken sind relativ leicht zu lernen, sodass man sie in der Familie oder bei Freunden auch selbst anwenden kann.

MASSAGE

Die Massage war schon in der Antike als Heilmethode bekannt. Sie könnte aus der Beobachtung entstanden sein, dass bereits das einfache Reiben an einer entzündeten Körperpartie sofort eine gewisse Linderung bringt. Als man dann feststellte, dass aufgrund dieser Manipulation nicht nur die Schmerzen an der geriebenen Stelle, sondern auch Beschwerden in anderen Körperbereichen nachließen, wurde man sich wohl des Werts der heilenden Hände bewusst und entwickelte daraus das systematische Vorgehen der Massage.

Methode. Die grundlegenden Handgriffe der Massage sind reibende, streichende, knetende, klopfende und klatschende Bewegungen, die hauptsächlich in Richtung Herz ausgeführt werden. Durch die Behandlung der Körperweichteile löst die Massage Muskelverspannungen und wirkt so zugleich beruhigend auf Seele und Geist. Das manuelle Stimulieren der Haut verstärkt auch die Blutzufuhr zum Körperinneren und verbessert somit den Kreislauf.

Massagen eignen sich zur Schmerzerleichterung nach Sportverletzungen und werden auch häufig zur Rehabilitation nach Unfällen oder Schlaganfällen eingesetzt. Bei solchen Problemen widmet sich der Masseur besonders den Muskeln und Sehnen der betroffenen Partien, um Steifigkeit und Beschwerden zu lindern.

Indikation und Wirkung

Massagen lindern Muskelschmerzen und -verspannungen und bauen Stress ab. Diese Behandlungsform eignet sich zur:

- *Linderung von Nacken- und Rückenschmerzen*
- *Entspannung*
- *Mobilisierung steifer Gelenke*
- *Verbesserung des Muskeltonus*
- *Anregung zur Ausschüttung von Endorphinen (körpereigenen schmerzstillenden Substanzen)*
- *Heilungsförderung durch Verbesserung der Sauerstoff- und Nährstoffzufuhr zu Muskeln und Bindegewebe*
- *Förderung der Entschlackung*

Massagen werden ferner dazu genutzt, heilkräftige Substanzen in die Haut und die darunter liegenden Gewebsschichten einzubringen. Viele Sportmasseure verwenden dabei erwärmende oder schmerzlindernde Salben und Öle, während die Aromatherapie bei Massagen vor allem auf ätherische Öle zurückgreift.

Ergebnisse. Viele Menschen lassen sich regelmäßig massieren, weil das die Entspannung und Fitness fördert. Massagen beugen außerdem Krankheiten vor, da sie Muskeln und Bindegewebe elastisch halten und das Abwehrsystem stärken.

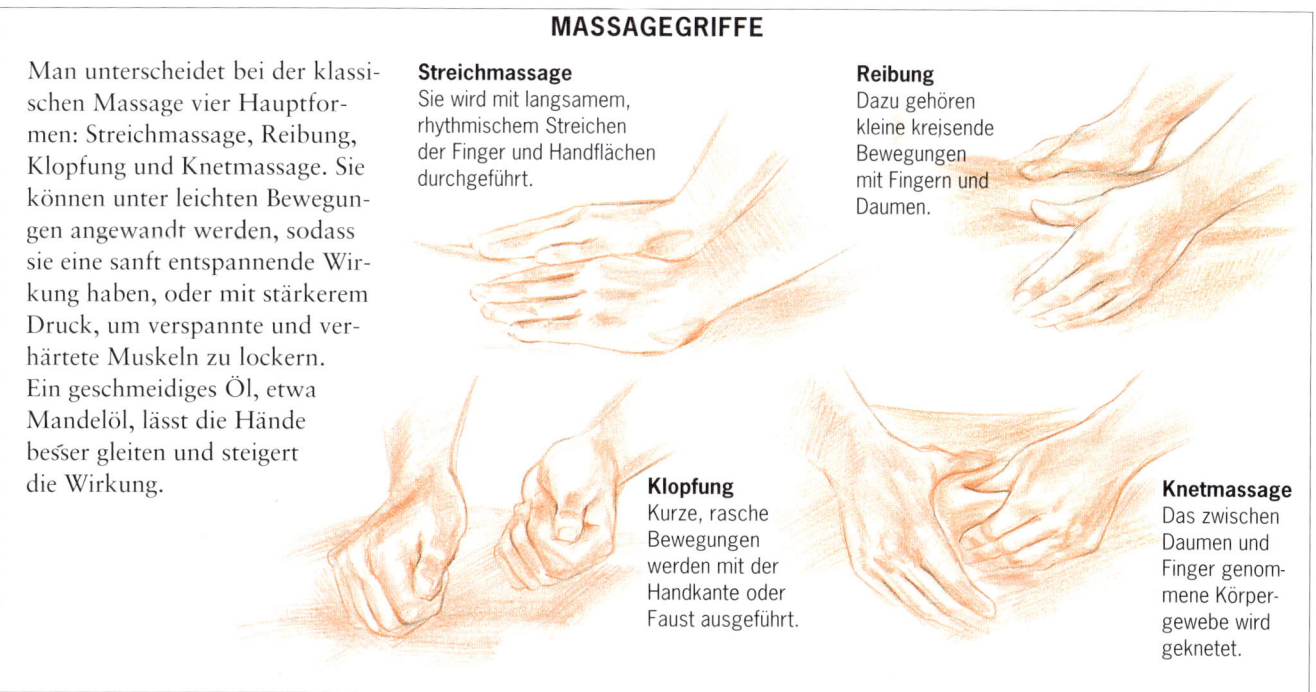

MASSAGEGRIFFE

Man unterscheidet bei der klassischen Massage vier Hauptformen: Streichmassage, Reibung, Klopfung und Knetmassage. Sie können unter leichten Bewegungen angewandt werden, sodass sie eine sanft entspannende Wirkung haben, oder mit stärkerem Druck, um verspannte und verhärtete Muskeln zu lockern. Ein geschmeidiges Öl, etwa Mandelöl, lässt die Hände besser gleiten und steigert die Wirkung.

Streichmassage
Sie wird mit langsamem, rhythmischem Streichen der Finger und Handflächen durchgeführt.

Reibung
Dazu gehören kleine kreisende Bewegungen mit Fingern und Daumen.

Klopfung
Kurze, rasche Bewegungen werden mit der Handkante oder Faust ausgeführt.

Knetmassage
Das zwischen Daumen und Finger genommene Körpergewebe wird geknetet.

AROMATHERAPIE UND MASSAGE

Die Grundlage der Aromatherapie bilden ätherische Öle mit heilenden Eigenschaften, die durch Destillation zerkleinerter Pflanzenteile gewonnen werden. Man verwendet sie für Massagen, Kompressen oder als Zusatz in Vollbädern. Da die ätherischen Öle hoch konzentriert sind, genügen für eine Massagebehandlung nur einige Tropfen, die man einem Träger- oder Basisöl beifügt.

Die stark duftenden Öle gelangen über die Atemwege oder durch die Haut in den Körper. Sie können lokal begrenzte Wirkung haben oder mit dem Blutstrom andere Körperregionen erreichen. Einige dieser Öle beeinflussen die Stimmung, indem sie z. B. seelische Anspannungen lösen oder Depressionen dämpfen.

Methode. Ätherische Öle sind in Apotheken und Reformhäusern für den alltäglichen Gebrauch zu Hause erhältlich. Für eine auf spezielle Beschwerden abgestimmte Behandlung empfiehlt sich jedoch der Besuch bei einem ausgebildeten Aromatherapeuten. Nach einem Gespräch über die Gesundheitsprobleme des Patienten wird er die für eine Massage geeigneten Öle auswählen. Ätherische Öle können auch in heißem Wasserdampf inhaliert werden. Diese Anwendung hat sich bei Atemwegserkrankungen wie Bronchitis bewährt.

Ergebnisse. Abgesehen von der Linderung bestimmter Beschwerden fördert die Aromatherapie die Entspannung und die Ausschüttung von Endorphinen. Dies wirkt sich positiv auf Muskel- und Gelenkschmerzen sowie auf seelische Beklemmungen aus.

Indikation und Wirkung

Die Aromatherapie eignet sich für stressbedingte Beschwerden und als ergänzendes Heilverfahren bei Beklemmungen und Depressionen. Sie wirkt auch lindernd bei:

- *verstopfter Nase und Nebenhöhlenentzündungen (als Dampfbad)*
- *Muskelverspannungen*
- *chronischen Nacken- und Rückenschmerzen*
- *hohem Blutdruck*
- *prämenstruellen Symptomen*
- *chronischer Bronchitis*

MASSAGEÖLE

Im Handel gibt es bereits fertig zusammengestellte Massageöle; man kann sie aber auch selbst aus ätherischen Ölen herstellen, indem man diese mit Mandel- oder Nussöl mischt. Ätherische Öle sollten in dunkler, kühler Umgebung aufbewahrt werden, jedoch nicht im Kühlschrank, da Kälte qualitätsmindernd wirken kann.

Ideal zum Aufbewahren sind Glasfläschchen mit dichtem Verschluss.

Energetische Therapien

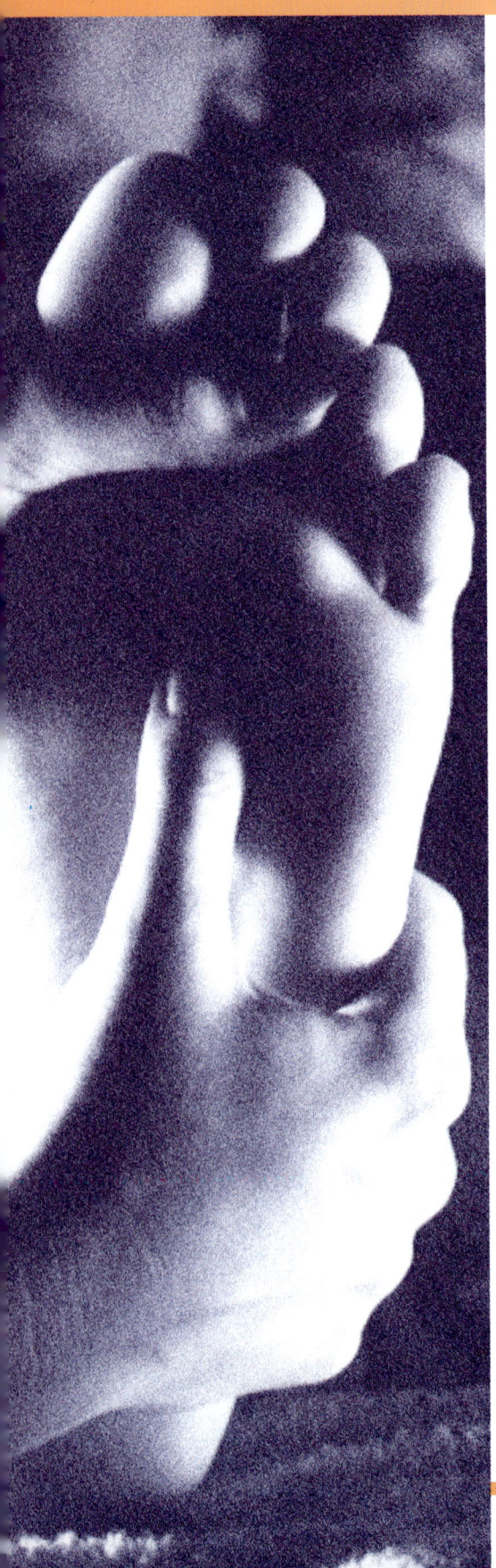

Viele Heilmethoden beruhen auf Vorstellungen der traditionellen chinesischen Medizin. Danach spielt das harmonische Gleichgewicht der Lebensenergie, die in geordneten Bahnen durch den Körper strömt, eine wichtige Rolle für die Gesundheit.

AKUPUNKTUR

Fernöstliche Behandlungsformen wie Akupunktur, Shiatsu und Akupressur beruhen auf der traditionellen chinesischen Lehre, dass Krankheiten und Schmerzen durch ein Ungleichgewicht der Lebensenergie Qi entstehen. Danach fließt die Lebensenergie durch ein System von Bahnen, Meridiane genannt, die direkt unter der Körperoberfläche liegen sollen. Die Meridiane stehen mit Organen und anderen Körpersystemen in Verbindung und beeinflussen alle seelisch-geistigen Lebensfunktionen. Der Therapeut wählt für die Behandlung bestimmte Punkte auf den Meridianen, um den ungestörten Energiefluss wiederherzustellen und somit Schmerzen zu lindern.

Die Akupunktur wird auch zur Betäubung bei Operationen eingesetzt, wohl deshalb, weil sie die Ausschüttung der körpereigenen Endorphine anregt (siehe Seite 20) und dadurch das Schmerzempfinden ausschaltet.

Methode. Das Handwerkszeug des Akupunkteurs sind feine Nadeln aus Edelstahl, Silber oder Gold, die an bestimmten Hautstellen eingestochen werden. Der Patient empfindet dabei keinen Schmerz, sondern spürt nur ein leichtes Kribbeln, wenn die Nadel den gewünschten Akupunkturpunkt erreicht. Die Nadeln können entweder senkrecht oder nahezu waagrecht gesetzt werden. Der Akupunkteur kann sie dabei drehen oder hin und her schieben, um den Reiz zu verstärken und die Energie Qi anzuregen. Eine weitere Variante dieser Therapie ist die Verwendung von schwachem elektrischem Strom.

Bei der Moxibustion, auch Moxa genannt, werden kleine Brennkegel aus getrockneten Kräutern, meist Gemeiner Beifuß *(Artemisia vulgaris)*, erhitzt und über dem Akupunkturpunkt verbrannt. Die „Moxazigarren" können auch auf das Ende der Akupunkturnadel gesetzt werden. Die durch den glimmenden Brennkegel erzeugte Wärme wird über die Nadel in die Energiebahn geleitet.

Ergebnisse. Manche Patienten erfahren durch Akupunktur eine sofortige Schmerzerleichterung, bei anderen stellt sich eine Verbesserung erst nach einigen Behandlungen ein. Die Akupunktur hat sich vor allem bei der Schmerzlinderung von Arthritis und Muskelverhärtungen bewährt.

Indikation und Wirkung

Akupunktur kann chronische Schmerzen und stressbedingte Beschwerden wirksam lindern. Sie eignet sich vor allem zur Behandlung von:

- *Arthritis*
- *Rheuma*
- *Angina pectoris*
- *Verdauungsstörungen*
- *Erschöpfung*

AKUPRESSUR

Die Akupressur, bei der manuell Druck auf ganz bestimmte Körperpunkte ausgeübt wird, hat wie die Akupunktur zum Ziel, das bioenergetische Gleichgewicht wiederherzustellen und Blockaden zu lösen. Man nimmt an, dass diese altchinesische Massagetechnik überhaupt erst zur Entdeckung der Akupunkturpunkte führte. Die ältesten medizinischen Instrumente, die Archäologen in Chinas Ausgrabungsstätten zutage förderten, waren Kieselsteine mit leicht abgerundeter Spitze. Sie wurden als so genannte Bian-Steine bekannt. Ihre Form lässt vermuten, dass sie einst die Funktion massierender Fingerkuppen erfüllten; zugleich können sie als Vorläufer der Akupunkturnadel angesehen werden.

Methode. Bei dieser Therapieform werden die Akupunkturpunkte unter sanftem Druck der Fingerkuppen oder eines stumpfen Holzstäbchens massiert. Die Akupressur, deren Technik relativ einfach erlernbar ist, eignet sich auch gut zur Selbstbehandlung leichter Alltagsbeschwerden wie etwa der Reisekrankheit.

Ergebnisse. Akupressur hat bereits vielen Menschen Schmerzerleichterung bei Rückenbeschwerden, Arthritis, Verdauungs- und Kreislaufproblemen gebracht. Auch bei Migräne und Spannungszuständen hat sich die Akupressur bewährt.

Indikation und Wirkung

Akupressur eignet sich hervorragend als vorbeugende Maßnahme. Außerdem hilft sie besonders bei schmerzhaften Beschwerden wie:

- *Migräne und Kopfschmerzen*
- *Rückenschmerzen*
- *Verdauungsstörungen*
- *chronischer Steifigkeit*
- *Sportverletzungen*

REIKI

Reiki, was im Deutschen so viel wie „universelle Energie" bedeutet, ist eine uralte Heilkunst, die im 19. Jahrhundert von dem japanischen Mönch Mikao Usui wieder entdeckt wurde. Diese Therapieform versucht durch Handauflegen, die Körperenergie in ein harmonisches Gleichgewicht zu bringen und auf diese Weise die Selbstheilungskräfte des menschlichen Organismus anzuregen.

Methode. Reiki ist eine Meditationsform, die auf der Vorstellung beruht, dass der Körper – wie der ganze Kosmos – von einer universellen Lebensenergie erfüllt ist. In der Ausbildung müssen sich Reiki-Therapeuten zunächst mental auf diese Energie einstimmen, damit sie die Fähigkeit zur Heilung anderer erlangen. Danach lernen sie bestimmte Positionen des Handauflegens, die fest vorgeschrieben sind.

Während der Behandlung ruht der Patient auf einem Massagetisch. Der Therapeut hält dabei seine Handflächen auf solche Körperstellen, wo er nur eine schwache Energieausstrahlung spürt.

Ergebnisse. Nach der Behandlung fühlen sich die Patienten entspannt und von wohliger Wärme durchströmt. Manchmal kommen durch die Reiki-Therapie auch tiefer liegende, seelische Probleme zum Vorschein, die dann gelöst werden können.

In Japan bildeten die traditionellen Reiki-Heiler oft eine Arbeitsgruppe, ein Verfahren, das heute zunehmend Anhänger gewinnt. Ein solches Team kann aus bis zu neun Therapeuten bestehen. Das macht eine Heilbehandlung kürzer, weil nun mehrere Handpositionen zugleich ausgeführt werden können.

Indikation und Wirkung

Reiki kann bei einer ganzen Reihe von Beschwerden helfen. Es wirkt ausgleichend auf das Nervensystem und wird daher häufig in Verbindung mit anderen Verfahren zur Schmerzbewältigung eingesetzt. Reiki eignet sich besonders zur Behandlung von:

- *stressbedingten Beschwerden*
- *chronischen Nacken- und Rückenschmerzen*
- *Menstruationsschmerzen*
- *chronischen Gelenkschmerzen*

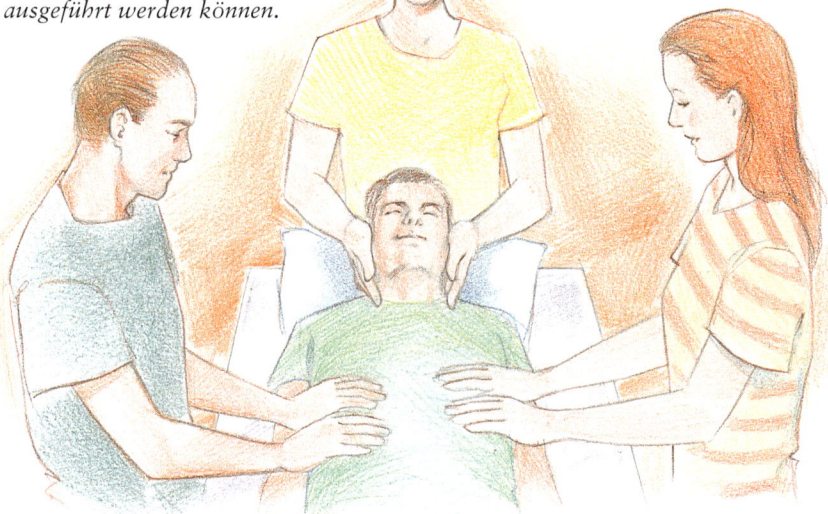

BEWEGUNGSTHERAPIE

Als einem Teilgebiet der Krankengymnastik kommt der Bewegungstherapie die Aufgabe zu, beeinträchtigte Muskelfunktionen zu verbessern bzw. Schwachstellen zu beseitigen, indem sie z. B. eine schlechte Körperhaltung korrigiert und die damit verbundenen Schmerzen lindert. Diese variantenreiche Heilmethode, die auch als vorbeugende Maßnahme Einsatz findet, wird hauptsächlich in der Orthopädie genutzt und dort oft in Verbindung mit Massagen oder Chiropraktik verordnet.

Grundgedanke der Bewegungstherapie ist, dass die Schwäche bestimmter Muskeln zu schmerzhaften Haltungsfehlern führt. Man geht davon aus, dass diese Muskelschwäche zu einem Ungleichgewicht in den Meridianen, den Energiebahnen des Körpers, führt. Mit den Meridianen sollen bestimmte „Indikatormuskeln" verbunden sein, die wichtige Informationen über den Gesamtzustand liefern.

Methode. Wenn der Bewegungstherapeut zunächst die Körperhaltung des Patienten überprüft, achtet er auf Ungleichgewichte und Asymmetrien des Bewegungsapparats, ob z. B. der Hals schief oder eine Schulter hochgezogen ist. Danach kontrolliert er, während der Patient jeweils eine stehende, sitzende und liegende Position einnimmt, einzelne Muskelpartien auf ihre Leistung hin.

Die Art, wie die Muskeln auf diese Tests reagieren, verschafft dem Therapeuten ein Bild von der Funktionstüchtigkeit des Körpers. So deuten etwa Muskeln, die bei der äußeren Anwendung von Druck nur schwachen Widerstand zeigen, auf gesundheitliche Probleme hin. Solche Untersuchungen erfordern vom Therapeuten eine profunde Kenntnis von der Tätigkeit der Muskeln und ihrer Beziehungen untereinander. So können kräftige Muskeln, die jedes Mal beim Verzehr einer bestimmten Speise erschlaffen,

Indikation und Wirkung

Die Bewegungstherapie eignet sich am besten zur Lokalisierung und Korrektur gestörter Körperfunktionen. Sie hat sich erfolgreich bewährt bei der Behandlung von:

- *Muskel- und Gelenkschmerzen durch Haltungsfehler*
- *Gelenkentzündungen*
- *Kopfschmerzen, Migräne und Neuralgien*

Anzeichen einer Lebensmittelunverträglichkeit sein. Nach der Diagnose kann der Therapeut durch leichten Druck auf die Akupunkturpunkte oder durch sanftes Massieren die Muskelpartien wieder stärken.

Ergebnisse. Die Bewegungstherapie vermittelt ein treffendes Bild vom allgemeinen Gesundheitszustand. Nach der Behandlung fühlen sich die Patienten häufig erfrischt und belebt.

SHIATSU

Shiatsu, was ins Deutsche übertragen so viel wie „Fingerabdruck" bedeutet, ist eine japanische Therapieform, die ihren Ursprung jedoch in der traditionellen chinesischen Medizin hat. Wie die Akupressur versucht auch diese Massagetechnik durch das manuelle Stimulieren von Akupunkturpunkten den Energiefluss des Körpers anzuregen und Blockaden in den Meridianen zu beheben, um auf diese Weise Schmerzen zu lindern und den allgemeinen Gesundheitszustand zu verbessern.

Methode. Shiatsu beruht auf der Vorstellung, dass durch das Manipulieren bestimmter Hautpunkte, die in Verbindung mit den Energie leitenden Kanälen (Meridianen) stehen, die inneren Organe des Menschen beeinflusst werden können. Daher führt der Therapeut mit dem Daumen und den

Fingerspitzen – zuweilen auch mit Handballen, Ellbogen, Knien und Füßen – kreisförmige Bewegungen auf den Akupunkturpunkten aus. Die Stärke des dabei ausgeübten Drucks hängt davon ab, ob der Energiefluss gedämpft oder angeregt werden soll. Leichtes Streichen wird bei Energiestau angewendet, anhaltender oder festerer Druck zur Stimulation.

Wenn bestimmte Körperbereiche, wie das Knie, schmerzen, kann der Energiefluss zu schwach sein; dann wird der Therapeut versuchen, eventuell vorhandene Blockaden aufzulösen. Bei einem schmerzhaften Gelenk konzentriert sich die Behandlung nicht nur auf dieses selbst, sondern auch auf die Punkte entlang den Energiebahnen, die durch die betroffene Körperpartie verlaufen und sich dann oft weit vom lokalisierten Schmerz entfernen.

Indikation und Wirkung

Shiatsu ist wie auch Akupressur eine wirksame vorbeugende Maßnahme. Sie hilft vor allem bei schmerzhaften Leiden wie:

- *Kopfschmerzen und Migräne*
- *Rückenschmerzen*
- *Verdauungsstörungen*
- *chronischer Steifigkeit*
- *Sportverletzungen*

Ergebnisse. Sehr heilsam hat sich Shiatsu beim Abbau von Spannungen und anderen stressbedingten Beschwerden sowie bei der Behandlung chronischer Nacken- oder Rückenschmerzen und Störungen des Bewegungsapparats erwiesen. Patienten berichten oft von einer gesteigerten Vitalität und Befreiung von depressiven Zuständen und Schlafproblemen.

FUSSREFLEXZONENMASSAGE

Diese Fußmassagetechnik, die vermutlich vor mehr als 5000 Jahren in China ihren Ursprung hatte, wurde Anfang des 20. Jahrhunderts von dem amerikanischen Arzt William H. Fitzgerald in die westliche Welt eingeführt und später von seiner Landsmännin Eunice Ingham weiterentwickelt. Sie stellten fest, dass bestimmte Stellen an den Fußsohlen und Händen mit anderen Körperteilen in Beziehung stehen. Die Beobachtung, dass die Empfindlichkeit in einer gewissen Fußregion einer Störung des ihr zugeordneten Organs entsprach, führte zur Entwicklung einer Systematik, die den Körper ebenso wie die Füße in unterschiedliche Zonen aufteilt und dann diese einander zuordnet. Dieses theoretische Modell ist seither Grundlage der Fußreflexzonentherapie.

Methode. Der Therapeut massiert bestimmte Fußreflexzonen, indem er mit den Fingerspitzen und Daumen Druck ausübt, um Schmerzen in anderen Körperteilen zu lindern. Die Blockaden und Verspannungen lösende Behandlung hat je nach Grifftechnik eine beruhigende oder anregende Wirkung. Wenn der Patient ernstlich krank ist, kann der angewandte Druck recht schmerzhaft sein. Diese leicht erlernbare Fußmassagetechnik eignet sich auch zur Selbstbehandlung harmloser Alltagsleiden.

Indikation und Wirkung

Die Fußreflexzonentherapie eignet sich eher für Allgemeinbeschwerden und stressbedingte Probleme als für spezielle Erkrankungen. Sie hilft bei:

- *Migräne, Anspannung und Erschöpfung*
- *Verdauungsstörungen, z. B. Verstopfung*
- *Menstruationsschmerzen*

Ergebnisse. Viele Patienten berichten, dass sie nach einer Behandlung, die meist eine Stunde dauert, einen regelrechten „Energieschub" verspüren; sie fühlen sich entspannt und wieder im Gleichgewicht.

TENS (TRANSKUTANE ELEKTRO-NERVENSTIMULATION)

Die Idee, elektrische Reize zur Linderung von Beschwerden einzusetzen, hatten bereits die Römer: Sie behandelten Gichtschmerzen mit den Stromschlägen der Zitteraale. Das TENS-Heilverfahren bildet sozusagen die Brücke zwischen physiologischen und energetischen Methoden. Bei seiner Entwicklung stand zwar die Elektro-Akupunktur Pate, doch beruht es, wie der Name schon sagt, auf dem Prinzip der Nervenstimulation.

Methode. Auf ausgewählten Akupunkturpunkten oder auf Abschnitten peripherer Nerven werden Elektroden platziert. Diese sind mit einem tragbaren Gerät verbunden, das niedrig dosierte Reizstromimpulse liefert. Sie erzeugen 30 Minuten oder auch länger ein angenehmes Kribbeln. Einer der Vorzüge der TENS-Schmerzbehandlung liegt in der Handlichkeit der Geräte: Diese gleichen kleinen tragbaren Transistorradios und können vom Patienten zu Hause, unterwegs und auch am Arbeitsplatz immer dann eingeschaltet werden, wenn für ihn eine Schmerzlinderung erforderlich ist.

Ergebnisse. Die kurzen, intensiven Reizströme werden über die „schnellen" A-Nervenfasern (siehe Seite 18) geleitet und blockieren die in den „langsameren" C-Fasern transportierten Schmerzmeldungen. Diese Unterbrechung kann länger als der eigentliche Reiz andauern und daher mehrere Stunden Schmerzerleichterung bringen. Außerdem steigert die TENS-Behandlung häufig auch das allgemeine Wohlbefinden. Sie wird häufig als Alternative zu Schmerzmitteln, die über längere Zeit einzunehmen sind, angewendet.

Patienten mit Herzschrittmacher sollten allerdings auf TENS verzichten, da durch die Reizstrombehandlung die Funktion dieser lebenswichtigen Geräte beeinträchtigt werden kann.

Indikation und Wirkung

TENS hat sich bei anhaltenden, hartnäckigen Schmerzen, vor allem bei fortdauernden Nervenleiden, bewährt. Allerdings eignet sich die Methode nicht zur Behandlung der zugrunde liegenden Schmerzursachen. TENS ist hilfreich bei:

- *Sportverletzungen*
- *Hexenschuss*
- *Ischiasschmerz*
- *Phantomschmerzen*
- *Schulter- und anderen Gelenkschmerzen*
- *Geburtswehen*

Bei der TENS-Behandlung werden Elektroden, die schmerzlindernde Reizströme liefern, auf der Körperoberfläche angebracht oder unter die Haut implantiert.

ZERO-AUSGLEICH

Der von dem amerikanischen Osteopathen und Akupunkteur Dr. Fritz Smith entwickelte Zero-Ausgleich beruht auf der Vorstellung, dass die natürlichen Selbstheilungskräfte am besten angeregt werden, wenn man auf die Körperstrukturen und ihre Energiebahnen einwirkt. Diese Methode kombiniert manuelle Therapieformen mit Verfahren zur harmonischen Wiederherstellung des energetischen Gleichgewichts.

Anders als Akupunktur und Shiatsu, die die Energiebahnen an der Körperoberfläche zur Schmerzbehandlung nutzen, konzentriert sich der Zero-Ausgleich auf die tiefer im Körperinneren liegenden und in den Knochen verlaufenden Energiekanäle.

Methode. Bei der Behandlung liegt der Patient voll angekleidet auf dem Rücken. Der Therapeut überprüft zunächst die Beweglichkeit der Gelenke und wertet dabei den Energiefluss aus. Danach dehnt er bestimmte Körperpartien und übt zugleich mit den Fingern Druck aus, um die in den tieferen Körperschichten aufgebauten Spannungen zu lösen. Zero-Ausgleich bezieht durch das schwerpunktmäßige Einwirken auf Beine und Wirbelsäule den ganzen Körper in die Therapie ein und befasst sich mit allen Bereichen des Schmerzes. Die Behandlung zielt auf tiefe Entspannung und gibt dem Patienten die Möglichkeit, Stresserscheinungen und Schmerzen zu verringern.

Ergebnisse. Bei dieser Therapie, die Schmerzen lindert und die Beweglichkeit verbessert, wird die nur sanfte Anwendung von Druck ganz auf die Toleranz des Einzelnen abgestimmt. Daher eignet sich Zero-Ausgleich vor allem für Patienten, bei denen eine kraftvollere Behandlungsform wie beispielsweise die Massage zu schmerzhaft sein könnte.

Indikation und Wirkung

Zero-Ausgleich ist eine sanfte Therapie. Sie eignet sich vor allem zur Behandlung von:

- Nacken- und Rückenschmerzen
- stressbedingten Beschwerden
- Migräne

HEILENDE BERÜHRUNG

Den Begriff „heilende Berührung" prägte Professor Dolores Krieger, Dozentin für Krankenpflege an der New York University, um damit die Heilkunst des „Handauflegens" zu beschreiben. Dazu sind keine fachlichen Qualifikationen erforderlich; nahezu jeder kann mit seinen Händen helfen, wenn er die nötigen sensorischen Fähigkeiten entwickelt.

Methode. Entgegen der Bezeichnung berührt der Heiler nie direkt den Körper des Patienten, sondern hält seine Hände in geringem Abstand darüber. Bei diesem Verfahren geht man davon aus, dass den Menschen ein Energiefeld umgibt, welches mit einiger Übung zu erspüren ist. Deshalb führt der Heiler seine Handflächen langsam über den Körper, um Bereiche mit Energiestau oder Schmerzen aufzufinden und Blockaden zu lösen, damit die Lebensenergie wieder frei fließen kann.

Ergebnisse. Die heilende Berührung durch Menschen mit einer sinnlichen Begabung für energetische Kräfte kann zu einem Gefühl tiefer Entspannung führen. Experimente mit Mäusen ergaben, dass Verletzungen schneller heilen, wenn sie dem Energiefeld heilender Hände ausgesetzt werden.

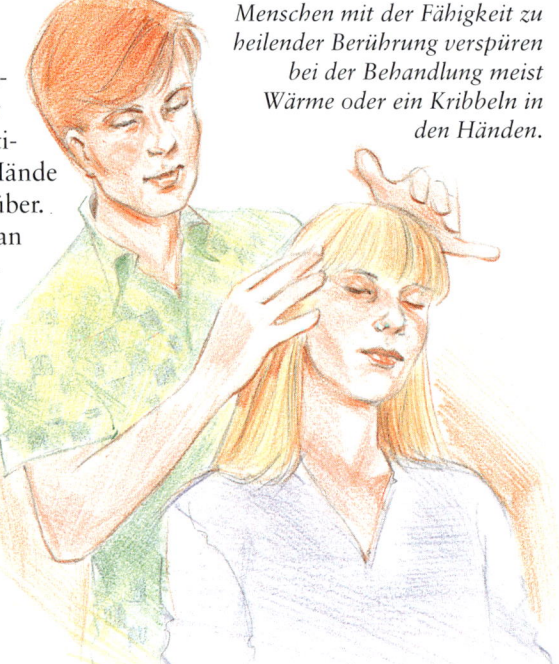

Menschen mit der Fähigkeit zu heilender Berührung verspüren bei der Behandlung meist Wärme oder ein Kribbeln in den Händen.

Indikation und Wirkung

Die heilende Berührung kann als ergänzende Maßnahme bei allen möglichen Beschwerden eingesetzt werden. Sie eignet sich besonders für:

- Nacken- und Rückenschmerzen
- Reizdarm
- chronische Migräne
- Schmerzen bei Geburtswehen

GESUNDBETEN

Seit je hatte Heilen eine religiöse Dimension: Das Christentum beispielsweise begründete seinen Glauben auf der Fähigkeit Jesu, Menschen zu heilen. Auch das Gesundbeten findet in einem religiösen Rahmen statt; das kann während eines Gottesdienstes oder in einer privaten Versammlung Betender sein. Im Gegensatz zur heilenden Berührung und anderen Therapieformen ist beim Gesundbeten kein enger Körperkontakt erforderlich.

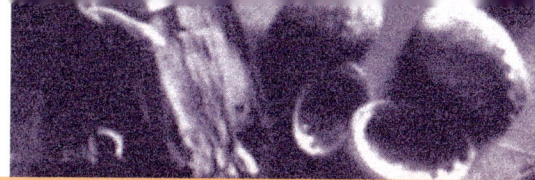

Naturmedizin

Seit je werden aus der Natur gewonnene Stoffe zu medizinischen Zwecken genutzt. Kräuter und Heilpflanzen enthalten Bestandteile, die chemische und physiologische Vorgänge im Körper beeinflussen und dadurch schmerzvolle Leiden lindern.

HOMÖOPATHIE

Grundprinzip der Homöopathie ist die Verabreichung sehr stark verdünnter Heilmittel, die hoch konzentriert beim gesunden Menschen ähnliche Symptome hervorrufen würden wie die zu behandelnde Krankheit.

Methode. Homöopathische Arzneimittel werden aus pflanzlichen, tierischen und anorganischen Stoffen hergestellt. Einige davon besitzen ein breites Wirkungsspektrum gegen alle möglichen Schmerzen und sind in Apotheken frei erhältlich.

Ein Spezialist für Homöopathie versucht dagegen, jeweils ein spezifisches Heilmittel zusammenzustellen, das ganz dem individuellen Krankheitsbild des Patienten entspricht. Daher erkundigt er sich ausführlich nach der Art der Schmerzen und den Umständen, die ihre Häufigkeit und Intensität beeinflussen. So kann eine Blasenentzündung bei verschiedenen Patienten jeweils unterschiedliche Arzneimittel erfordern – dabei spielen Stärke und Wesen des Schmerzes, ob er vor oder nach dem Harnen auftritt und ob Blut im Urin ist, eine Rolle.

Ergebnisse. Homöopathische Mittel, die genau auf die Symptome und die persönlichen Wesensmerkmale des Patienten, auf sein Temperament und seine Ernährungsgewohnheiten abgestimmt sind, können sich häufig als effektiver erweisen als konventionelle schmerzstillende Arzneien und haben außerdem keine Nebenwirkungen.

Indikation und Wirkung

Durch Abstimmung der Heilmittel auf Beschwerden, Lebensführung und Ernährung kann die Homöopathie dem Problem des Patienten gerecht werden, so etwa bei:

- *chronischen Leiden wie Arthritis*
- *akuten Beschwerden wie Migräne, Ohrenschmerzen*
- *stressbedingten Beschwerden*

HOMÖOPATHISCHE WIRKUNGSWEISE

Homöopathische Arzneimittel werden durch wiederholtes Verdünnen und Schütteln der aktiven Substanz hergestellt. Dadurch ergeben sich unterschiedliche Potenzen, d. h. Verdünnungsgrade, die in Dezimal- (D) und Zentesimalschritten (C) angegeben werden. Je höher die Potenz, desto wirksamer soll das Heilmittel sein.

Bisher konnte wissenschaftlich nicht genau geklärt werden, auf welche Weise homöopathische Mittel Schmerzen lindern oder Entzündungen hemmen, da in der verdünnten Lösung oft keine aktiven Substanzen mehr nachweisbar sind. Homöopathen behaupten, dass durch das wiederholte Schütteln die Energie des Wirkstoffs auf die Trägersubstanz übergeht.

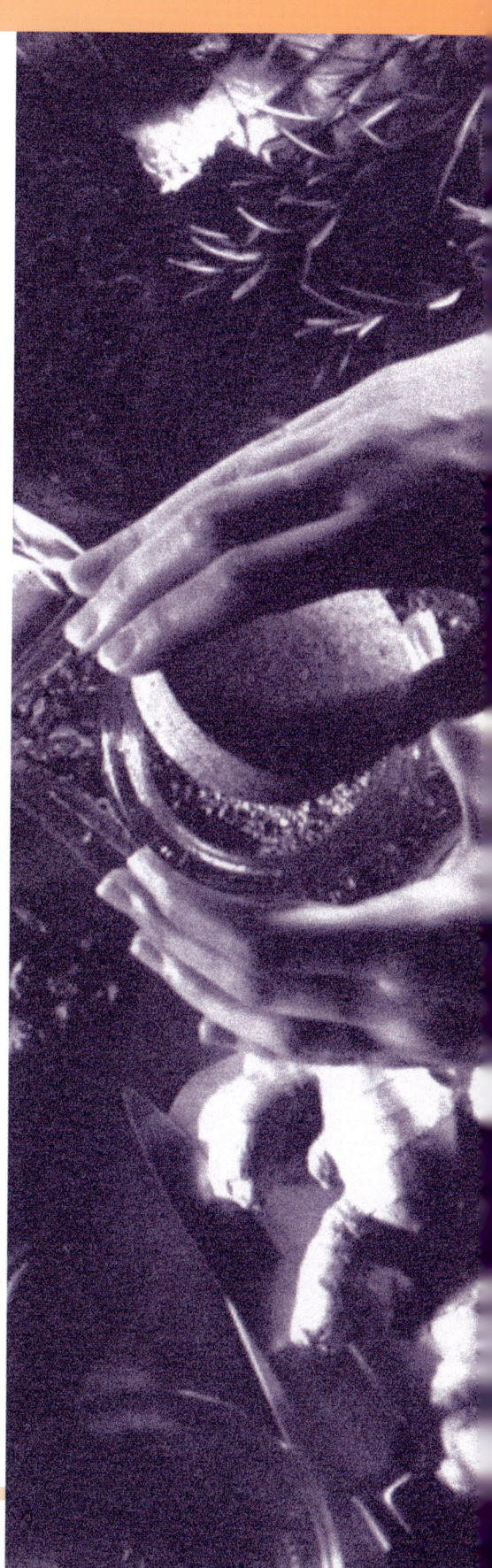

PFLANZENHEILKUNDE

Schon in uralten Zeiten nutzte der Mensch bestimmte Pflanzen zur Behandlung von Schmerzen. Rund um die Erde haben sich verschiedene Traditionen der Kräuterheilkunde entwickelt; besonders bekannt sind dafür das indische Ayurveda, die chinesische und indianische Volksmedizin.

Methode. Spezialisten der Pflanzenheilkunde haben in neuerer Zeit pflanzliche Wirkstoffe entdeckt, die in verschiedenen Teilen der Welt zur Schmerzbewältigung eingesetzt werden. Die aktiven Substanzen dieser Heilpflanzen werden von den Rezeptoren der Organ- und Gewebezellen „angezogen". Sie fügen sich in die Rezeptoren wie die Teile eines Puzzles ein und lösen dadurch chemische Veränderungen aus, die sich ihrerseits auf die Organfunktion auswirken.

Heilpflanzen beeinflussen je nach ihren individuellen Eigenschaften den Schmerz auf unterschiedliche Art. Chili z. B. enthält den Wirkstoff Capsaicin, der bestimmte chemische Substanzen hemmt, Schmerzmeldungen ans Gehirn weiterzuleiten. Eibisch *(Althaea officinalis)* besitzt reizmindernde Schleimstoffe, die helfen, Entzündungen und Geschwüren im Verdauungstrakt vorzubeugen. Gartensalbei *(Salvia officinalis)* dagegen lindert schmerzhafte Mundgeschwüre und Halsentzündungen.

Die in Tablettenform oder als Emulsion, Creme und Salbe erhältlichen Heilmittel bestehen zumeist aus einer Mischung verschiedener Pflanzenextrakte mit sich ergänzender Wirkung.

Ergebnisse. Pflanzliche Arzneimittel eignen sich besonders für Magen-Darm-Probleme und tragen auch zur Linderung chronischer Leiden wie Arthritis oder Migräne bei. Richtig angewendet helfen sie, die Gesundheit und Lebensfreude wiederherzustellen; falsch dosiert und über längere Zeit eingenommen, können sie allerdings unerwünschte Nebeneffekte haben.

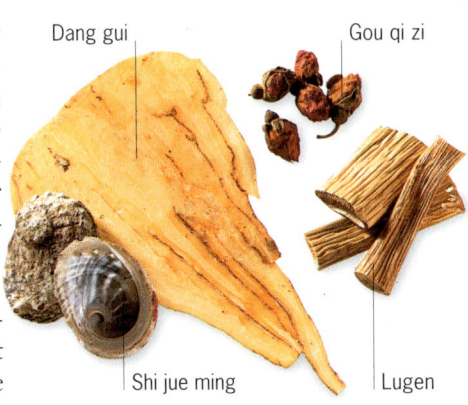

Dang gui   Gou qi zi

Shi jue ming   Lugen

Die chinesische Pflanzenheilkunde beruht auf jahrtausendealten Quellen. Auch Wissenschaftler der westlichen Welt untersuchen derzeit die Heilkraft vieler chinesischer Kräuter.

Indikation und Wirkung

Eine Vielzahl von Beschwerden kann mit pflanzlichen Heilmitteln behandelt werden. Sie wirken vor allem bei Schmerzen oder anderen Symptomen im Zusammenhang mit:

- *Hautkrankheiten wie Ekzemen*
- *stressbedingten Beschwerden*
- *Gelenkbeschwerden wie Arthritis*
- *Verdauungsproblemen wie Magengeschwüren und Reizdarm*
- *Erkrankungen der Atmungsorgane*
- *Schlafstörungen wie chronische Schlaflosigkeit*
- *Kopfschmerzen und Migräne*

EINIGE HEILPFLANZEN UND IHRE ANWENDUNG

Diese Tabelle führt allgemein verbreitete, schmerzhafte Leiden auf, die man mit Heilpflanzen behandeln kann. Einige davon sind wegen ihrer hoch wirksamen Substanzen mit Bedacht anzuwenden. Daher sollte man sich zuvor medizinischen Rat über die richtige Dosierung einholen.

Leiden	Heilpflanze	Methode und Zweck
Halsentzündung, Geschwüre	Gartensalbei *(Salvia officinalis)*	Zur Schmerzlinderung mit Aufguss oder Auszug den Mund spülen oder gurgeln.
Zahnschmerzen	Nelkenöl; Kamille *(Chamomilla)*	Zur Schmerzlinderung auf Wattebausch geben und betroffenen Zahn damit tamponieren. Auch als Aufguss zur Mundspülung
Magengeschwüre	Süßholz *(Glycyrrhiza glabra)*; Rotulme *(Ulmus fulva)*	Gegen Schmerzen Süßholz-Auszug trinken. Zur Beruhigung entzündeter Schleimhäute Rotulme-Pulver in Haferschleim trinken.
Koliken, Krämpfe, Blähungen	Schwarze Nieswurz *(Helleborus niger)*; Ingwer *(Zingiber officinalis)*; Yamswurzel *(Dioscorea villosa)*	Zur Vorbeugung bzw. Linderung von Muskelkrämpfen alkoholische Auszüge trinken. Ingwer, der die Wirkung anderer Heilpflanzen unterstützt, als Tee trinken.
Blasenentzündung	Bärentraube *(Arctostaphylos uva ursi)*; Eibisch *(Althaea officinalis)*	Alkoholischen Auszug trinken, um Entzündungen zu hemmen.
Muskel- und Gelenkschmerzen	Wintergrün-Öl *(Gaultheria procumbens)*; Teufelskralle *(Harpagophytum procumbens)*	Mit Wintergrün-Öl Muskeln und Gelenke zur Beruhigung und Entspannung massieren. Teufelskralle in Tablettenform einnehmen.
Migräne	Fieberkraut *(Pyrethrum)*	Zur Schmerzlinderung Blätter kauen oder Tabletten einnehmen.
Neuralgien	Passionsblume *(Passiflora incarnata)*	Zur Schmerzlinderung alkoholischen Aufguss trinken.

NATURHEILKUNDE

Die Naturheilkunde nutzt eine ganze Reihe von Methoden zur Anregung der Selbstheilungskräfte. Diese Verfahren werden in vielen Fällen auch zur Schmerzlinderung eingesetzt. Besonderen Wert misst die Naturheilkunde einer gesunden Ernährung bei, die auf Salz, gesättigte Fettsäuren und industriell verarbeitete Lebensmittel weitgehend verzichten sollte. Dadurch ließen sich Faktoren vermeiden, die Krankheiten auslösen können.

Der Begriff „Naturheilkunde" entstand erst Ende des 19. Jahrhunderts. Die Grundlagen ihrer Verfahren reichen jedoch bis in die Antike zurück. Bereits der griechische Arzt Hippokrates (um 460 – 370 v. Chr.) vertrat die Auffassung, dass einfache Mittel wie Diät und eine sinnvolle Ernährung die Selbstheilungskräfte fördern. Das Fundament für die moderne Naturheilkunde legten Laienbehandler wie Sebastian Kneipp, Johann Schroth und Ärzte wie Maximilian Bircher-Benner, die durch die Entwicklung bestimmter Ernährungstherapien und Wasseranwendungen der Naturmedizin wichtige Impulse gaben.

Methode. Zu den Behandlungsmethoden gehören Entspannungstechniken, Diäten, Bindegewebsmassagen, Gymnastik und Osteopathie. Naturheilkundler empfehlen ferner verschiedene Formen von Hydrotherapie, darunter warme und kalte Kompressen und Bäder, um damit die Blutzufuhr zu entzündeten Gelenken oder anderen Partien anzuregen.

Ergebnisse. Bei einer Vielzahl von Beschwerden hat die Naturheilkunde gute Ergebnisse vorzuweisen, sodass aufgrund ihrer Behandlungsmethoden konventionelle Schmerzmittel oftmals überflüssig werden. Das gilt vor allem für chronische Leiden wie Arthritis.

Indikation und Wirkung

Durch den ganzheitlichen Ansatz der Naturheilkunde kann eine Vielzahl von Beschwerden, insbesondere stressbedingte Leiden, behandelt werden. Die Naturheilkunde hilft vor allem bei Schmerzen im Zusammenhang mit:

- *Arthritis*
- *Entzündungen*
- *hohem Blutdruck*
- *Magenbeschwerden*
- *Beklemmungen*
- *Erschöpfung*
- *Erkrankungen der Atemwege*

DIÄT UND GESUNDE ERNÄHRUNG

Besonders wichtig sind in der Naturheilkunde diätetische Maßnahmen zur Förderung der Selbstheilungskräfte. So wird z. B. bei Entzündungen im Verdauungsapparat oder in den Atemwegen ein kurzes „Saftfasten" oder eine speziell zusammengestellte Diät zur inneren Reinigung empfohlen. Die dadurch freigesetzten Körperenergien sollen die der Krankheit zugrunde liegenden Ursachen beheben. Bei schmerzhaften Beschwerden kann der Spezialist für Naturheilkunde auch dazu raten, auf bestimmte Lebensmittel ganz zu verzichten. Das ist beispielsweise der Fall, wenn Kaffee und Schokolade die auslösenden Faktoren für Migräneanfälle des Patienten sind. Meist werden verschiedene kombinierte Behandlungsformen empfohlen, etwa warme Kompressen zusammen mit diätetischen Maßnahmen. Mangelt es dem Patienten an bestimmten Mineralstoffen, können auch spezielle Ernährungsergänzungen verordnet werden, um die Körperchemie bei schmerzhaften Leiden zu beeinflussen.

HYDROTHERAPIE BEI SCHMERZEN

Schmerzhafte Beschwerden kann man auch selbst mit Kalt- und Warmwasseranwendungen zu Hause behandeln. Für einen feuchten Umschlag genügt ein kleines Handtuch, das passend gefaltet auf die schmerzende Körperstelle gelegt und mit einer Binde befestigt wird.

Leiden	Methode
Kopfschmerzen	Warme und kalte Umschläge ins Genick legen: 2 Minuten warm, 1 Minute kalt. Kalte Kompressen auf die Stirn legen, öfter wiederholen.
Nebenhöhlenentzündung	Warme und kalte Sprays anwenden oder feuchten Schwamm auf das Gesicht legen: 2 Minuten warm, 1 Minute kalt.
Halsentzündung, Schluckbeschwerden	Für 2–3 Stunden oder über Nacht kalte Kompressen auf den Hals legen.
Schmerzhafter Husten	Warme und kalte Brustwickel auflegen: 3 Minuten warm, 1 Minute kalt.
Schmerzen oder Koliken	Warme Kompressen wiederholt auf den Bauch legen.
Rücken-, Nacken-, Schulterschmerzen	Warme und kalte Wickel auf die schmerzenden Partien auflegen: 3 Minuten warm, 1 Minute kalt; insgesamt etwa 20–30 Minuten einmal oder zweimal täglich.
Knie-, Handgelenks- und Knöchelverletzungen oder -schmerzen	Kalte Kompressen auf die schmerzenden Partien legen, etwa 1–2 Stunden lang oder über Nacht.

Therapien für Seele und Geist

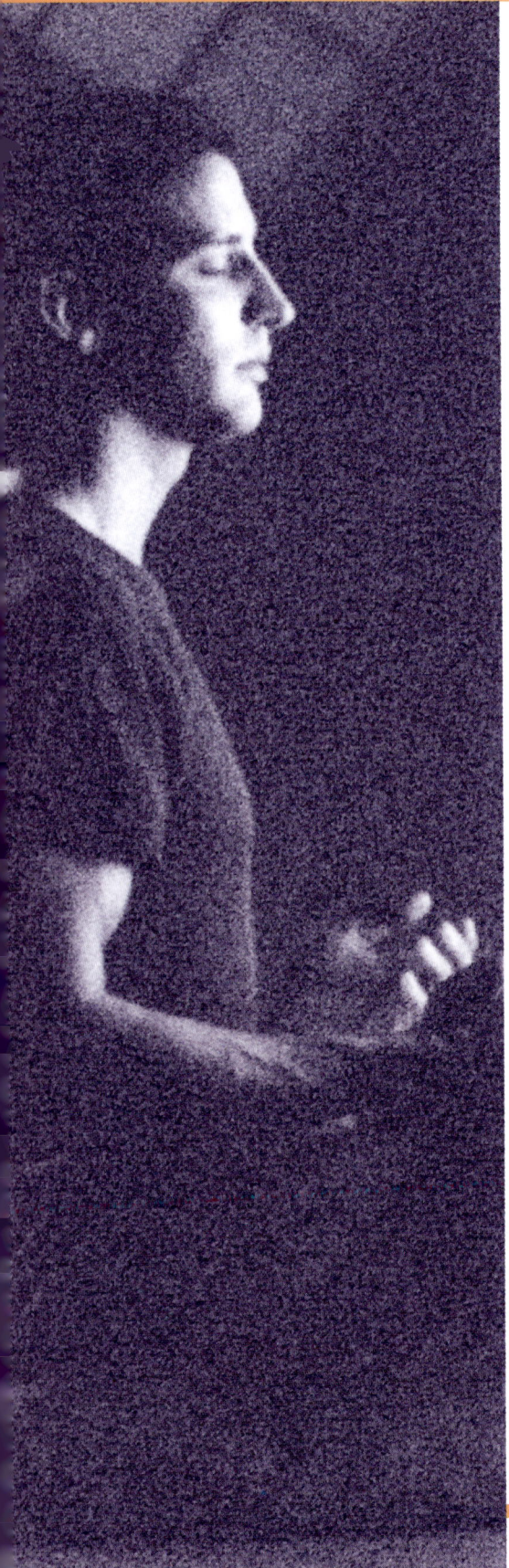

Viele Therapien versuchen zur Schmerzbewältigung beizutragen, indem sie durch Entspannungstechniken beruhigend auf Seele und Geist wirken oder durch Gespräche tiefer gehende psychische Konflikte lösen, die oft körperliche Leiden verursachen.

AUTOGENES TRAINING

Das vom Neurologen Dr. Johannes Heinrich Schultz ab 1928 entwickelte autogene Training ist eine Form der Selbsthypnose, die spezielle Konzentrationsübungen zur körperlichen und seelischen Entspannung einsetzt. Die Methode kann zur Linderung von Schmerzen, Beseitigung von Schlafstörungen und allgemein als Strategie zur Selbstkontrolle und Selbsterziehung – um etwa das Rauchen aufzugeben – angewandt werden.

Methode. Das autogene Training besteht aus sechs Grundübungen, die im bequemen Sitzen oder Liegen ausgeführt werden. Sie zielen darauf ab, eigene Wahrnehmungen, Gefühle und Stimmungen zu beeinflussen, Zielsetzungen positiv zu formulieren und Körperfunktionen wie Atmung oder Herzschlag zu beherrschen. Die Techniken kann man unter fachkundiger Anleitung in Kursen erlernen und später gezielt den persönlichen Gesundheitsproblemen anpassen. In Übungen, die sich auf schmerzende Körperpartien konzentrieren, stellt man sich z. B. vor, dass die Arme schwer oder die Beine warm werden. Dadurch lernt man, die Aufmerksamkeit nach innen zu richten, was zu einem Zustand tiefer Entspannung führt.

Ergebnisse. Sowohl bei der Lockerung von Muskelverspannungen als auch bei der Lösung seelischer Ver-

Indikation und Wirkung
Autogenes Training eignet sich zur Schmerzlinderung bei stressbedingten Leiden. Es kann auch helfen bei:
● *Migräne*
● *hohem Blutdruck*
● *Erschöpfung*
● *Magenbeschwerden*
● *klimakterischen Schmerzen*

krampfungen hat sich autogenes Training in vielen Fällen als sehr wirksam erwiesen.

Nicht selten berichten Patienten von heftigen Reaktionen, wenn bei den Entspannungsübungen die unterdrückten Emotionen freigesetzt wurden.

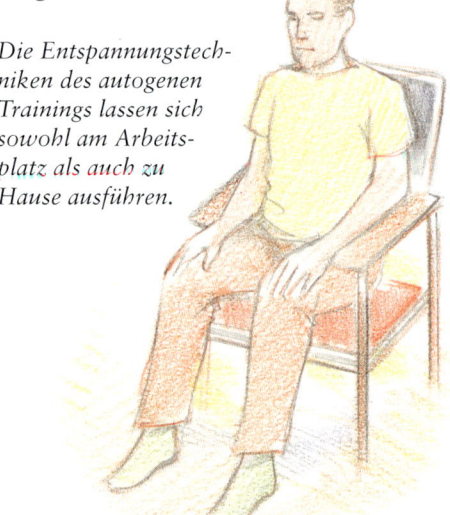

Die Entspannungstechniken des autogenen Trainings lassen sich sowohl am Arbeitsplatz als auch zu Hause ausführen.

PSYCHOTHERAPIE

Die Psychotherapie bietet eine Reihe von Verfahren, die im Einzel- oder Gruppengespräch auf jene seelischen Konflikte des Patienten eingehen, die verantwortlich für seine schmerzhaften Beschwerden sind, und versucht diese zu lösen. Solche psychischen Probleme können sowohl Ursache als auch Folge von körperlichen Störungen sein. Wird Schmerz als ein Signal des Nervensystems wahrgenommen, leidet der Betroffene, und diese negative Reaktion kann den Schmerz wiederum verstärken.

Methode. Meist erfolgt die psychologische Schmerzbehandlung in Form von Einzelgesprächen zwischen einem geschulten Therapeuten und dem Patienten. In der Gruppentherapie dagegen teilen Menschen mit ähnlichen Schmerzproblemen ihre Erfahrungen und Einsichten. Zu jeder psychotherapeutischen Hilfe gehört jedoch auch die Berücksichtigung eventueller körperlicher Schmerzursachen.

Oft genügt es schon, mit einem Spezialtherapeuten oder einem Seelsorger über Gefühle und Ängste in Bezug auf Schmerzen reden zu können, und viele der damit verbundenen körperlichen Blockaden lassen sich lösen.

Ergebnisse. Die Frage, ob die Psychotherapie einen wesentlichen Beitrag zur Schmerzbewältigung leisten kann, ist Gegenstand vieler Untersuchungen. Bereits in einer 1959 im *British Journal of Medical Psychology* veröffentlichten Studie wurde eine Patientengruppe mit Schmerzen des Bewegungsapparats nur physiotherapeutisch, eine Vergleichsgruppe zusätzlich psychotherapeutisch behandelt. Die Ergebnisse zeigten, dass die Zahl der anschließend schmerzfreien Patienten in der psychotherapeutisch betreuten Gruppe doppelt so hoch war wie in der anderen.

Indikation und Wirkung

Patienten mit schmerzhaften Beschwerden aufgrund verschütteter seelischer Konflikte können Hilfe in der psychotherapeutischen Behandlung finden. Anspannung, Stress und Schlaflosigkeit können ihre Ursache in seelischen Problemen haben. Die Psychotherapie kann auch bei körperlichen Leiden helfen wie:

- *Herz- und Gefäßproblemen wie hohem Blutdruck und Angina pectoris*
- *Magen- und Darmbeschwerden*
- *Kopfschmerzen und Migräne*

VERHALTENSTHERAPIE UND KOGNITIVE PSYCHOTHERAPIE

Falsche Verhaltensmuster – wenn etwa Schmerz benutzt wird, um Aufmerksamkeit zu erlangen – tragen dazu bei, dass Beschwerden chronisch werden. Ziel der Verhaltenstherapie ist, solche schädlichen Kreisläufe zu durchbrechen und positive Verhaltensmuster zu verstärken, um Angstzustände zu verringern. Sie ist bestrebt, dem Patienten Bewältigungsmechanismen zu vermitteln, sodass dieser mit seinen Schmerzen besser fertig wird. Eine andere weit verbreitete Behandlungsform ist die kognitive Therapie. Da unsere Gedanken und Wahrnehmungen das Schmerzerleben beeinflussen, entwickelt diese Therapie Bewältigungsstrategien, die dem Patienten dabei helfen sollen, Ziele zur eigenen, positiven Veränderung zu entwerfen und zu erreichen.

HYPNOTHERAPIE

In der Psychotherapie wurden Hypnoseverfahren entwickelt, um zu rascheren Ergebnissen und einer genaueren Analyse der Probleme des Patienten zu gelangen. Dieser wird – falls für die Hypnose geeignet – in Trance versetzt, damit der Therapeut leichteren Zugang zu dessen Unbewusstem findet. Dadurch lassen sich emotionale Blockaden lösen, die psychische Probleme verursachen und die Lebenstüchtigkeit einschränken. Ist nämlich die seelische Ausdrucksfähigkeit eingeschränkt, kann dies zu Anspannung und stressbedingten Beschwerden wie Kopf- und Brustschmerzen führen.

Methode. Zunächst versetzt der Therapeut den Patienten in einen Hypnosezustand. Danach suggeriert er ihm positive Bilder und Vorstellungen, damit der Patient die Kontrolle über seine körperliche Kondition zurückgewinnt. Der Therapeut versucht auch, lange verschüttete oder verdrängte Gedanken und Erinnerungen auf die oberste Bewusstseinsebene zu bringen, um so mögliche psychische Schmerzursachen aufzudecken.

Ergebnisse. Hypnose kann schmerzhafte Symptome bewältigen helfen, nicht aber deren Ursachen beseitigen. Daher ist die unter Hypnose erreichte

Indikation und Wirkung

Die Hypnose eignet sich vor allem für die Behandlung von Beschwerden mit stark ausgeprägten psychologischen Komponenten, wie etwa psychosomatischen Störungen, Phobien und stressbedingten Leiden.

Erleichterung von Beschwerden meist vorübergehend, sodass weitere Therapien zur Behandlung der Ursachen notwendig sind. Der Nutzen der Hypnose liegt vor allem in der Erkenntnis, dass das Bewusstsein bei der Schmerzwahrnehmung eine große Rolle spielt.

VISUALISATION

Bereits in frühgeschichtlicher Zeit waren der Zugang zu inneren Welten und die möglicherweise daraus resultierende Heilkraft bekannt. Mit der Methode der Visualisation, die dazu anregt, sich angenehme Szenarien vorzustellen, kann man diese verborgene Fertigkeit aktivieren und auch die Schmerzwahrnehmung beeinflussen.

Die enge Verbindung zwischen angenehmen, Freude auslösenden Bildern und körperlichen Empfindungen hilft den Patienten, ihre Vorstellungen so zu trainieren, dass ihr positives Denken gefördert wird und somit ihr Selbstwertgefühl zunimmt. Man vermutet, dass dadurch das Hinterhorntor blockiert und die Übertragung der Schmerzmeldung ans Gehirn unterbrochen wird – ein Mechanismus, der mit dem der TENS-Schmerzbehandlung vergleichbar ist (siehe Seite 83).

Methode. Da es mitunter schwierig ist, sich die Technik der Visualisation selbst beizubringen, ist es ratsam, sie von einem Experten zu lernen und erst danach zu Hause zu praktizieren.

Die Bilderwelt, die der Therapeut benutzt, hängt von den Beschwerden des Patienten ab. So kann er bei brennendem Schmerz ein Bild wählen, in dem eiskaltes Wasser über die betroffene Körperpartie fließt, oder man malt sich aus, dass die Wärme einfach davonströmt wie glühende Lava.

Ergebnisse. Dr. Carl Simonton entwickelte spezielle Visualisierungstechniken für Krebskranke. Er stellte fest, dass Krebspatienten, die einer Bestrahlung unterzogen wurden, größere Fortschritte machten, wenn sie sich bildhaft vorstellten, wie die körpereigenen Abwehrkräfte über den Tumor siegen.

Die Methode ist am effektivsten, wenn sich der Patient mit den gewählten Bildern identifizieren kann – z. B. mit einer Mannschaft, die den sportlichen Gegner besiegt. Die Visualisation ist ein wesentlicher Bestandteil zahlreicher meditativer und psychotherapeutischer Verfahren. Sie ist besonders in Verbindung mit Atem- und Entspannungsübungen wirksam.

Indikation und Wirkung

Die Visualisation eignet sich für nahezu alle körperlichen oder seelischen Probleme. Sie kann besonders zur Linderung von Schmerzen beitragen, die verursacht werden durch:

- *Krebs*
- *Angina pectoris*
- *Asthma*

VISUALISIEREN ZU HAUSE

Schmerzhafte Beschwerden können durch Visualisation bewältigt werden. Dazu zwei Beispiele:

- *Stellen Sie sich vor, der Schmerz sei ein wildes Tier. Ziehen Sie langsam eine Mauer um sich herum, um es fern zu halten. Sie sollten spüren, wie der Schmerz mit dem Wachsen der Mauer nachlässt.*
- *Stellen Sie sich den Schmerz als einen Hai vor. Umgeben Sie sich mit einer Schar von Delphinen, die den Hai vertreiben. Sie sollten spüren, wie der Schmerz nachlässt.*

MEDITATION

Zu den zahlreichen Meditationsformen gehören religiöse und weltliche Kontemplation ebenso wie die dynamischen Formen ritueller Tänze. Ekstatische Tänze, die zu tranceähnlichen Zuständen führen, werden – begleitet von Trommelschlägen – oft als Vorspiel zu beeindruckenden Zeremonien aufgeführt. Feuerläufer können über glühende Holzkohle gehen, offenbar ohne ihre Füße zu verletzen. Zu den bekannteren Meditationsmöglichkeiten zählen die kontemplativen Formen, die in christlichen oder buddhistischen Klöstern ausgeübt werden, ebenso wie Yoga und andere fernöstliche Praktiken.

Meditation, ob dynamisch oder kontemplativ, versetzt das Gehirn in den Alpha-Rhythmus: Das ist ein Zustand entspannten Bewusstseins und völligen Gelöstseins im Grenzbereich zwischen Schlafen und Wachen. Dabei werden Schmerzimpulse weniger stark wahrgenommen. Oft wird die Meditation auch als Vorspiel zu anderen Behandlungsformen wie z. B. der Visualisation gewählt.

Methode. Man kann allein meditieren oder in einer Gruppe, was vielen leichter fällt. Der Meditationslehrer gibt ein Mantra vor, d. h. ein Wort oder Bild, auf das man sich beim Meditieren konzentriert und das man endlos wiederholt. Zur Kontemplation empfiehlt sich eine ruhige Umgebung; ist dies aber nicht gegeben, so kann man sich mit Hintergrundmusik oder Naturgeräuschen vom Band be-

Indikation und Wirkung

Meditation ist besonders effektiv bei der Linderung chronischer Schmerzen und bei starker Anspannung durch Stress. Sie hilft auch bei Beschwerden wie:

- *hohem Blutdruck*
- *Kreislaufproblemen*
- *Beschwerden im Brustraum wie z. B. Asthma*
- *Migräne*

helfen. Eine Meditation sollte jeweils rund 10 Minuten dauern.

Ergebnisse. Regelmäßige Meditation baut Stress ab und kann zu anhaltender Schmerzlinderung bei Migräne, Asthma und Bluthochdruck führen.

Entspannungstechniken

Muskelverspannungen und seelische Belastungen können zu schmerzhaften Beschwerden führen. Entspannungstechniken, verbunden mit Atemübungen, erleichtern stressbedingte Leiden und helfen zugleich, die Körperkontrolle zurückzugewinnen.

PROGRESSIVE MUSKELENTSPANNUNG

Rhythmische Atemübungen zur Muskelentkrampfung sind die Grundlage der meisten Entspannungstherapien, zu denen autogenes Training (siehe Seite 88) und Meditationstechniken wie Yoga (siehe Seite 74) zählen. Viele Menschen nutzen eine meditationsähnliche Bilderwelt, um die Wirkung zu verstärken, doch genügt meist bereits die Konzentration auf bestimmte Körper- oder Muskelpartien, um diese zu entspannen.

Methode. Bei der progressiven Muskelentspannung ist es wichtig, eine bequeme Position einzunehmen. In den meisten Fällen ist es vorteilhaft, sich flach auf den Rücken zu legen, sodass die Gelenke nicht belastet sind. Genick und Kniekehlen können mit kleinen Kissen unterlegt werden. In sitzender Position sind die Entspannungstechniken zwar weniger

Muskelentspannung kann erfolgreich zum Abbau von extremen Stresserscheinungen eingesetzt werden.

Indikation und Wirkung

Progressive Muskelentspannung als Teil von Programmen zur Schmerzbewältigung und zum Stressabbau hat sich als wirksam erwiesen bei der Linderung chronischer Schmerzen nach Wirbelsäulenverletzungen.

effektiv, lassen sich dafür aber auch am Arbeitsplatz oder z. B. unterwegs im Zug durchführen.

Entspannungsübungen sollte man unter Anleitung eines Therapeuten erlernen. Dieser achtet zunächst darauf, dass man einen ruhigen und gleichmäßigen Atemrhythmus findet. Danach konzentriert man sich einige Atemzüge lang auf eine bestimmte Körperpartie – etwa Füße und Beine – und wendet sich in einem nächsten Schritt einer anderen Muskelpartie zu. Auf diese Weise durchwandert man gedanklich alle Muskelpartien und entspannt jeden Körperteil. Einige Therapeuten setzen alternative Techniken ein, bei denen die visualisierten Muskelgruppen im Wechsel angespannt und mit dem Ausatmen wieder gelöst werden. Die Patienten lernen nach und nach, diese Technik selbstständig am Arbeitsplatz oder zu Hause anzuwenden.

Ergebnisse. Anwender dieser Methode berichten von einem ausgeprägteren Körper- und Selbstbewusstsein.

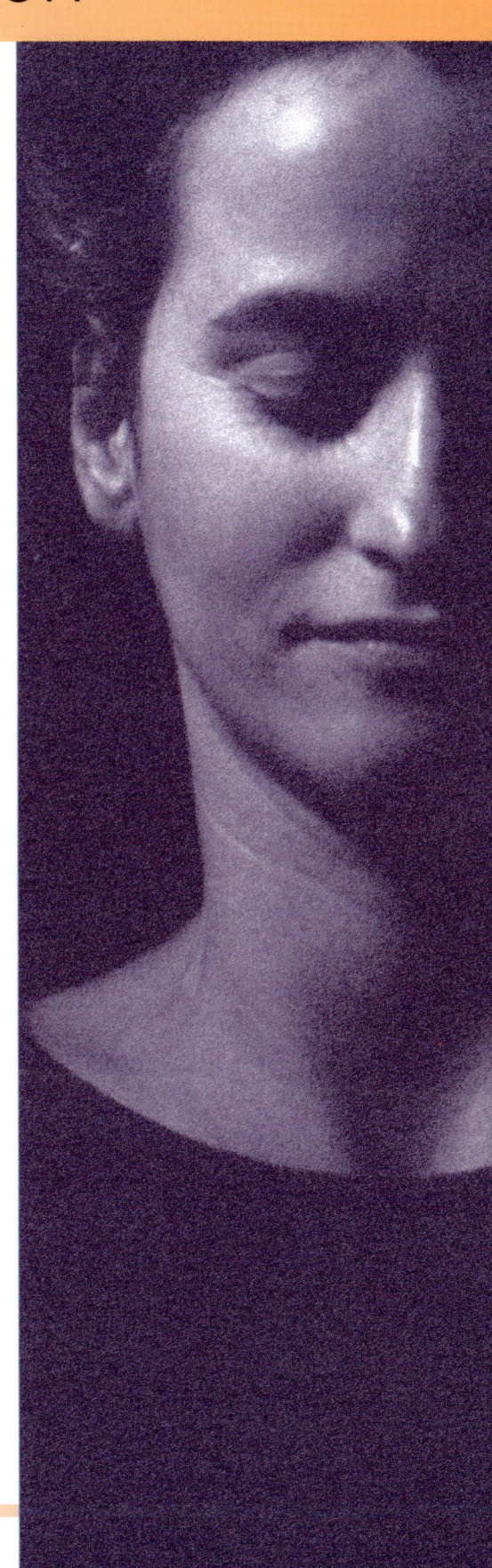

BIOFEEDBACK

Ziel dieses Verfahrens ist, den Patienten über Vorgänge in seinem Körper zu informieren, die er sonst nicht wahrnimmt. Dies geschieht durch elektronische Geräte, die Signale aussenden. Dadurch kann der Patient seine Körperfunktionen wie Herzschlag oder Blutdruck selbst kontrollieren.

Mitunter mag die progressive Muskelentspannung, bei der man sich konzentrieren muss, um zu entspannen, widersprüchlich erscheinen, da man die Veränderung der Muskelspannung nicht wahrnehmen und sich deshalb erneut verkrampfen kann. Biofeedback-Geräte geben dem Benutzer hingegen optische oder akustische Informationen über den Grad der Körperentspannung, während dieser die entsprechenden Übungen durchführt.

Methode. Man setzt die Elektroden der Biofeedback-Geräte auf die Haut oder hält sie in den Händen. Die Apparate haben verschiedene Funktionen: Die einen messen Blutdruck und Gehirnwellen, andere zeigen Veränderungen des Herzschlags, der Temperatur oder des Hautwiderstands an (der z. B. beim Schwitzen schwankt). Diese Unregelmäßigkeiten werden durch ein akustisches Signal mitgeteilt, das in Tonhöhe und Lautstärke schwanken kann, oder aber durch eine bewegliche Nadel oder Kurve sichtbar gemacht. Wird die Anspannung gelöst, nimmt das Geräusch ab, oder die optische Anzeige geht zurück. Durch das Feedback (Rückmeldung) wird dem Benutzer deutlich, wann er sich an- oder entspannt. Mit der Zeit werden ihm die Körperfunktionen bewusst, sodass er auf das elektronische Hilfsmittel nicht mehr angewiesen ist.

Biofeedback ist ein wertvolles Verfahren, sich Entspannungstechniken anzueignen. Es lässt sich gezielt bei schmerzhaften Beschwerden einsetzen, da der Patient z. B. mithilfe der elektronischen Geräte lernt, wie er seinen Blutdruck senken kann – das ist wichtig bei der Bewältigung stressbedingter Herzbeschwerden.

Ergebnisse. Biofeedback erwies sich als wirksamer bei der Linderung von Kopf- und Nackenschmerzen als von Rückenbeschwerden. Einige Untersuchungen ergaben, dass Biofeedback auf Dauer zum Abbau nervöser Spannungen geeigneter ist als zur Lösung von Muskelverspannungen.

Indikation und Wirkung

Biofeedback eignet sich zur langfristigen Linderung von Schmerzen, die mit Nervenleiden verbunden sind. Es hat sich bei stressbedingten Beschwerden als wirksam erwiesen, ist aber zur Behandlung depressionsbedingter Leiden weniger geeignet. Zusammen mit Yoga oder anderen Entspannungstechniken lindert es Schmerzen, die verbunden sind mit

- *koronaren Herzkrankheiten*
- *Migräne*
- *der Entbindung*
- *hohem Blutdruck*

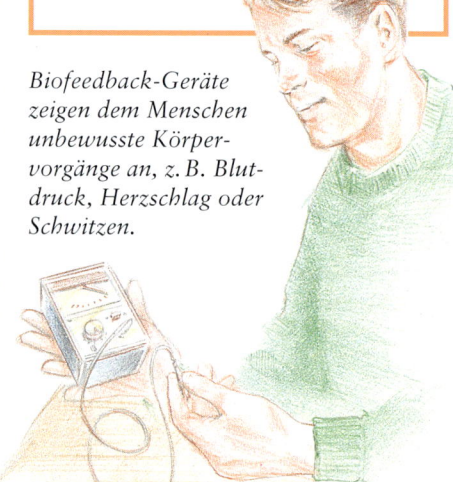

Biofeedback-Geräte zeigen dem Menschen unbewusste Körpervorgänge an, z. B. Blutdruck, Herzschlag oder Schwitzen.

FLOTATION UND EXPERIMENTELLE ISOLATION

Ein Flotationstank ist ein geschlossener Raum, in dem man bei völliger Stille und Dunkelheit sanft in körperwarmem Wasser schwebt. Diese experimentelle Isolation, auch sensorielle Deprivation genannt, verhindert, dass äußere Reize ins Bewusstsein dringen, sodass man sich ganz auf innere Vorgänge konzentrieren kann. Dies erleichtert den Zugang zum Körperempfinden und die Bewältigung von Schmerzen oder zu hohem Blutdruck.

Methode. Der Tank ist mit 34 °C warmem Wasser gefüllt, in dem Bittersalze gelöst sind, die den Auftrieb erhöhen. Man verwendet Ohrstöpsel, um Reizungen durch die gelösten Salze zu vermeiden, und ein aufblasbares Kissen, das den Kopf unterstützen soll. Dann schwebt man in totaler Dunkelheit etwa 15–30 Minuten im Wasser. Auf Wunsch wird beruhigende Musik eingespielt, die das Meditieren und Visualisieren während des sanften Schwebens erleichtert.

Ergebnisse. Der Aufenthalt im Flotationstank führt zu tiefer Entspannung und eine Stunde darin entspricht der Wirkung eines vierstündigen Schlafs. Die Methode, deren wohltuende Wirkung bis zu 4 Tage anhält, eignet sich bestens zum Abbau von Stress.

Indikation und Wirkung

Flotation verhilft zu tiefer Entspannung und trägt wirksam zur Linderung von stressbedingten Beschwerden bei. Neuere Untersuchungen lassen vermuten, dass dieses Verfahren in gewisser Weise die Ausschüttung der körpereigenen Endorphine anregt. Die Flotation ist besonders geeignet zur Behandlung von:

- *hohem Blutdruck*
- *koronaren Herzkrankheiten*
- *Verdauungsproblemen wie Reizdarm*
- *Migräne*
- *Schlafstörungen*

5

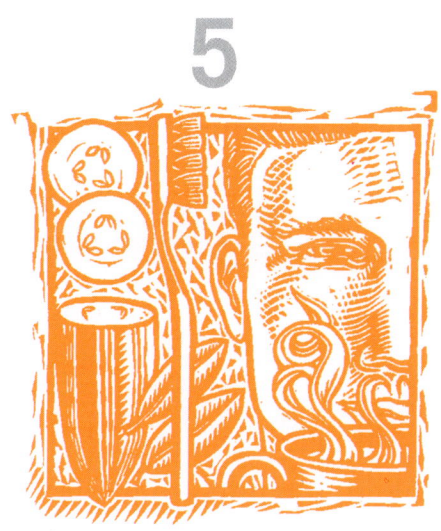

Kopf- und Halsschmerzen

Schmerzhafte Beschwerden, die Kopf, Nacken und Hals betreffen, lassen sich oft mit natürlichen Heilverfahren erfolgreich daheim behandeln. Meist sind diese Leiden mit ganz bestimmten Krankheitszeichen verbunden und wer diese verschiedenen Symptome unterscheiden lernt, kann auch beurteilen, ob man sich zu Hause selbst kuriert oder besser einen Arzt aufsucht.

Kopfschmerzen

Die zu den häufigsten Alltagsleiden zählenden Kopfschmerzen sind zwar unangenehm, aber meist unbedenklich. Gelegentlich treten sie jedoch als Warnsignal einer ernsthaften Krankheit auf und sollten von einem Arzt untersucht werden.

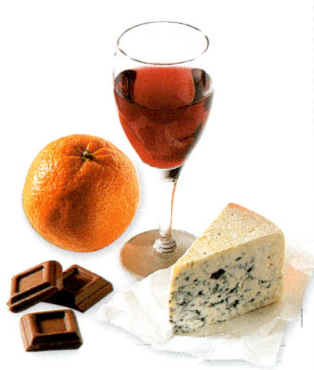

Migräne-Auslöser
Der Verzehr von Käse, Schokolade oder Zitrusfrüchten oder das Trinken von Rotwein kann bei manchen Personen Migräneanfälle auslösen. Auch zu große Zeitabstände zwischen den einzelnen Mahlzeiten, Übermüdung, zu viel oder zu wenig Schlaf spielen eine Rolle. Stress, Sorgen und Aufregung werden ebenfalls damit in Zusammenhang gebracht. Obwohl auch Depressionen Migräne hervorrufen können, zeigen Untersuchungen, dass daran leidende Personen insgesamt nicht häufiger zu Depressionen oder Beklemmungen neigen als andere Gruppen.

Kopfschmerzen können verschiedene Ursachen haben – beispielsweise verhärtete Muskeln, nervöse Anspannung oder einen eingeklemmten Nerv im Halswirbelbereich. Wenn sich die Muskeln in Kopf, Gesicht oder Nacken verkrampfen, werden die Blutgefäße dieser Partien übermäßig verengt, sodass diese als Ausgleich mit einer Gefäßerweiterung reagieren. Daraufhin schicken Nervenfasern Schmerzmeldungen an das Gehirn.

Den Schmerz kann man im gesamten Kopf oder nur in einzelnen Bereichen spüren. Die wahrgenommenen Empfindungen reichen vom dumpfen bis zum stechenden und pochenden Schmerz, der durch das in den Gefäßen strömende Blut hervorgerufen wird. Wer seine Kopfschmerzen genau beschreiben kann, erleichtert dem Arzt die Diagnose und die Wahl einer geeigneten Behandlung. Ein lähmender Schmerz, der mit der Zeit schlimmer wird, verlangt dringend nach ärztlicher Klärung, denn er könnte auf einen Tumor oder ein anderes gefährliches Hirnleiden hinweisen. Die meisten Kopfschmerzen sind jedoch die Reaktion auf eine ungesunde Lebensweise; dazu zählen unregelmäßige Mahlzeiten, eine schlechte Körperhaltung oder Stress. Zahnprobleme, erhöhter Augendruck, Menstruationsbeschwerden, Schlafmangel, Infektionen, Alkoholmissbrauch, Lebensmittelunverträglichkeiten, bestimmte Medikamente und Klimaanlagen können ebenfalls dafür verantwortlich sein. In solchen Fällen kann man die Beschwerden ohne Bedenken zu Hause mit Naturheilmitteln, einfachen Schmerzmitteln oder durch Entspannung selbst behandeln. Auf Dauer ist eine Änderung der Lebensweise wahrscheinlich unumgänglich, wenn man ein Wiederauftreten vermeiden will. Problematischer sind Spannungskopfschmerzen und Migräne, die nicht selten mit Sehstörungen und Übelkeit verbunden sind. Sie können das Leben der Betroffenen empfindlich stören und Ursache für Arbeitsunfähigkeit sein.

Migräne

Migräne ist ein heftiger Kopfschmerz, der einige Stunden, aber auch mehrere Tage andauern kann. Der Mechanismus, der sie auslöst, ist noch nicht in allen Einzelheiten geklärt. Bekannt ist jedoch, dass sich zunächst die Blutgefäße des Kopfs stark verengen und die Sauerstoffzufuhr eingeschränkt wird. Die davon betroffenen Gewebszellen senden

---

WIE MIGRÄNE ENTSTEHT

Migräne entsteht durch Anspannung, ausgelöst durch Faktoren wie Erschöpfung oder Stress. Die dabei ablaufenden Körperfunktionen führen zu Schmerzen. Viele Frauen neigen aufgrund hormoneller Veränderungen vor der Menstruation zu Migräne.

Anspannung → Blutgefäße verengen sich → Sauerstoffzufuhr wird eingeschränkt → Blutgefäße reagieren mit Weitung → Nervenenden reagieren auf Dehnung mit Schmerzmeldungen

nun Notsignale aus, auf die die Blutgefäße mit einer Weitung reagieren. Während dieser Ausdehnung registrieren die Nervenenden intensive Schmerzen. Migräne tritt meist halbseitig auf; der Schmerz ist pochend, bohrend und oft mit Übelkeit, Erbrechen und Hitzewellen im Wechsel mit Kälteschauern verbunden. Nach Stunden verwandelt sich das Hämmern im Kopf in einen Dauerschmerz und lässt nach längerem Schlaf gewöhnlich nach.

Migräne kann man zwar mit Schmerzmitteln dämpfen, es werden aber immer wieder Bedenken wegen möglicher Nebenwirkungen erhoben. Daher sollte sich die Migränebehandlung eher auf vorbeugende Maßnahmen konzentrieren, denn es gibt eine Reihe von Faktoren, die den heftigen Kopfschmerz auslösen, z. B. Stress, bestimmte Lebensmittel sowie Veränderungen im gewohnten Tagesablauf und in der Umgebung. Notieren Sie in ein Schmerztagebuch (siehe Seite 44 und 45), welche Speisen und Getränke Sie zu sich nehmen, sonstige Gepflogenheiten und die eventuell dabei auftretenden Kopfbeschwerden. Dies kann bei der Suche nach auslösenden Faktoren, ob Rotwein oder Stress, hilfreich sein.

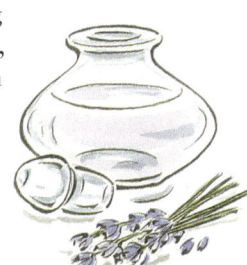

Kopfschmerzen

Wann immer Kopfschmerzen „im Anzug" sind, sollten Sie eine Bürste mit halb steifen Borsten oder einfach Ihre Finger nehmen, um die Kopfhaut zu massieren und dadurch Muskelanspannungen zu lösen:

● Beginnen Sie über den Augenbrauen, führen Sie die Bürste über die Kopfhaut, dann zurück zum Ohr und schließlich nach hinten in den Nacken.

● Beginnen Sie diese Abfolge wieder über den Augenbrauen, nun aber um zwei Fingerbreit nach rechts versetzt.

● Führen Sie dies fort, bis Sie die gesamte Kopfhaut erfasst haben.

● Wiederholen Sie diese Massage auch nach Linderung der Beschwerden stündlich, um sicherzugehen, dass der Schmerz wirklich nachgelassen hat.

KOPFSCHMERZEN VORBEUGEN

Es gibt mehrere Möglichkeiten, wie man wiederkehrende Kopfschmerzen vermeiden kann. Manche dieser Methoden lassen sich ohne Bedenken zu Hause anwenden, über andere sollten Sie vorher mit einem Arzt für Ganzheitsmedizin sprechen.

● Transkutane Elektro-Nervenstimulation (TENS) ist wirksam bei Migräne. Die Geräte, die mit leichten Reizströmen die Muskeln schmerzlos entspannen, gibt es auch für den Hausgebrauch.

● Akupressur. Bei seitlich auftretenden Kopfschmerzen pressen Sie die Daumen in die Vertiefung beiderseits der senkrechten Nackenmuskeln unterhalb der Schädelbasis, wo sich die Akupressurpunkte befinden. Schließen Sie die Augen und neigen Sie den Kopf nach vorn; halten Sie dabei den Druck bei ruhiger Atmung 1 – 2 Minuten lang an. Sie können sich selbst behandeln oder jemanden bitten, Ihnen dabei zu helfen.

● Körperliche Bewegung. Rasches Gehen, Schwimmen oder Fahrradfahren ist bestens dazu geeignet, die Blutgefäße davor zu bewahren, sich zu verengen und dadurch Kopfschmerzen auszulösen. Wenn man bereits an akuten Kopfschmerzen leidet, kann Bewegung den Gefäßtonus wieder normalisieren und die Ausschüttung von schmerzstillenden Endorphinen anregen. Allein schon durch regelmäßige Spaziergänge kann man Anspannungen in Nacken und Schultern vorbeugen.

● Hydrotherapie. Diese Methode kann man mühelos auch zu Hause anwenden. Dazu genügt schon eine Dusche. Stellen Sie das Wasser in der Dusche so warm wie möglich ein und richten Sie den Strahl mindestens 5 Minuten auf Rücken, Nacken, Schultern und Kopf. Massieren Sie gleichzeitig diese Partien. Setzt Entspannung ein, wiederholen Sie den Vorgang mit kaltem Wasser.

● Eine 1996 an der Königlichen Dänischen Pharmazieschule durchgeführte Studie stellte fest, dass 81 % der Migränepatienten nach einer Fußreflexzonentherapie geheilt waren oder eine Linderung der Schmerzsymptome verspürten.

● Aromatherapie. Wenn der Kopfschmerz einsetzt, massiert man 2 Tropfen Lavendelöl, gemischt mit 5 Tropfen Olivenöl, kreisförmig in die Schläfen, hinter den Ohren sowie ins Genick ein. Entspannende Wirkung besitzt auch ein Bad, dem Sie ein Gemisch von je 3 Tropfen Lavendel-, Majoran- und Kamillenöl hinzufügen.

Zähneknirschen

Untersuchungen lassen darauf schließen, dass (meist nächtliches) Zähneknirschen ein wichtiger Faktor für die Entstehung von Migräne ist. Über längere Zeiträume hinweg kann dieses Phänomen die Ausschüttung von so genannten Neuropeptiden auslösen; das sind Substanzen, die Migräne hervorrufen. Neueren Forschungen zufolge kann man Migräneattacken vorbeugen, wenn man das Zähneknirschen kontrolliert.

● Wenn Sie nicht gerade essen, beißen Sie die Zähne nicht ganz zusammen, sondern lassen Sie etwas Abstand dazwischen.
● Um sich das „Zähnezusammenbeißen" abzugewöhnen, kauen Sie Kaugummi.
● Nächtlichem Zähnemahlen können Sie durch Entspannungsübungen (siehe Seite 91) vor dem Einschlafen beikommen.
● Bei schwerwiegenden Problemen kann Ihnen Ihr Zahnarzt eine Spezialschiene anpassen. Diese wird auf die Zähne des Unterkiefers gesetzt und über Nacht getragen.

ACHTUNG!

Wenn Kopfschmerzen ohne erkennbaren Grund plötzlich und in Verbindung mit einem der folgenden Symptome auftreten, sollten Sie sofort den Arzt aufsuchen:
● Schwäche, Taubheit oder Kribbeln in den Gliedmaßen
● Bewusstseinstrübungen
● hohes Fieber

Behandlung. Für viele Migränegeplagte ist ein abgedunkelter Raum die einzige Möglichkeit, mit den Schmerzattacken fertig zu werden. In anderen Fällen hat sich Mutterkraut *(Tanacetum parthenium)* als wirksam erwiesen. Sie können es als Tabletten einnehmen, die in Reformläden erhältlich sind, oder auch essen, indem Sie einige gehackte Mutterkrautblätter auf ein Butterbrot legen. Weitere Behandlungsformen für Migräne beziehen die Korrektur von Haltungsfehlern mit ein, wie z. B. die Alexander-Methode.
● *Siehe auch energetische Therapien, manuelle Therapien, Massage, Therapien für Seele und Geist, Entspannungstechniken und Pflanzenheilkunde*

Kiefergelenksbeschwerden

Schläfenbein und Unterkiefer sind über ein Gelenk miteinander verbunden. Ist die Funktion dieses Gelenks und der zugehörigen Muskeln und Bänder beeinträchtigt, können Schmerzen in Kopf, Kiefer und Gesicht die Folge sein. Eines der häufigsten Symptome

dafür ist das Zähneknirschen. Typischerweise klagen Patienten dann über Kiefersteifigkeit oder Schwierigkeiten, den Mund zu öffnen, über empfindliche Kiefergelenke oder Knackgeräusche. Die Betroffenen suchen die Ursache dann in Ohrenbeschwerden oder halten das Gelenk für geschädigt. Derartige Symptome führen jedoch selten zur Arthrose des Kiefergelenks.

Behandlung. Die Behandlung hängt davon ab, wie ausgeprägt die Beschwerden sind. Schmerzmittel können dafür hilfreich sein sowie heiße Kompressen, die man auf die betroffene Gesichtspartie legt, oder Kieferübungen, eine Diät mit weichen Speisen, TENS (siehe Seite 83) und Physiotherapie. Als sehr wirksam kann sich eine Schiene für die Zähne erweisen (siehe links).
● *Siehe auch manuelle Therapien, Bewegungstherapie, energetische Therapien, Entspannungstechniken, Massage*

Gesichtsschmerzen

Schmerzen im Gesicht können eine Reihe von Ursachen haben, etwa eine Verletzung oder Infektion, oft ist aber kein eindeutiger Grund erkennbar, da Schmerzen auch von anderen Körperpartien ausstrahlen können. Die Nerven, die das Gesicht einschließlich der Nebenhöhlen, Zähne, Augenoberfläche, Nase und Haut versorgen, sind Äste des Hauptnervs, des so genannten Trigeminusnervs. Seine drei Hauptäste sind jeweils für Stirn, Ober- und Unterkiefer zuständig. Da der Oberkieferast außer den Kieferhöhlen auch die Oberkieferzähne versorgt, können z. B. gelegentlich dort wahrgenommene

---

NASENNEBENHÖHLEN

Die Nebenhöhlen sind luftgefüllte Hohlräume im knöchernen Gewebe rund um die Nase (siehe rechts). Sie sind mit Schleimhäuten ausgekleidet, die sich entzünden können. Eine solche Nebenhöhlenentzündung kann durch bakterielle Infektionen, manchmal auch durch einen Zahnfleischabszess, verursacht werden. Typisches Anzeichen dieser Erkrankung ist ein Gefühl drückender Enge, das sich zu pochendem Schmerz entwickeln und mit Fieber, verstopfter Nase und beeinträchtigtem Geruchssinn verbunden sein kann.

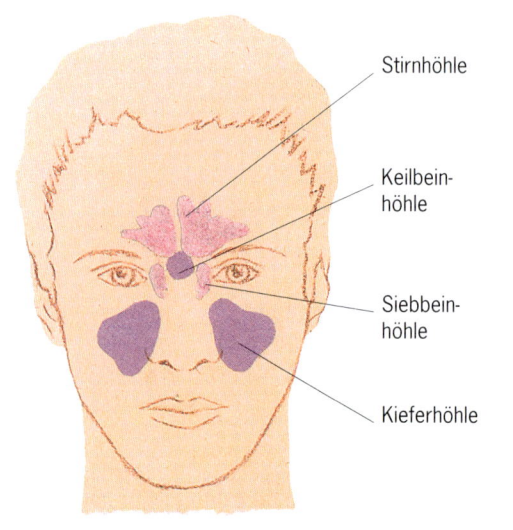

Stirnhöhle

Keilbeinhöhle

Siebbeinhöhle

Kieferhöhle

Zahnbeschwerden in Wirklichkeit Schmerzen sein, die von den Kieferhöhlen derselben Seite ausstrahlen.

Unter Umständen kann auch die seelische Verfassung eines Menschen Gesichtsschmerzen verursachen; über welche Mechanismen dies geschieht, ist allerdings noch nicht bekannt. Man vermutet, dass rund 10% aller depressiven Patienten gleichzeitig auch an Gesichtsschmerzen leiden.

Schmerzende Nasennebenhöhlen

In den Schädel- und Gesichtsknochen gibt es insgesamt 14 lufthaltige Nebenhöhlen. Verschlüsse, Übertragung von Krankheitserregern, Wucherungen oder Tumore – sie alle können Nebenhöhlenprobleme hervorrufen. Die häufigste Schmerzursache sind akute bakterielle oder Virusinfektionen wie z. B. bei einer Erkältung. Diese breiten sich von der Nase aus und führen zu einer Entzündung der die Nebenhöhle auskleidenden Schleimhaut. Chronische Leiden können auch durch kleine Wucherungen in der Nase sowie durch Rauchen, schädliche Dämpfe, Überempfindlichkeit der Atemwege und Lebensmittelallergien verursacht werden.

Behandlung. Um die Atemwege wieder frei zu machen und den Schleim aus den Nebenhöhlen abfließen zu lassen, kann man ätherische Öle (siehe Aromatherapie, Seite 79) inhalieren oder Dampfbäder machen. Geben Sie ein paar Tropfen Eukalyptusöl zusammen mit Zitrone auf ein Taschentuch und atmen Sie den Geruch tief ein. Zur Schmerzlinderung betupfen Sie das Gesicht und die Nebenhöhlenpartien mit heißem und kaltem Wasser im Wechsel (2 Minuten heiß, 1 Minute kalt).

Bei dumpfem Schmerz in der Stirn kann Akupressur hilfreich sein. Legen Sie Daumen und Zeigefinger der linken Hand beiderseits an die Nasenwurzel (zwischen den Augenbrauen). Greifen Sie mit den Fingern und Ballen der rechten Hand an die Muskeln zu beiden Seiten der Nackenwirbel. Üben Sie auf die vier Punkte gleichzeitig 1 Minute lang Druck aus, während Sie tief durchatmen.

Halten die Symptome an, verordnet der Arzt normalerweise Antibiotika, um die Infektion zu bekämpfen. In schwereren Fällen kann eine Operation erforderlich sein, um eine weitere Verstopfung der Nebenhöhlen zu vermeiden.

● *Siehe auch Massage, manuelle Therapien, Entspannungstechniken, Pflanzenheilkunde, energetische Therapien*

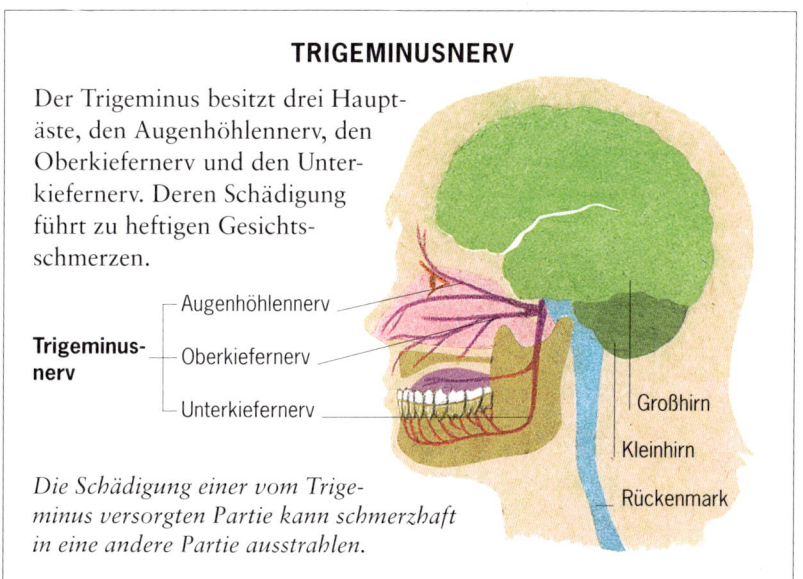

TRIGEMINUSNERV

Der Trigeminus besitzt drei Hauptäste, den Augenhöhlennerv, den Oberkiefernerv und den Unterkiefernerv. Deren Schädigung führt zu heftigen Gesichtsschmerzen.

Trigeminusnerv
— Augenhöhlennerv
— Oberkiefernerv
— Unterkiefernerv

Großhirn
Kleinhirn
Rückenmark

Die Schädigung einer vom Trigeminus versorgten Partie kann schmerzhaft in eine andere Partie ausstrahlen.

Trigeminusneuralgie

Die Trigeminusneuralgie (TGN) ist eine schmerzhafte Störung des Trigeminusnervs, von der meist Menschen über 40 Jahre betroffen sind. Die daran Leidenden klagen über einen stechenden, meist nur wenige Sekunden dauernden Schmerz, der einem Messerstich oder einer elektrischen Entladung gleicht. Der Schmerz kann sich auf die vom Trigeminus versorgten Partien erstrecken, ist meist aber auf den mittleren Bereich des Gesichts beschränkt.

Behandlung. Bei TGN können Therapien wirksam sein, die sich auf die Energiebahnen des Körpers konzentrieren, beispielsweise Akupunktur und Akupressur. Fühlen Sie den Gesichtsschmerz heraufziehen, kann es helfen, mit dem Finger den Augenbrauenansatz nahe der Nasenwurzel zu pressen. Da Stress zum Schmerzerleben beiträgt, sind auch Entspannungstechniken (siehe Seite 91) als Ergänzung empfehlenswert. Um beruhigend auf das Nervensystem einzuwirken, geben Sie je 2 Tropfen Lavendel- und Basilikumöl in ein Dampfbad, ins Wannenbad oder zum Massageöl. Manche Patienten erfuhren eine Schmerzlinderung schon durch eine erhöhte Zufuhr von Vitamin B_1, B_6 und B_{12} – bis zu 600 mg täglich –, die als „Nervennahrung" bekannt sind.

Außerordentlich wirksam ist das antiepileptische Mittel Carbamapezin. Wenn dieses Medikament nicht hilft oder starke Nebenwirkungen auftreten, ist gewöhnlich ein operativer Eingriff erforderlich.

● *Siehe auch Pflanzenheilkunde, Massage, manuelle Therapien, energetische Therapien*

Ohren, Mund und Hals

Beschwerden im Bereich von Ohren, Mund und Hals können in den meisten Fällen schnell diagnostiziert und erfolgreich therapiert werden; manchmal ist jedoch eine Zahnbehandlung oder spezielle Untersuchung erforderlich.

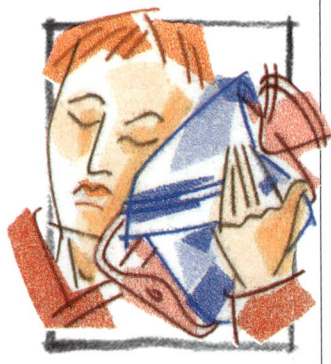

Maßnahmen gegen Ohrenschmerzen

Zur Linderung der Beschwerden können Sie:
● 2 Tropfen Johanniskrautöl ins Ohr träufeln.
● Eine in ein Handtuch gewickelte Wärmflasche gegen das Ohr halten.
● Auf längere Sicht auf Kuhmilchprodukte verzichten – das kann verhindern, dass Schleim die eustachische Röhre verstopft. Wählen Sie stattdessen Soja- oder Ziegenmilch und -käse.

Ohren, Mund und Hals gehören zu den empfindlichsten Organen und sind daher besonders anfällig für Erkrankungen. Allerdings kann man diese oft mit einfachen Mitteln selbst behandeln.

Ohrenschmerzen treten vor allem bei Kindern häufiger auf. Meist ist eine Infektion die Ursache, die das Außen-, Mittel- und Innenohr betreffen kann. Manchmal scheint es so, als schmerze das Ohr, tatsächlich aber können Probleme in benachbarten Partien dafür verantwortlich sein – wie etwa Hals oder Nacken, die von denselben Nerven wie das Ohr versorgt werden.

Erkrankungen des Außenohrs

Eine wunde, entzündete Ohrmuschel mit abschuppender Haut weist meist auf Probleme des Außenohrs hin. Wird dabei eine wässrige Flüssigkeit abgesondert, deutet das auf *Otitis externa* hin, eine oft vorkommende Hauterkrankung. Abszesse im Gehörgang rufen nicht selten erhebliche Beschwerden hervor und bedürfen ärztlicher Behandlung. Auch überschüssiges Ohrenschmalz kann zu Reizungen führen.

Behandlung. Ein mit warmem Mandelöl getränkter Wattebausch hilft oft bei kleineren Hautproblemen des Außenohrs und weicht gleichzeitig zu festes Ohrenschmalz auf. Wenn die Beschwerden aber anhalten, empfiehlt sich ein Arztbesuch, da eventuell eine Reinigung des Gehörgangs notwendig sein könnte. Dies sollte man nicht auf eigene Faust versuchen, da z. B. Wattestäbchen das Ohrenschmalz nur noch tiefer in den Gehörgang drücken können.

Erkrankungen des Mittelohrs

Treten Ohrenschmerzen in Verbindung mit anderen Symptomen wie Hörverschlechterung auf, liegt die Ursache meist im Mittel-

Meist treten Beschwerden im Mittelohr auf, das aus Trommelfell, Hammer, Amboss, Steigbügel und eustachischer Röhre besteht. In den meisten Fällen gehen Ohrenschmerzen auf eine Infektion zurück. Die Ohren, zuständig für das Gleichgewicht und das Gehör, sind empfindliche Organe, die man vor allem vor lautem Lärm schützen sollte.

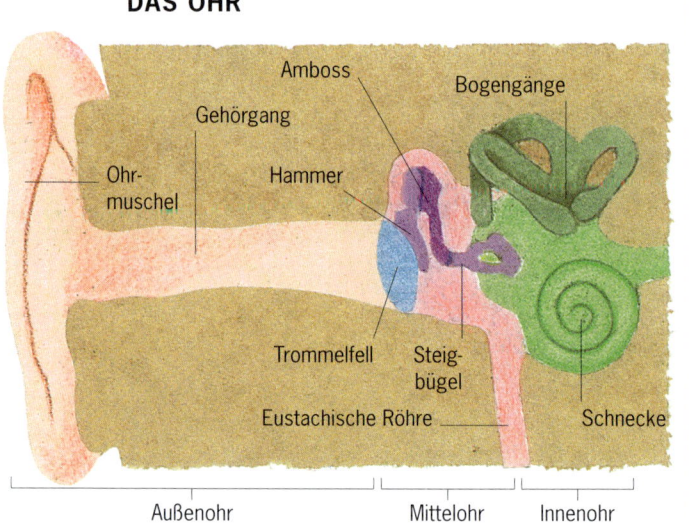

DAS OHR

Amboss
Bogengänge
Gehörgang
Hammer
Ohrmuschel
Trommelfell
Steigbügel
Eustachische Röhre
Schnecke

Außenohr · Mittelohr · Innenohr

ohr. Von solchen Beschwerden sind Kinder häufiger als Erwachsene betroffen, da die eustachische Röhre bei ihnen kürzer ist und Infektionen vom Hals sich daher leichter ausbreiten können. Bei einer Mittelohrentzündung *(Otitis media)* steigt der Druck hinter dem Trommelfell und man bekommt heftige Ohrenschmerzen.

Behandlung. Mittelohrentzündung behandelt man mit Antibiotika. In manchen Fällen reißt das Trommelfell, wodurch der Druck sinkt. Meist heilt dieses bald wieder zu und es bleiben keine Schäden.

Erkrankungen des Innenohrs

Bei Schwindel und Gleichgewichtsstörungen sollte man sich sofort in ärztliche Behandlung begeben, denn diese Symptome könnten auf eine ernste Schädigung des Innenohrs hinweisen, z. B. auf die Ménière-Krankheit, die zu Taubheit führen kann.

Geschwüre im Mundbereich

Der Mund hat vielfältige Funktionen, wenn man an seine wichtige Rolle beim Essen, Trinken und Sprechen denkt. Da zahlreiche bakterien-, viren- oder pilzbedingte Erkrankungen oral übertragen werden können, ist dieser Bereich besonders infektionsanfällig.

Bei Geschwüren ist die Mundschleimhaut geschädigt. Am meisten verbreitet sind dabei die Aphthen, die einzeln oder in Gruppen an der Innenseite der Lippen, den Wangen oder unter der Zunge sitzen. Kleinere aphthöse Geschwüre, von denen etwa jeder fünfte Erwachsene betroffen ist, treten immer wieder einmal auf und heilen nach rund 2 Wochen ab. Als häufigste Ursache dafür gilt ein Mangel an Vitaminen und Mineralstoffen, darunter Vitamin B_{12}, Folsäure und Eisen. Die Gründe, warum aphthöse Geschwüre auftreten, wenn man das Rauchen aufgibt, sind noch unklar.

Behandlung. Einem erneuten Auftreten der aphthösen Geschwüre kann man vorbeugen, indem man über vier Wochen vermehrt Vitamin B_1 und B_6 zu sich nimmt. Die empfohlene Dosis für Erwachsene beträgt 300 mg Vitamin B_1 täglich und 50 mg Vitamin B_6 dreimal täglich.

Treten die Geschwüre weiterhin auf, obwohl der Blutspiegel von Eisen, Vitamin B_{12} und Folsäure normal ist, und bringt auch eine zusätzliche Vitaminbehandlung keine Besserung, könnte eine Lebensmittelallergie die Ursache sein. Stoffe, die als auslösende Faktoren in Frage kommen, sind Benzoate (Lebensmittelzusatzstoffe), Zimt und Schokolade. Benzoate, die auf Lebensmitteletiketten mit den Kodeziffern E 210–219 gekennzeichnet sind, kommen in so gut wie allen kohlensäurehaltigen Getränken vor, insbesondere in Diätdrinks. Zimt ist in bestimmten Kuchen, Süßigkeiten und Zahnpasten gegen Zahnbelag enthalten.
● *Siehe auch Pflanzenheilkunde*

Lippenherpes

Lippenherpes *(Herpes labialis)* sind kleine, entzündliche Bläschen, die sich zahlreich rund um den Mund bilden. Diese Hautkrankheit wird durch Herpesviren ausgelöst, mit denen man sich meist schon in der Kindheit infiziert. Nach dem ersten Auftreten „verstecken" sich die Viren in den Nerven, die die Lippen und die Gesichtsregion versorgen. Sie können aber jederzeit wieder aktiviert werden, so etwa durch Sonneneinstrahlung, Erkältung, Menstruation, Verletzung oder Stress. Lippenherpes ist sehr ansteckend, wenn die Bläschen feucht sind; der Erkrankte überträgt die Viren dann leicht auf andere Körperpartien wie Nagelbett und Augen. Durch direkten Kontakt, beispielsweise durch Küssen oder Oralverkehr, können auch andere Menschen mit dem Herpesvirus infiziert werden.

Behandlung. Die Schulmedizin nutzt zur Behandlung von Lippenherpes Salben mit virostatischen (virentötenden) Zusätzen, die den Schweregrad und die Dauer der Erkrankung begrenzen. Auch Naturheilmittel sind wirksam, wie z. B. Storchschnabelöl, das stündlich aufgetragen wird und schmerzlindernd und heilend wirkt. Die keimtötende Wirkung von Zitronensaft, den man im Anfangsstadium auf die Lippen reiben sollte, kann die Virenvermehrung ebenfalls bremsen. Salben und Cremes helfen am besten, wenn man sie gleich bei den ersten Anzeichen wie etwa Juckreiz oder Spannungsgefühl anwendet und dabei über eine größere Fläche verteilt. Im Anfangsstadium kann auch eine Mischung zu gleichen Teilen aus Hamameliswasser und Myrrhentinktur eine gute antiseptische Wirkung haben.

Um der Wiederkehr von Lippenherpes vorzubeugen, sollte man mehr eisenhaltige Lebensmittel zu sich nehmen, darunter Hülsenfrüchte, Spinat und Brokkoli.
● *Siehe auch Pflanzenheilkunde, energetische Therapien*

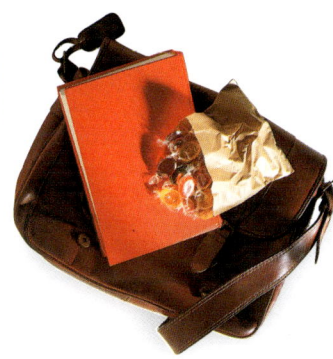

Ohrenschmerzen beim Fliegen

Erwachsene wie Kinder leiden oft während des Fliegens oder danach unter Ohrenschmerzen. Das liegt am Unterschied des Luftdrucks in der Flugkabine und im Mittelohr. Folgende Tips helfen, den Luftdruck im Ohr auszugleichen:

● Tief einatmen, Nase zuhalten und Mund schließen. Versuchen Sie nun auszuatmen – aber tun Sie es nicht wirklich – und schlucken Sie gleichzeitig.

● Lutschen Sie bei Start und Landung ein Bonbon oder kauen Sie Kaugummi, um ein vermehrtes Schlucken anzuregen.

● Wenn Sie mit einem Säugling reisen, hilft Stillen oder Flaschegeben bei Start und Landung, den Druckausgleich im Ohr des Kinds herzustellen.

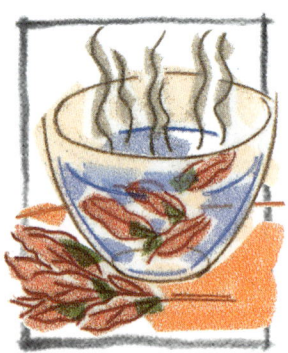

Mittel gegen Halsschmerzen

Bei Halsentzündung sollten Sie wenig sprechen und eines der folgenden Hausmittel versuchen:
● Gurgeln Sie zweimal täglich je 10 Minuten mit Salbeitee (2 Teelöffel Salbeiblätter auf 200 ml kochendes Wasser).
● Nehmen Sie zinkreiche Hühnerbrühe zu sich, um Ihren Flüssigkeits- und Nährstoffbedarf zu decken und Ihr Abwehrsystem zu unterstützen.
● Mischen Sie je 2 Tropfen Eukalyptus- und Pfefferminzöl mit 2 Teelöffeln Träger- oder Basisöl und reiben Sie damit Brust und Hals ein.

Halsschmerzen

Halsschmerzen sind nicht selten die ersten Anzeichen einer Erkältung, Grippe oder Kehlkopfentzündung, sie können aber auch die Vorboten von Kinderkrankheiten wie etwa Windpocken und Mumps sein. In den meisten Fällen dauern sie nur ein paar Tage und erfordern in der Regel keinen Arztbesuch, vorausgesetzt, es tauchen keine weiteren Symptome auf und der Betreffende nimmt genügend Flüssigkeit zu sich.

Behandlung. Es empfiehlt sich, mit wasserlöslichen Schmerzmitteln wie Aspirin oder Paracetamol zu gurgeln, bevor man sie in flüssiger Form zu sich nimmt. Zum gleichen Zweck kann man auch Salzwasser oder einen Kräuteraufguss aus Salbei oder Thymian (siehe links) verwenden. Schmerzlindernde Wirkung hat auch eine Mischung aus 2 Tropfen ätherischem Öl von Zitrone und Sandelholz in warmem Wasser.

Mandelentzündung

Mandelentzündung ist eine überaus ansteckende Erkrankung, die meist von einer Infektion herrührt. Wie bei den Halsschmerzen ist auch hier der Rachen stark gerötet, doch im Unterschied dazu befinden sich auf den Mandeln kleine, weiße Punkte. Außerdem schwächt die Mandelentzündung den Körper in höherem Maß, da sie meist mit Fieber verbunden ist.

Behandlung. Wenn der Verdacht auf akute Mandelentzündung besteht, so ist zunächst Ruhe angeraten. Gurgeln mit in warmem Wasser aufgelöstem Aspirin oder mit Salbeiaufguss wirkt schmerzlindernd. Antibiotika verkürzen Dauer und Schwere der Erkrankung, sind aber keinesfalls notwendig, da die Beschwerden auch sonst schon nach wenigen Tagen abklingen.

Zahnfleischentzündung

In gesundem Zustand hat das die Zahnhälse und Zahnwurzeln bedeckende Gewebe eine blassrosa Farbe. Erkrankt das für Infektionen besonders anfällige Zahnfleisch, treten zumeist Entzündungen auf; die betroffenen Gewebe und Schleimhautpartien schwellen an und neigen zur Blutung. Zu den durch Bakterien verursachten Beschwerden zählen die Zahnfleischentzündung *(Gingivitis)*, die Wurzelhautentzündung und die akute nekrotisierende Zahnfleischentzündung. Letztere betrifft das Gewebe an den unteren Vorderzähnen und ist eher selten.

Wenn man die Mundpflege vernachlässigt, bilden sich auf den Zähnen Ablagerungen. Wenn sich bereits vorhandener Zahnbelag mit den Kalziumsalzen des Speichels verbindet, entsteht Zahnstein. Diese Ablagerungen begünstigen die Zahnfleischentzündung und reduzieren die Wurzelhaut, mit der die Zähne im Kieferknochen verankert sind, was leicht zu Zahnfleischbluten führt.

Es ist wichtig, Zahnfleischproblemen sofort zu begegnen, da die Entzündung sich andernfalls verschlimmert und die Wurzelhaut noch stärker geschädigt wird. Mitunter wird auch die knöcherne Basis des Zahns angegriffen, sodass er ausfällt. Dieser Vorgang, der sogar Jahre dauern kann, ist nicht schmerzhaft und vollzieht sich selbst bei gesund aussehendem Zahnfleisch.

Behandlung. Gesunde, eisenhaltige Ernährung – gute Eisenlieferanten sind Vollkornbrot und getrocknete Aprikosen –, sorgfältige Zahnhygiene, d. h. Zähneputzen und Reinigen mit Zahnseide nach den Mahlzeiten, sowie regelmäßige Zahnarztbesuche helfen, das Zahnfleisch gesund zu erhalten. Empfehlenswert sind auch Mundspülungen und Spezialcremes gegen Zahnbelag.

Bei blutendem und entzündetem Zahnfleisch spülen Sie Ihren Mund mehrmals hintereinander mit einer 0,1%igen Folsäurelösung, die Sie dann schlucken. In schweren Fällen sind täglich einzunehmende Folsäuretabletten empfehlenswert. Auch das Kauen von Kardamom-Samen soll das Zahnfleisch gesund halten.

Die nekrotisierende Zahnfleischentzündung wird meist mit Chlorhexidin-Spülungen und Antibiotika behandelt.

ZÄHNE UND ZAHNFLEISCH

Der empfindlichste Teil des Zahns ist das Zahnmark mit seinen Nerven und Blutgefäßen. Es wird vom Zahnbein und Zahnschmelz geschützt. Die Wurzelhaut wirkt als „Stoßdämpfer", sie polstert Zähne und Kiefer beim Kauen ab.

Regelmäßige Zahnarztkontrollen verhindern die Bildung von Zahnbelag und Zahnfleischproblemen.

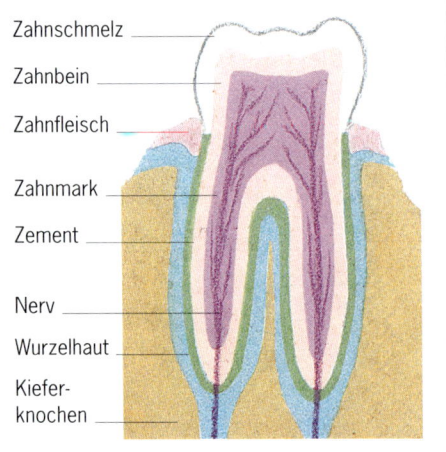

Zahnschmelz
Zahnbein
Zahnfleisch
Zahnmark
Zement
Nerv
Wurzelhaut
Kieferknochen

ZAHNKARIES

Ist der schützende Zahnschmelz angegriffen, wird er durchlässig. Nach und nach bilden sich Löcher, sodass Süßigkeiten und heiße Speisen direkt auf die innere Zahnbeinschicht treffen und heftige Schmerzen verursachen. Bakterien dringen ein und führen zu Infektionen, die sich im gesamten Zahn ausbreiten können.

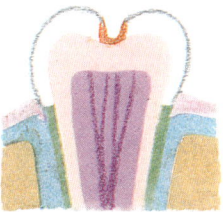 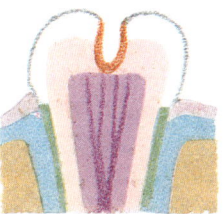 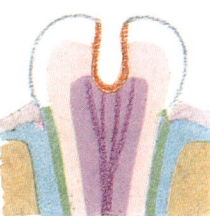 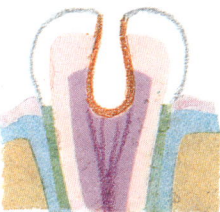

Säuren, entstanden aus Speiseresten, weichen den Zahnschmelz auf.

Bakterien dringen durch den Zahnschmelz bis zum Zahnbein vor.

Zahnfäule breitet sich bis ins Zahnmark aus und verursacht Schmerzen.

Zahnmark wird zerstört, der Zahn stirbt ab. Die Infektion weitet sich aus.

Zahnkaries

Karies, die am meisten verbreitete Zahnkrankheit, entsteht u. a. durch mangelnde Mundpflege. Der aus Speiseresten, Speichel und Bakterien gebildete Zahnbelag wandelt Zucker in Säuren um. Diese zersetzen ihrerseits in einem so genannten Demineralisierungsprozess allmählich die Hartsubstanz der Zähne. Der Zahnschmelz bleibt anfänglich noch intakt und die Zahnkaries wird zunächst lediglich als weißer Fleck sichtbar. Allmählich dringen jedoch Bakterien in den Zahn ein und verursachen nach und nach leichte Schmerzen.

Bleibt die auch Karies genannte Zahnfäule weiterhin unbehandelt, stirbt das infizierte Zahnmark ab, was oft zu Zahnabszessen führt. Diese meist eitergefüllten Taschen bilden sich, wenn die Entzündung das Gewebe um die Zahnwurzel ergreift. Die Folgen sind anhaltende Zahnschmerzen, Schwellung, Rötung und Reizung des Zahnfleischs sowie Beschwerden beim Kauen. Manchmal breiten sich die Abszesse bis in den Kieferknochen aus und bewirken dadurch Entzündungen in Gesicht und Hals. Eine Infektion in fortgeschrittenem Stadium kann sogar Knochengewebe rund um die Zahnwurzel zerstören.

Behandlung. Kleinere Schäden durch Karies können durch Zahnfüllungen behoben werden. Wenn das Zahnmark aber bereits angegriffen ist, muss dieses entfernt werden, bevor der Zahn gefüllt wird. Bei einem Abszess kann der Zahnarzt zur Behandlung der Infektion Antibiotika verordnen. Wenn er den Zahn ziehen muss, wird zuvor der Eiter im Abszess abgesaugt.

Gelegentlich kommt es vor, dass sich nach dem Ziehen vor allem der unteren Backenzähne in den Zahnhöhlen (Alveolen) im Kieferknochen keine richtigen Blutklumpen bilden. Diese so genannten trockenen Alveolen können sehr schmerzhaft sein. Linderung verschafft hier eine Kompresse mit Zinkoxid. Ganz allgemein kann man bei Zahnschmerzen Nelkenöl auf die betroffene Stelle geben, das eine schnelle Linderung der Beschwerden zur Folge hat.

● *Siehe auch Pflanzenheilkunde, Massage*

Andere Ursachen für Zahnschmerzen

Als Ursache für Zahnschmerzen kommt auch eine Nebenhöhlenentzündung in Frage. Um dies festzustellen, fertigt der Zahnarzt Röntgenaufnahmen an. Auf diesen kann man sehen, dass die Zahnwurzeln im Oberkiefer bis in die Kieferhöhlen reichen. Wenn die Schleimhäute in den Nebenhöhlen entzündet sind, reizen sie möglicherweise die Zahnnerven. Diese Form von Zahnbeschwerden lässt sich mühelos von kariesbedingten Schmerzen unterscheiden.

Auch Zahnfleischschwund, der nach und nach die schützende Schicht rund um die Zahnwurzeln freilegt, kann Zahnschmerzen verursachen. Wird diese Schutzschicht, auch Zahnzement genannt, durch regelmäßiges Zähneputzen allmählich abgetragen, kommt das darunter liegende Zahnbein zum Vorschein und das Risiko einer schmerzhaften Zahnmarkentzündung wird größer. Zahnfleischschwund kann durch Versiegeln des Zahnbeins mit einem besonderen Überzug behandelt werden.

Karies vorbeugen

Schmerzhafter Zahnfäule kann man mit einfachen Maßnahmen vorbeugen:
● Nehmen Sie weniger Zucker zu sich, denn dieser trägt zu einer Übersäuerung im Bereich rund um den Zahn bei.
● Putzen Sie die Zähne regelmäßig nach den Mahlzeiten und reinigen Sie einmal täglich die Zahnzwischenräume mit Zahnseide.
● Lassen Sie sich halbjährlich von Ihrem Zahnarzt untersuchen.
● Fluorhaltige Zahncremes schützen die Zähne vor Säureangriffen, indem sie dem Zahnschmelz mineralische Stoffe zuführen. Um dem Risiko einer Fluorvergiftung vorzubeugen, die sich u. a. an einer dunklen Fleckung der Zähne zeigt, sollten Kinder nicht mehr als eine erbsengroße Menge entsprechender Zahnpasta verwenden; Fluortabletten sollten nur nach Rücksprache mit dem Arzt eingenommen werden.

Die Augen

Das Auge ist ein komplexes Organ: Es wandelt die auf die Netzhaut fallenden Bilder in Nervenreize um und leitet sie ans Gehirn weiter. Nur in seltenen Fällen signalisieren Augenschmerzen den drohenden Verlust des Sehvermögens.

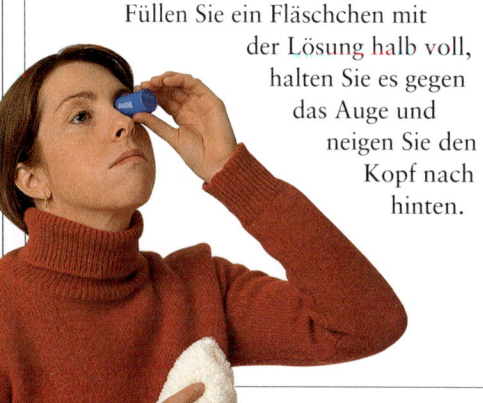

Augen schonend behandeln

Wenn die Augen schmerzen, sollten Sie sich Zeit für eine Spezialbehandlung nehmen:
● Bei entzündeten Augen ist ein Augenbad überaus wohltuend; geben Sie dazu dem warmen Wasser etwas Aloesaft bei.
● Bei geschwollenen Augen kochen Sie 0,5 l Wasser mit einer Prise Backpulver, lassen Sie die Lösung abkühlen und verwenden Sie sie anschließend für ein Augenbad.

Lidentzündungen und andere kleinere Beschwerden am Auge können ohne Bedenken mit konventionellen oder natürlichen Heilmitteln zu Hause kuriert werden. Sobald erste Anzeichen einer ernsteren Erkrankung auftreten, sollte man aber einen Augenarzt aufsuchen. Dies gilt nicht nur für schmerzhafte Augenleiden, die gewöhnlich mit einer Beeinträchtigung des Sehvermögens einhergehen, sondern auch für sich verschlimmernde Augenprobleme, die schmerzlos sind und daher eine Selbstdiagnose erschweren.

Belastung der Augen vermeiden
Wer seine Augen bei der Arbeit übermäßig anstrengen muss, etwa durch viel Lesen oder am Bildschirm, sollte den Augenmuskeln alle halbe Stunde eine Ruhepause gönnen. Hilfreich ist, in dieser Zeit einen Gegenstand in weiterer Entfernung zu betrachten und dabei den Kopf hin und her zu bewegen, ohne den Blick abzuwenden.

AUGENBÄDER

Für ein linderndes Augenbad geben Sie 1 Teelöffel Augentrost in eine Tasse kochendes Wasser. Lassen Sie die Flüssigkeit zugedeckt abkühlen, bevor Sie diese durch ein Filterpapier seihen.
Füllen Sie ein Fläschchen mit der Lösung halb voll, halten Sie es gegen das Auge und neigen Sie den Kopf nach hinten.

Wer Kontaktlinsen trägt, sollte die Aufbewahrungsdöschen möglichst sauber halten, um Infektionen zu vermeiden, und zum Reinigen nur destilliertes Wasser verwenden. Bei Schnee und grellem Licht empfiehlt es sich, eine Sonnenbrille mit Qualitätsgläsern zu tragen, um Augenschäden durch UV-Strahlung vorzubeugen. Da Vitamin A sehr wichtig für gesunde Augen ist, sollte man stets ausreichend frisches Gemüse essen.

Grüner Star
An grünem Star leiden rund 2% aller Menschen über 40 Jahre. Diese Augenkrankheit kann zu Erblindung führen, ist aber bei frühzeitiger Diagnose völlig heilbar. Sie wird durch einen starken Augeninnendruck hervorgerufen, der meist von der Abflussbehinderung des sich im Auge bildenden Kammerwassers herrührt. Im Anfangsstadium ist der grüne Star nicht schmerzhaft, in fortgeschrittenem Zustand stellen sich jedoch heftige Beschwerden wie z. B. Kopfschmerzen, Übelkeit und Erbrechen ein. Der Arzt kann die Erkrankung diagnostizieren, indem er den Augendruck misst – eine Maßnahme, die zu jeder Routineuntersuchung gehört.
Behandlung. Der grüne Star wird meist mit Augentropfen behandelt, manchmal wird auch die Einnahme von Tabletten oder Kapseln empfohlen. In einigen Fällen ist ein operativer Eingriff notwendig, um den Druck des Kammerwassers zu reduzieren.

ACHTUNG!

Wenn folgende Symptome auftreten, sollten Sie unbedingt den Arzt aufsuchen: Rötung der Augen, plötzlicher Verlust des Sehvermögens, schwarze Punkte im Gesichtsfeld, Flimmern, Doppeltsehen, starkes Tränen der Augen in Verbindung mit Schmerzen.

6

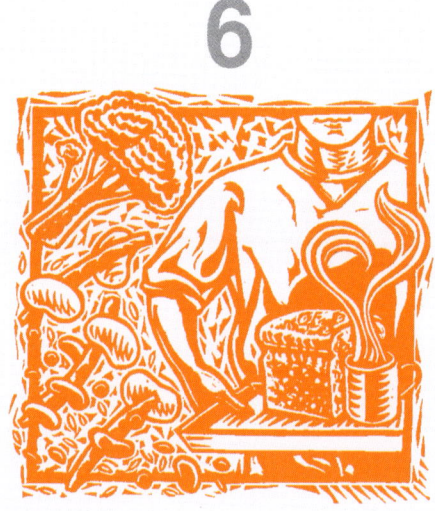

Schmerzen in Brust und Bauch

Ob Sodbrennen oder Herzinfarkt, ob Verdauungsstörung oder Blinddarmentzündung – eine Vielzahl von Beschwerden bereitet in der Brust und im Bauch Schmerzen, die sich je nach Ursache unterschiedlich äußern. Wer ihre jeweiligen Erscheinungsformen kennt, kann auch entscheiden, ob die Symptome auf eine kleinere Störung hinweisen – was meist der Fall ist – oder auf eine ernste Krankheit, die dringend eine ärztliche Behandlung erfordert.

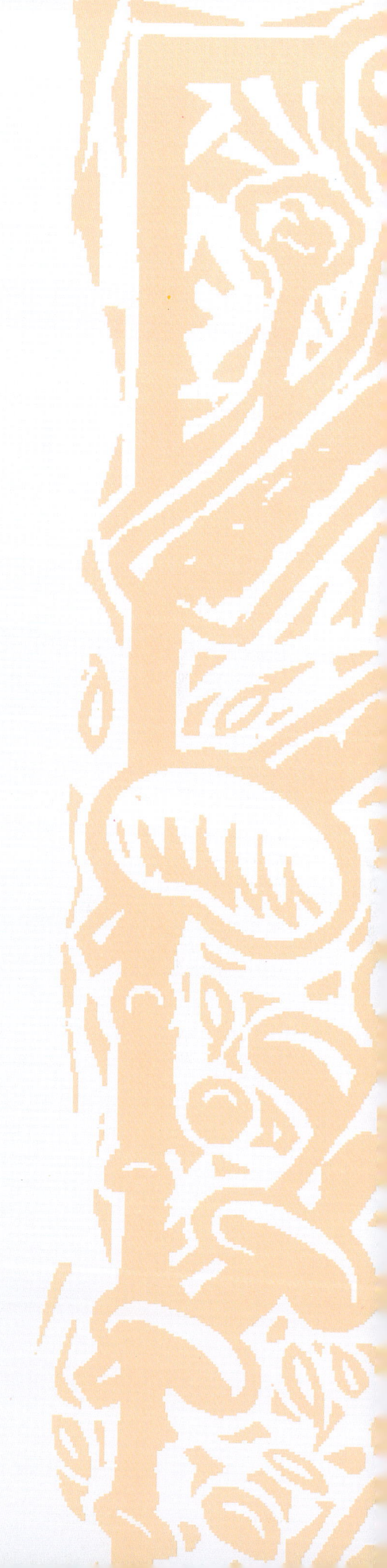

Brustschmerzen

Viele Menschen geraten unnötig in Panik, wenn sie Schmerzen in der Brust verspüren. Oft sind diese auf kleinere Beschwerden zurückzuführen und können leicht behandelt werden. Manche Schmerzformen bedürfen aber aufmerksamer Beobachtung.

Vorbeugen gegen Sodbrennen

Sodbrennen setzt meist nach überreichlichem Essen oder dem Genuss zu fetter und zu stark gewürzter Speisen ein. Wenn man auf eine ausgewogene Ernährung achtet, lässt sich Sodbrennen verhindern.

● Nehmen Sie kleinere Mahlzeiten zu sich.

● Vermeiden Sie fettreiche Kost (auch „versteckte" Fette wie z. B. in Gebäck).

● Bei Übergewicht sollten Sie abnehmen.

● Geben Sie das Rauchen auf, denn es beeinträchtigt die Funktion des Magenmunds (siehe rechts).

● Tragen Sie stets bequeme Kleidung ohne enge Gürtel.

● Entspannen Sie sich vor und nach den Mahlzeiten.

● Haben Sie nachts Sodbrennen, erhöhen Sie das Kopfende Ihres Betts bzw. stellen Sie das Kissen aufrechter, damit Sie nicht so flach liegen.

● Vermeiden Sie eine gebeugte Haltung.

Beschwerden im Brustraum sind in der Regel auf relativ harmlose Ursachen wie z. B. überanstrengte Muskeln oder Sodbrennen zurückzuführen. In manchen Fällen machen sie jedoch auf Probleme aufmerksam, die dringend ärztlich untersucht und behandelt werden müssen, wie z. B. ein Herzinfarkt.

Sodbrennen

Fast jeder kennt das brennende Gefühl unter dem Brustbein, jenes Symptom, mit dem Sodbrennen gewöhnlich beschrieben wird. Das weit verbreitete Leiden entsteht durch einen Rückstau der Magensäure in die Speiseröhre. Grund dafür ist eine Funktionsstörung des Magenmunds; gemeint ist damit der ringartige Schließmuskel, der die Speiseröhre vom Magen trennt. Normalerweise öffnet sich der Magenmund beim Schlucken, um die Speisen passieren zu lassen, und schließt sich dann wieder, um sie im Magen zu halten (siehe Kasten). Sodbrennen tritt meist nach einer zu üppigen oder zu gewürzten Mahlzeit auf, ebenso wie nach dem Verzehr von Schokolade und fettreichen Speisen, die den Magenmund entspannen. Bestimmte Lebensmittel wie Kaffee, Cola und Bier können Sodbrennen verschlimmern, weil sie zur Übersäuerung der Magensäfte beitragen. Auch ein Positionswechsel, wenn man sich z. B. bückt, kann den brennenden Schmerz auslösen. Bei häufig auftretendem Sodbrennen, das mit einfachen Mitteln nicht zu dämpfen ist, sollte man sich in ärztliche Behandlung begeben, da unter Umständen eine Speiseröhrenentzündung vorliegen könnte.

Behandlung. Bei Sodbrennen sollte man eine aufrechte Haltung einnehmen. Bei starken Schmerzen kann es sogar angenehmer sein, im Sitzen zu schlafen. Meist bringen Antazide (Medikamente gegen Magensäure) eine Schmerzlinderung und auch Milchtrinken kann helfen. Warme Umschläge verbessern die Blutzufuhr im Magenbereich und entspannen die Muskeln. In der Pflanzen-

WARUM SODBRENNEN „BRENNT"

Wenn der Schließmuskel des Magenmunds, der die Verbindung zwischen Speiseröhre und Magen herstellt, nicht richtig funktioniert, kann es vorkommen, dass Magensäure in die Speiseröhre zurückfließt. Der brennende Schmerz entsteht durch die Magensäfte, da die Schleimhaut der Speiseröhre weniger gut geschützt ist als die Magenschleimhaut.

Typisch ist das Auftreten von Sodbrennen bei bestimmten Körperhaltungen wie Liegen oder Bücken.

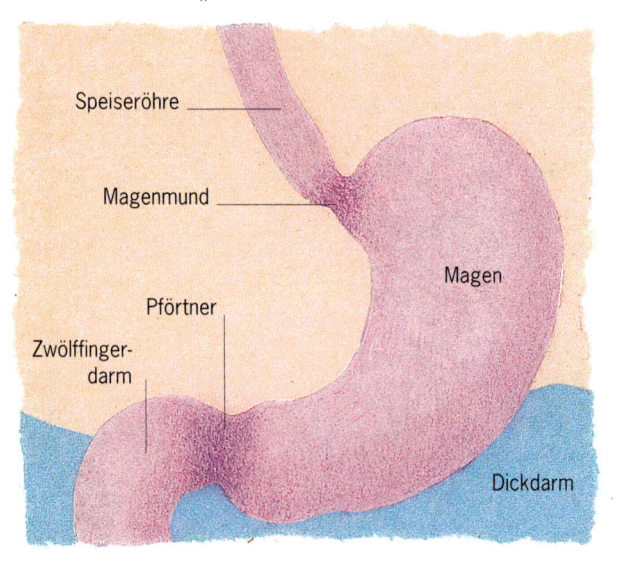

Speiseröhre

Magenmund

Magen

Pförtner

Zwölffingerdarm

Dickdarm

heilkunde werden Tees aus Eibischwurzeln oder Tabletten aus der zerstoßenen Rinde der nordamerikanischen Rotulme *(Ulmus rubra)* empfohlen. Auch homöopathische Mittel, Akupunktur und Akupressur können bei Sodbrennen hilfreich sein.
● *Siehe auch Massage, Naturmedizin, energetische Therapien*

Schmerzhafter Husten

Husten ist ein Reflex, der die Atemwege von Reizstoffen oder Blockaden frei halten soll. Ein brennend schmerzender Husten unter dem Brustbein kann von einer Luftröhrenentzündung herrühren, ein rauer Husten mit Halsschmerzen von einer Kehlkopfentzündung *(Laryngitis)*. Ein beim Husten oder tiefen Einatmen stechender Schmerz unter den Rippen deutet meist auf eine Brustfellentzündung *(Pleuritis)* hin und macht eine ärztliche Therapie dringend erforderlich.

Behandlung. Husten lässt sich mit Schmerzmitteln wie Paracetamol und speziellen Hustenpräparaten lindern. Außerdem stehen geeignete homöopathische Hustenmittel zur Verfügung. Ätherische Öle aus Eukalyptus, Sandelholz, Myrrhe, Weihrauch u. a. tragen zur Schmerzverminderung bei, wenn man sie inhaliert oder damit Brust und Rücken einreibt. Ein paar Tropfen Myrrhe auf dem Kopfkissen machen das Atmen während des Schlafs erträglicher.
● *Siehe auch Pflanzenheilkunde, Massage*

Bronchitis/Infektion der tieferen Atemwege

Einer akuten Bronchitis, die mit Husten und Auswurf verbunden ist, geht meist eine Erkältung voraus. Die Schleimhäute, die die Atemwege auskleiden, produzieren schleimige Sekrete, um eingedrungene Reizstoffe zu umschließen und abzuhusten. Bei einer Bronchitis ist der Kranke oft kurzatmig und verspürt den Schmerz beim Husten meist in der Luftröhre oder den Muskeln zwischen den Rippen. Wenn der Husten chronisch wird oder der Auswurf grün bzw. gelb ist, sollte man den Arzt aufsuchen, weil eine Infektion vorliegen könnte, die mit Antibiotika behandelt werden muss.

Behandlung. Man wirkt den Schmerzen bei Bronchitis am besten entgegen, indem man das Abhusten des Schleims fördert. Damit sich der Schleim lösen kann, sollte man täglich mindestens 2 l Flüssigkeit trinken und außerdem Dampfbäder nehmen. Zu vermeiden sind kühle Luft und Zigarettenrauch. Regelmäßig Knoblauch essen ist ein bewährtes Mittel zur Vorbeugung, da es das Risiko einer Infektion senkt.
● *Siehe auch Pflanzenheilkunde, Massage*

Angina pectoris

Angina pectoris ist eine Funktionsstörung der Herzkranzgefäße, die den Herzmuskel mit Blut versorgen. Der Schmerz wird meist als Verengung oder Druck im Brustraum beschrieben, der bis in den Hals und Arm ausstrahlen kann. Die anfallsweise auftretende Erkrankung ist mit Kurzatmigkeit, Übelkeit, Schwindel und Schweißausbrüchen verbunden. Solch ein Anfall kann durch zu üppiges Essen, durch Sport, kaltes Wetter oder Stress ausgelöst werden. Wenn weitere Schmerzsymptome auftreten oder die Beschwerden ohne erkennbaren Anlass einsetzen, sollten Sie sofort Ihren Arzt aufsuchen. Das gilt auch für den Fall, dass die Schmerzen trotz verordneter Medikamente anhalten.

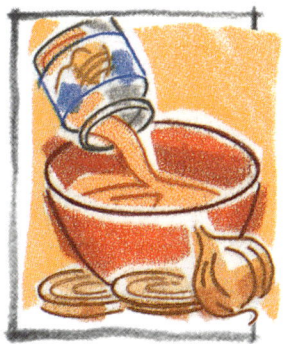

Husten besänftigen

Mit natürlichen Zutaten aus Ihrer Küche können Sie leicht einfache Hustenmittel herstellen.
● Schneiden Sie eine Zwiebel in Scheiben, geben Sie diese in eine Schüssel mit etwas Honig, die Sie über Nacht stehen lassen. Gießen Sie den Saft in ein anderes Gefäß und nehmen Sie davon bis zu fünfmal täglich einen Teelöffel.
● Bei trockenem Reizhusten bereiten Sie einen Tee aus frischen oder getrockneten Eibischblättern zu.
● Bei viel Schleim sollten Sie es mit folgendem Tee versuchen: Geben Sie 5 g Ingwerpulver, eine Prise Nelkenpulver und eine Prise Zimt in einen Becher, gießen Sie kochendes Wasser darauf und rühren Sie gut um.

MITTEL GEGEN BRONCHITIS

Entzündungen der Bronchialschleimhäute sind selten ansteckend, können aber beträchtliche Beschwerden verursachen. Es gibt verschiedene Möglichkeiten, Bronchitis auch zu Hause zu lindern. Kommen jedoch Nebenhöhlenbeschwerden, Ohrenschmerzen oder eine Lungenentzündung hinzu, muss ein Arzt konsultiert werden.

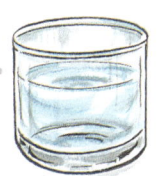

Reichliches Trinken bewirkt, dass sich der Schleim verflüssigt.

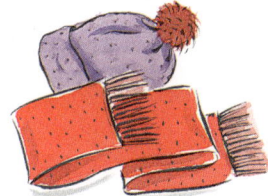

Sich warmhalten und ausruhen fördern die Genesung.

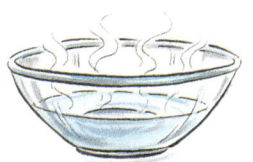

Eine höhere Luftfeuchtigkeit im Raum erleichtert den Schleimauswurf.

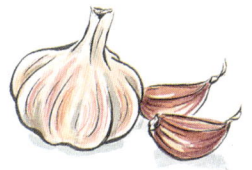

Knoblauch stärkt das Immunsystem und beugt so erneuter Infektion vor.

ANGINA PECTORIS VORBEUGEN

Sie können etwas gegen das Risiko unternehmen, an Angina pectoris zu erkranken, indem Sie auf eine ausgewogene Ernährung achten und auf Ihren Körper hören:

● Geben Sie das Rauchen auf – die Gefahr, an einer koronaren Herzkrankheit zu sterben, wird deutlich gesenkt, wenn die Verhärtung der Arterien durch Nikotin und Kohlenmonoxid verhindert wird.

● Achten Sie auf ein der Größe und dem Alter angemessenes Körpergewicht. Das senkt den Blutdruck und verringert die Belastung des Herzens.

● Verzichten Sie weitgehend auf tierische Fette und Salz und essen Sie stattdessen mehr Ballaststoffe, Fisch und Knoblauch. Auch dies senkt das Risiko einer Arterienverhärtung.

● Bekämpfen Sie Stress durch Entspannungstechniken (siehe Seite 91).

● Lassen Sie 2 Teelöffel Weißdornbeeren in einer Tasse mit heißem Wasser 20 Minuten ziehen – bekanntermaßen verbessert Weißdorn die Herzfunktion.

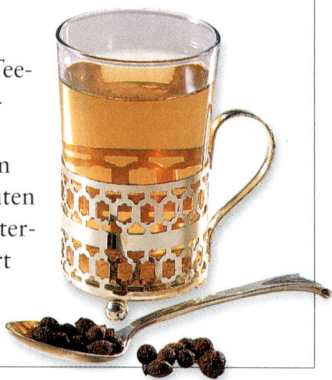

Behandlung. Patienten mit Angina pectoris erhalten meist verschreibungspflichtige Medikamente. Es ist auch ratsam, das Rauchen aufzugeben und wirksame Maßnahmen zur Stressbewältigung zu ergreifen. Experten für Naturheilkunde empfehlen eine Ernährungsumstellung und Ergänzungspräparate mit Magnesium und Vitamin E. Auch homöopathische Mittel können die Symptome lindern und werden in Verbindung mit konventionellen Therapien verordnet. Wenn Ihre Schmerzen aber häufiger auftreten oder sich gar verstärken, sollten Sie so bald wie möglich Ihren Arzt konsultieren.

● *Siehe auch Bewegungstherapien, Massage, Pflanzenheilkunde, Therapien für Seele und Geist, Entspannungstechniken*

Herzinfarkt

Herzinfarkt zählt zu den lebensbedrohlichsten Krankheiten, doch wenn sofort ärztliche Hilfe gewährleistet wird und die Patienten ihre Lebensweise auch entsprechend umstellen, können sie nach einem Infarkt wieder ein normales Leben führen. Der plötzliche Herzanfall wird durch die Unterbrechung der Blutzufuhr zum Herzmuskel herbeigeführt. Ursache ist zumeist ein Blutgerinnsel, das die Arterie verstopft.

Ein Herzinfarkt kündigt sich oft mit leichten Schmerzen oder Druck in der Brust an und wird aufgrund dieser Symptome daher manchmal für eine Verdauungsstörung gehalten. Verschlimmern sich die Schmerzen, ähneln sie jenen bei Angina pectoris, sind allerdings heftiger und dauern länger an. Sie können von Schweißausbrüchen, Herzklopfen, Atemlosigkeit, Erbrechen und Kollaps begleitet sein. Der Schmerz wird meist in der Brustmitte empfunden und strahlt oft auch in den Rücken, in den Hals und Kiefer oder in den linken Arm aus. Eine Schädigung des Herzens kann zu Herzinsuffizienz, d. h. zu einer Verminderung der Pumpleistung führen. In schweren Fällen treten auch Herzversagen und Atemstillstand ein. Dann sollte eine kardiopulmonale Wiederbelebung versucht werden. Diese Erste-Hilfe-Methode, eine Verbindung aus Mund-zu-Mund-Beatmung und Herzmassage, hält den Kreislauf aufrecht und versorgt das Blut mit Sauer-

Regelmäßige leichte Bewegung wie Wandern und Spazierengehen wirkt sich äußerst günstig auf Patienten mit Angina pectoris aus. Dies stärkt das Herz und verbessert die Funktion des Kreislaufs. Beginnen Sie mit kurzen Strecken und steigern Sie nur allmählich Länge und Dauer der körperlichen Betätigung.

stoff, bis der Notarzt eintrifft. Am besten wird sie von speziell dafür ausgebildeten Personen durchgeführt.

Behandlung. Aspirin, unmittelbar nach dem Herzinfarkt eingenommen, kann die Blutzufuhr verbessern und die Symptome lindern. Medikamente und eine Defibrillation (Beseitigung von Herzmuskelstörungen durch Elektroschocks) können erforderlich sein, um den Herzrhythmus zu stabilisieren. Darauf folgen Sauerstoffgaben und starke Schmerzmittel wie Morphin. In manchen Fällen können auch Mittel zum Auflösen von Blutgerinnseln oder eine Operation am geschädigten Herzmuskel zur Verbesserung der Blutversorgung notwendig sein. Nach der Genesung ist ein Rehabilitationsprogramm einschließlich Diät, Körpertraining und allgemeinen gesundheitlichen Maßnahmen erforderlich (siehe auch Kasten links „Angina pectoris vorbeugen").

● *Siehe auch Pflanzenheilkunde, Massage, Bewegungstherapien, Therapien für Seele und Geist, Entspannungstechniken*

Gezerrter Muskel

Die schmerzhafte Zerrung eines Brustmuskels ist meist auf eine Verletzung infolge plötzlicher Belastung zurückzuführen, etwa nach dem Heben einer schweren Last. Der Schmerz wird meist als dumpf oder krampfartig wahrgenommen und der betroffene Muskel ist in der Regel empfindlich.

Behandlung. Kalte Kompressen auf dem gezerrten Muskel sind ein ebenso einfaches wie wirksames Mittel. Bei einer schweren Entzündung können Eisbeutel angewandt werden. Auch manuelle Behandlungen wie Physiotherapie (siehe Seite 73) und Rolfing (siehe Seite 72) sind hilfreich. Spezialisten für Homöopathie empfehlen bei Verstauchungen und Muskelschmerzen Arnika. Reiben Sie die betroffene Partie mit einer Tinktur ein, die aus 10 ml Arnika auf 1 Tasse Wasser gemischt wird. Auch Ingwerpackungen, Salben zum Einreiben und Schmerzmittel wie Aspirin sind zu empfehlen.

● *Siehe auch Massage, manuelle Therapien*

Gürtelrose

Gürtelrose tritt bei Menschen auf, die zuvor mit dem Windpockenvirus infiziert wurden. Der Erreger ruht in den peripheren Nervenfasern und wird bei gestörter Immunität aktiviert. Vor allem Menschen über 50 Jahre werden von dieser Erkrankung betroffen, da die Abwehrkräfte im Alter abnehmen. Auch Stress schwächt das Immunsystem – viele Personen erkranken nach einer längeren Phase emotionaler Unruhe oder seelischen Drucks an Gürtelrose.

Gürtelrose beginnt meist mit einem brennenden Schmerz entlang den Nervenbahnen an Kopf und Rumpf. Die Krankheit wird von einem schmerzhaften Bläschenausschlag begleitet, wobei die neuralgischen Beschwerden noch lange nach Abklingen des Ausschlags anhalten können. Es handelt sich dabei um einen quasi-chronischen Schmerz, der durch geschädigte Nerven verursacht wird, die starke Schmerzimpulse erzeugen.

Behandlung. Die konventionelle Behandlung von Gürtelrose verwendet virostatische (virentötende) Medikamente und Schmerzmittel. Wenn diese schon frühzeitig verabreicht werden, lassen sich die Nervenschädigungen begrenzen; bei zu spätem Eingreifen werden die neuralgischen Beschwerden jedoch zu einem größeren Problem. Das Betupfen der Bläschen mit zwei Tropfen Zitronenöl und Storchschnabel (ätherische Öle) auf eine Tasse Wasser kann die Schmerzen lindern. Zur Vorbeugung gegen erneute Erkrankung tragen eine ausgewogene Ernährung und vermehrte Aufnahme von Vitamin B, C und E zur Verbesserung der Abwehrkräfte bei. Zur Behandlung der neuralgischen Beschwerden kann jedoch Akupunktur oder eine Spezialtherapie in der Schmerzklinik erforderlich sein.

● *Siehe auch Pflanzenheilkunde, Massage, Entspannungstechniken*

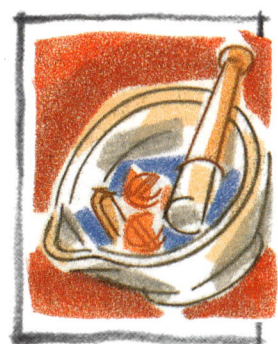

Aspirinpaste

Die Aspirinpaste eignet sich als ein einfaches Mittel zur Schmerzbehandlung bei Gürtelrose:
● Zerstoßen Sie zwei Aspirin in einer Schale.
● Mischen Sie das Tablettenpulver mit einfacher Hautcreme, bis dieses sich aufgelöst hat.
● Tragen Sie die Paste auf die betroffenen Partien auf.

SELBSTHILFE BEI GÜRTELROSE

Es gibt eine ganze Reihe ergänzender Therapien gegen Schmerzen bei Gürtelrose, die Sie ohne Bedenken zu Hause anwenden können.

● Mischen Sie zu gleichen Teilen aus Haferstroh, Johanniskraut und Helmkraut eine Tinktur und nehmen Sie davon viermal täglich einen Teelöffel.

● Machen Sie eine Trinkkur, indem Sie Möhren- und Selleriesaft mit einem Teelöffel Petersiliensaft mischen.

● Ein halb- bis einstündiges Wannenbad wirkt beruhigend auf die Nerven.

● TENS (Transkutane Elektro-Nerven-Stimulation) wirkt besonders bei chronischen Nervenschmerzen.

Schmerzen im Bauchraum

Im Allgemeinen reagieren die Bauchorgane auf Stress besonders empfindlich. Daher sprechen sie bei wiederkehrenden Beschwerden gut auf Entspannungstherapien an. Bestimmte Schmerzsymptome können allerdings ernsthafte Probleme signalisieren.

Beschwerden in der Bauchgegend können von der Bauchwand (Haut, Muskeln und Bauchfell), von den Organen oder von den Nerven dieser Körperregion herrühren. Es kommt aber auch vor, dass Schmerzen von Organen im Brustkorb oder Becken in den Bauch ausstrahlen.

In vielen Fällen halten Bauchschmerzen nur kurze Zeit an und können ohne Bedenken selbst behandelt werden. Treten sie aber in Verbindung mit anderen Symptomen wie etwa Erbrechen oder Fieber auf, sollte man sofort einen Arzt aufsuchen, da sie auf ernsthafte Erkrankungen wie Blinddarmentzündung, Magengeschwür oder eine Niereninfektion hinweisen können.

Allgemein lassen sich fünf verschiedene Schmerzformen in diesem Körperbereich unterscheiden: generalisierte Bauchschmerzen, Schmerzen im Ober-, im Mittel- und im Unterbauch sowie Schmerzen im Mastdarm.

Mit generalisierten Bauchschmerzen sind akute Schmerzen gemeint, die den gesamten Bauchraum betreffen. Ein Beispiel dafür ist die auch Peritonitis genannte Bauchfellentzündung, deren heftiger Schmerz sich weit ausbreitet. Sie wird meist durch Infektionen verursacht, die auftreten können, wenn der Darm durchbrochen oder der Blinddarm geplatzt ist, ein Magengeschwür vorliegt oder die Gallenblase reißt. Ein deutlicher Hinweis auf Peritonitis, die ärztliche Behandlung erfordert, ist eine brettartig verhärtete Bauchdecke. Schmerzen im Oberbauch sind vor allem die Folge von Beschwerden im unteren Abschnitt der Speiseröhre, in Magen, Leber, Gallenblase, Zwölffingerdarm, Bauchspeicheldrüse, Herz und Lunge.

Verdauungsstörungen

Unter der Bezeichnung „Verdauungsstörungen" wird eine Reihe von Symptomen zusammengefasst, die nach den Mahlzeiten auftreten können. Sie reichen von Aufstoßen und Völlegefühl bis zu schmerzhaften Beschwerden. Dabei handelt es sich meist um ein brennendes Gefühl oder leichte Schmerzen im Oberbauch, die gelegentlich in den Rücken ausstrahlen. Überreichliche Mahlzeiten sind die häufigste Ursache von Verdauungsstörungen. Stress, Rauchen ebenso wie übermäßiges Trinken können vorhandene Beschwerden verschlimmern.

Behandlung. Säurehemmende Medikamente verschaffen meist rasche Linderung, sollten aber nicht auf Dauer eingenommen werden,

---

ORGANE IM BAUCHRAUM

Die Bauchhöhle umfasst den Bereich zwischen Zwerchfell und Schamgegend. Sie ist mit dem Bauchfell, Peritoneum genannt, ausgekleidet und enthält die Verdauungsorgane sowie die Blase und den Mastdarm. Schmerzen im Bauchraum nimmt man zunächst nur als dumpfe, generalisierte Empfindung wahr und erst allmählich lassen sie sich genauer lokalisieren und einem der unten angeführten Organe zuordnen.

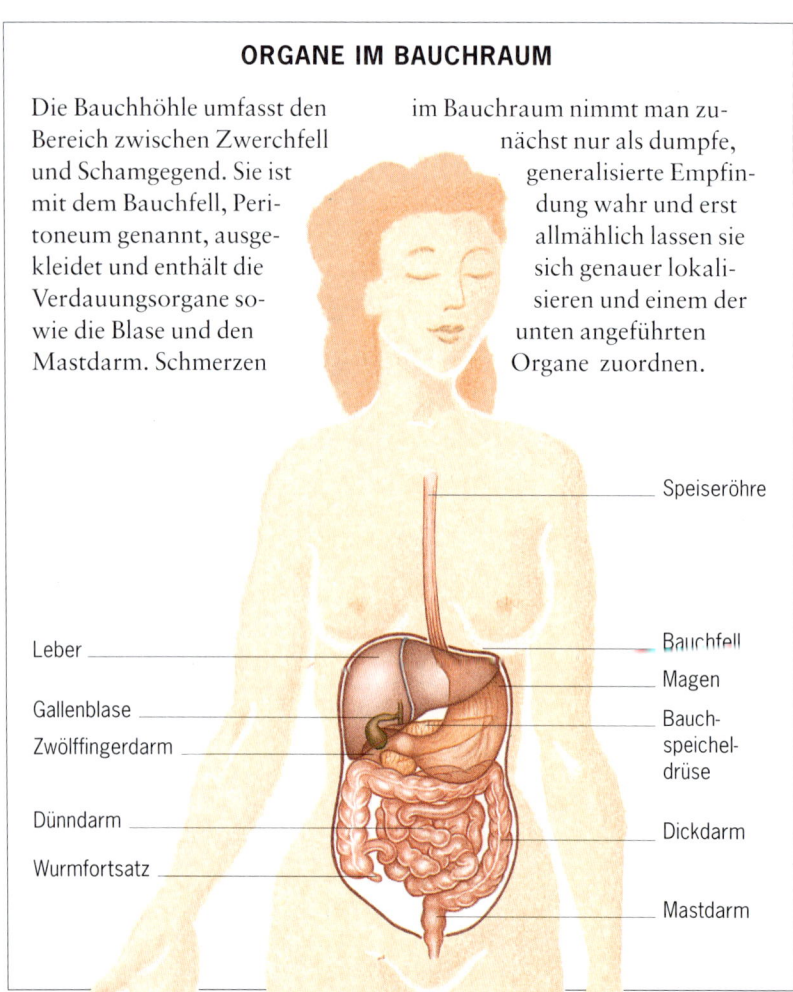

Speiseröhre

Leber

Gallenblase

Zwölffingerdarm

Dünndarm

Wurmfortsatz

Bauchfell

Magen

Bauchspeicheldrüse

Dickdarm

Mastdarm

da sie die Anzeichen einer ernsten Erkrankung verschleiern können. Aspirin ist zu vermeiden, da es den Magen reizen und in manchen Fällen Blutungen auslösen kann. Milch und Kamillentee nach den Mahlzeiten tragen auch zur Dämpfung der Beschwerden bei. Wer häufig unter Verdauungsstörungen leidet und außerdem noch andere Symptome wie etwa Erbrechen, Gewichtsverlust oder Veränderungen des Stuhlgangs feststellt, sollte den Arzt aufsuchen.

● *Siehe auch Pflanzenheilkunde, Massage, Bewegungstherapien*

Magen-Darm-Geschwür

Das Magen-Darm-Geschwür ist ein Defekt an der Schleimhaut von Zwölffingerdarm, Magen oder Speiseröhre. Diese schlecht heilende Vertiefung entsteht durch überschüssige Magensäure oder durch einen Substanzverlust der Schleimhaut, die den Verdauungstrakt auskleidet. Dadurch werden die Schleim produzierenden Zellen zerstört und es bildet sich ein Geschwür. Seine Schmerzsymptome sind ähnlich wie bei Verdauungsstörungen, meist jedoch heftiger und werden oft als quälend oder brennend beschrieben.

Geschwüre entstehen häufig durch eine bakterielle Infektion. Hier schädigen die von den Bakterien ausgeschiedenen Substanzen die Darmschleimhaut. In solchen Fällen ist eine Spezialbehandlung notwendig, bei der auch Antibiotika eingesetzt werden.

Behandlung. Bei Magen-Darm-Geschwüren sollte man sich in die Obhut eines Facharztes begeben. Die Schulmedizin behandelt

Geschwüre mit Antaziden, also Substanzen, die die Magensäure neutralisieren. Spezialisten der Pflanzenheilkunde empfehlen Rindenpulver der Rotulme *(Ulmus rubra)*, das als Brühe eine Stunde vor den Mahlzeiten und dem Schlafengehen eingenommen wird.

Außerdem gibt es eine Reihe von Selbsthilfemaßnahmen, die geeignet sind, Schmerzen zu lindern. Entscheidend ist, das Rauchen aufzugeben. Auch Alkohol, Koffein und Aspirin können den Magen reizen und sollten deshalb vermieden werden. Zwei oder drei üppige Mahlzeiten am Tag können die Beschwerden verschlimmern; stattdessen sollte man 5–6 kleine Mahlzeiten in regelmäßigen Abständen zu sich zu nehmen. Schließlich kann Stress, obwohl er vermutlich nicht die unmittelbare Ursache von Geschwüren ist, eine bereits vorhandene Erkrankung verstärken. Daher sollte man auch Entspannungstechniken und meditative Behandlungsformen in Erwägung ziehen.

WIE MAGEN-DARM-GESCHWÜRE ENTSTEHEN

Magen-Darm-Geschwüre bilden sich, wenn die Magensäure die Schleimhäute von Speiseröhre, Magen oder Zwölffingerdarm angreift. Sie rufen einen brennenden oder stechenden Schmerz im Bauch sowie Übelkeit und Erbrechen hervor.

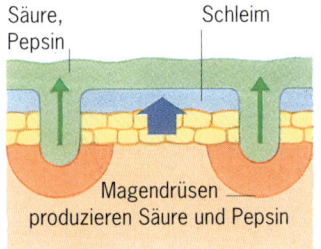
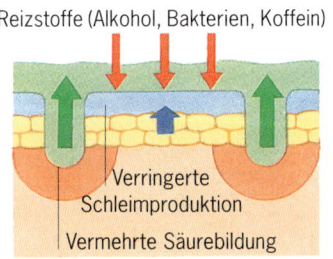
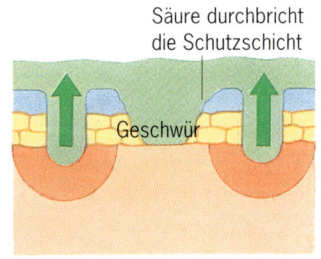

Der Magenschleim schützt den Magen normalerweise vor Säure und Pepsin, die von den Magendrüsen produziert werden.

Magen-Darm-Geschwüre entstehen, wenn weniger Schleim und mehr Säure erzeugt werden oder die Magenschleimhaut gereizt ist.

Die schützende Schleimschicht und die Schleim bildenden Zellen werden zerstört; daher bildet sich ein Geschwür.

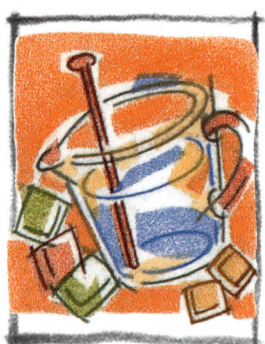

Einfaches Hausmittel bei Durchfall

Reisediarrhoe wird meist durch eine Änderung der Ernährung, durch verdorbene Lebensmittel oder verseuchtes Wasser hervorgerufen. Damit die Beschwerden nicht zu einem medizinisch bedenklichen Flüssigkeitsmangel führen, sollten Sie im Bedarfsfall ein Päckchen Salz und Zucker mit sich führen, um die folgende Rehydrationslösung herstellen zu können:
● Lösen Sie 1 Teelöffel Salz und 8 Teelöffel Zucker in 1 l abgekochtem Wasser auf und trinken Sie diese Mischung dreimal täglich. Das Mengenverhältnis sollten Sie genau einhalten, damit das Mittel wirklich hilft.

Führt man solche Selbsthilfemaßnahmen auch nach der Genesung weiter, lassen sich Rückfälle vermeiden.
● *Siehe auch Pflanzenheilkunde, Massage, Bewegungstherapien*

Bauchspeicheldrüsenentzündung

Die Bauchspeicheldrüsenentzündung, auch Pankreatitis genannt, kann in akuter und in chronischer Form auftreten. Heftige Schmerzen im Oberbauch, die in vielen Fällen zur Rückenmitte hin ausstrahlen, sind typisch für diese Erkrankung. Da die Bauchspeicheldrüse an der Verdauung beteiligt ist, gehören zu den weiteren Symptomen Probleme beim Zerlegen der Nahrung, Durchfall und Gewichtsverlust. Oft wird eine akute Bauchspeicheldrüsenentzündung mit Alkoholmissbrauch in Verbindung gebracht; sie kann aber auch von Gallensteinen, Verletzungen, Stoffwechselerkrankungen oder bestimmten Arzneimitteln herrühren. Chronische Pankreatitis führt manchmal zu Diabetes: Da die Bauchspeicheldrüse Insulin produziert und Insulinmangel Diabetes verursacht, kann eine Schädigung oder mangelhafte Funktion der Bauchspeicheldrüse einen Rückgang der Insulinproduktion zur Folge haben.
Behandlung. Akute wie auch chronische Pankreatitis erfordern eine stationäre Behandlung im Krankenhaus. In schweren Fällen muss die Bauchspeicheldrüse entfernt werden. Die fehlenden Verdauungsenzyme, die sonst die Speicheldrüse produziert, werden dem Köper in Tablettenform zugeführt.

Gallenleiden

Die Gallenblase speichert die für die Fettverdauung notwendige Gallenflüssigkeit. Die meisten schmerzhaften Beschwerden der Gallenblase sind auf Gallensteine zurückzuführen, die sich bei einem chemischen Ungleichgewicht aus der Galle bilden. Verspürt man akute Schmerzen auf der rechten Bauchseite, kann eine Gallenblasenentzündung vorliegen. Diese entsteht, wenn Gallensteine den Ausgang zum Gallengang verstopfen und damit den Transport der Gallenflüssigkeit unterbrechen. Andere Symptome dieser Erkrankung sind Übelkeit, Verdauungsstörungen und Gelbsucht, bei der sich die Haut und das Weiße der Augäpfel gelblich verfärben. Bei Gallenschmerzen sollte man so bald wie möglich einen Arzt aufsuchen.
Behandlung. Kleinere Gallensteine können jahrelang in der Gallenblase verbleiben, ohne dass sie Probleme verursachen. Andere werden einfach mit den Exkrementen ausgeschieden. Den Transport der Gallenflüssigkeit kann man anregen, wenn man mindestens dreimal wöchentlich bittere Salate wie Chicoree und Artischocken isst. Spezialisten der Naturheilkunde empfehlen täglich eine Tasse Tausendgüldenkrauttee zur Linderung von Entzündungen. Zur Vorbeugung von Gallenschmerzen sollte man weniger tierische Fette und Milchprodukte zu sich nehmen und Alkohol nur in Maßen trinken.

Gallensteine, die Schmerzen oder eine Entzündung verursachen, müssen entfernt werden. Kleine Steine lassen sich mit Medi-

---

GALLENBLASE

Die Gallenblase ist eine Ausstülpung des Lebergallengangs. Darin wird die Gallenflüssigkeit mit den Abbauprodukten der Leber gespeichert, bis sie nach einer Mahlzeit in den Zwölffingerdarm gelangt. Wenn Gallensteine den Gallenblasengang verstopfen, kann dies zu starken Schmerzen führen und den Abfluss der Gallenflüssigkeit in den Zwölffingerdarm unterbrechen. Um die Wahrscheinlichkeit zu verringern, dass sich Gallensteine bilden, sollten Sie Übergewicht vermeiden und den Zucker- und Fettkonsum einschränken. Oft strahlen Gallenschmerzen bis unter die Schulterblätter aus und verschlimmern sich bei tiefem Einatmen oder Druck auf die rechte Oberbauchseite.

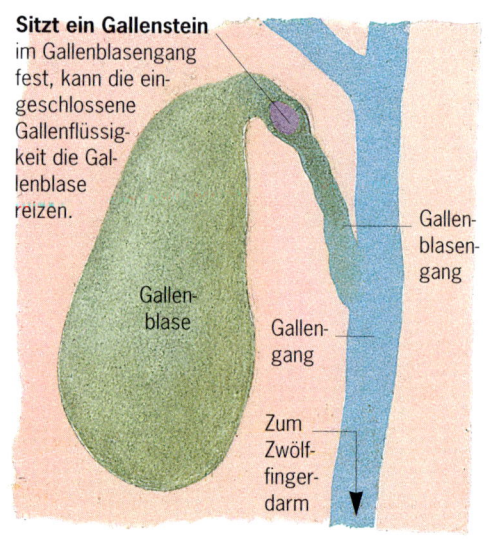

Sitzt ein Gallenstein im Gallenblasengang fest, kann die eingeschlossene Gallenflüssigkeit die Gallenblase reizen.

Gallenblase

Gallenblasengang

Gallengang

Zum Zwölffingerdarm

kamenten auflösen, größere Steine werden endoskopisch entfernt, indem der Arzt ein flexibles, teleskopartiges Instrument in den Magen und den Zwölffingerdarm einführt. Manchmal wird auch zur Entnahme des ganzen Organs geraten, was keine gravierenden Probleme bereitet, da das Verdauungssystem auch ohne Gallenblase normal funktioniert.

● *Siehe auch Pflanzenheilkunde, Massage, Bewegungstherapien*

Magen-Darm-Katarrh

Beschwerden in der Bauchmitte deuten meist auf eine Entzündung des Magens oder Dünndarms hin. Die häufigste Schmerzursache in dieser Körperregion ist der auch Gastroenteritis genannte Magen-Darm-Katarrh. Die Infektionskrankheit ist gewöhnlich auf Bakterien zurückzuführen, die mit verunreinigter Nahrung oder verseuchtem Trinkwasser aufgenommen wurden. Der akute Schmerz wird häufig als dumpf empfunden. Die Betreffenden leiden oft unter einem aufgetriebenen Bauch, Übelkeit, Erbrechen oder Durchfall. In schweren Fällen kann es infolge eines erheblichen Wasserverlusts des Körpers zum Schock oder Kollaps kommen. Meist halten die Beschwerden nur einige Tage an. Wenn sie länger dauern, sollte man einen Arzt aufsuchen, denn die Symptome können dann ein Hinweis auf eine ernstere Erkrankung sein wie etwa Cholera oder Typhus, die sonst hauptsächlich in den Entwicklungsländern auftreten.

Behandlung. Bei Magen-Darm-Katarrh ist es wichtig, viel zu trinken – jeweils kleine Mengen, dafür aber häufig –, um den durch Erbrechen und Durchfall bedingten Wasserverlust auszugleichen oder dem Flüssigkeitsmangel vorzubeugen. Ratsam ist hier die Herstellung einer Rehydrationslösung (siehe Seite 110); auch schale Limonade leistet gute Dienste. In manchen Fällen können Antibiotika notwendig sein. Lassen Durchfall und Erbrechen nach, sollte man Vollwertkost essen. Auch Naturjoghurt ist bekömmlich, da er beim Aufbau der lebenswichtigen Darmflora hilft.

Schmerzen im Unterbauch

Schmerzen im Unterbauch machen meist auf eine Erkrankung des Dickdarms oder Mastdarms aufmerksam. Eine andere häufige Ursache ist die Entzündung des Wurmfortsatzes am Blinddarm, d. h. am sackartigen Anfangsteil des aufsteigenden Dickdarms. Auch Erkrankungen der Nieren, der Gallenblase sowie der weiblichen und männlichen Geschlechtsorgane können Schmerzen im Unterbauch verursachen. Diese Beschwerden werden in Kapitel 7 beschrieben.

Divertikulitis

Kommt es in der muskulären Wandschicht des Darms zu Lücken oder Rissen, stülpt sich die Schleimhaut vor, sodass sich sackartige Ausbuchtungen bilden, die man Divertikel nennt. Meist verursachen sie keine Probleme. Wenn sie sich aber entzünden, spricht man von Divertikulitis. Dabei können sich Abszesse bilden und Blutungen auftreten. Die Schmerzen sind oft krampfartig und die betroffene Bauchpartie fühlt sich hart an. Übelkeit, Erbrechen und Durchfall oder Verstopfung sind häufige Begleiterscheinungen. In seltenen Fällen kann ein Divertikel platzen und zu Bauchfellentzündung führen (siehe Seite 108).

Behandlung. Divertikulitis wird in der Regel erfolgreich mit Antibiotika behandelt. In schweren Fällen muss man jedoch den betroffenen Darmabschnitt operativ entfernen. Zur Schmerzlinderung trägt bei, wenn man einen Teelöffel Rotulmenpulver mit etwas Honig mischt und dann unter Umrühren langsam warmes Wasser dazugibt, bis die Lösung getrunken oder gelöffelt werden kann. Das sollte man dreimal täglich wiederholen. Auch eine morgendliche Bauchmassage kann wirksam sein. Divertikulitis

Entzündung des Blinddarms oder Verdauungsstörung?

Es ist wichtig, die Warnsignale einer Blinddarmentzündung zu erkennen, um eine sofortige ärztliche Behandlung einzuleiten. Wird der entzündete Wurmfortsatz nämlich nicht operativ entfernt, kann er platzen und es kommt zur Bauchfellentzündung (siehe Seite 108). In der Regel ist der Erstschmerz bei Blinddarmentzündung in der Nabelgegend zu spüren. Wenn das Bauchfell entzündet ist, konzentriert sich der heftige und anhaltende Schmerz auf der rechten Bauchseite, direkt über der Leistenbeuge. Bei Bewegung oder Husten wird er schlimmer. Die meisten Betroffenen sind appetitlos, verspüren Übelkeit, müssen erbrechen oder haben Durchfall. Eine nur leichte Entzündung des Blinddarms, die so genannte Blinddarmreizung, ist zwar unangenehm, aber ungefährlich.

VERDAUUNGSFÖRDERNDE MASSAGE

Eine Bauchmassage hilft, die Muskulatur zu entspannen und die Verdauung anzuregen. Das können Sie sogar angezogen im Sitzen tun. Bessere Ergebnisse erzielen Sie, wenn Sie eine Mischung aus Massage- und ätherischen Ölen direkt auf die Haut massieren. Als besonders wirksam erweist sich eine Mischung aus 1 Tropfen Pfefferminz- oder Ingweröl und 1 Teelöffel Mandelöl. Legen Sie dabei eine Hand über die andere und kneten Sie den Magen sanft mit kleinen kreisenden Bewegungen im Uhrzeigersinn.

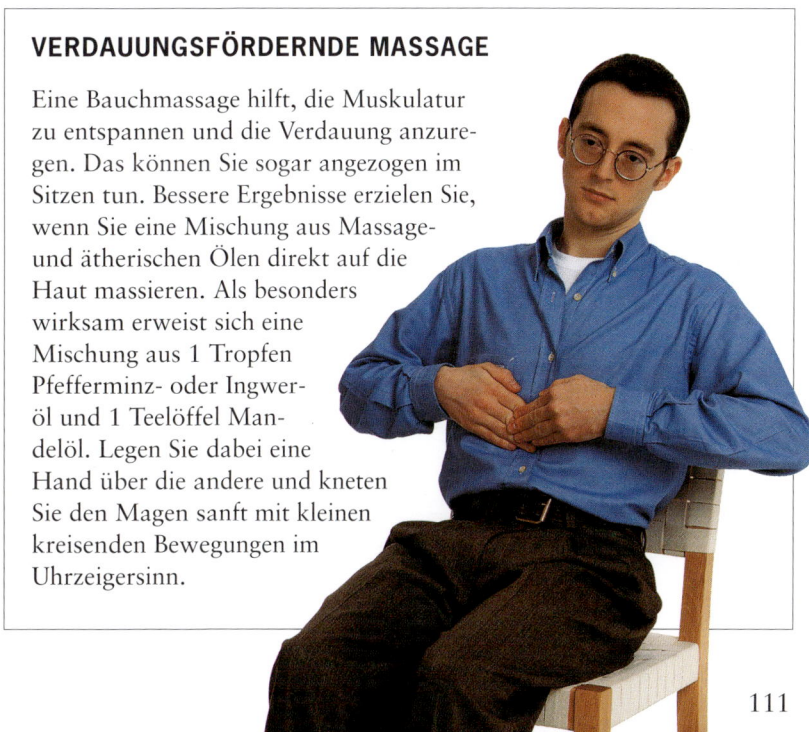

kann man auch durch eine ballaststoffreiche Kost vorbeugen; man sollte aber Lebensmittel mit Kernen, Körnern und Samen vermeiden, da sich diese in den Ausstülpungen ansammeln können. Wenn man täglich mindestens 2 l Flüssigkeit zu sich nimmt, kann man Verstopfung entgegenwirken, die Darmentzündungen begünstigt.

● *Siehe auch Pflanzenheilkunde, Massage, Bewegungstherapien*

Crohnsche Krankheit

Die Crohnsche Krankheit ist eine chronische Entzündung des Dick- oder Dünndarms. Sie verursacht heftige Krämpfe auch im Anal- und Rektalbereich. Die Ursachen dieses Leidens sind noch unklar. Manche Experten halten eine Fehlernährung mit hohem Anteil an industriell verarbeiteten Lebensmitteln für einen wichtigen Faktor, andere gehen von einer Autoimmunkrankheit aus, bei der das Abwehrsystem den eigenen Körper angreift und an der Infekte und Stress beteiligt sind.

Behandlung. Bei diesem Leiden ist eine ambulante Krankenhausbehandlung erforderlich. Da die Crohnsche Krankheit zu einem Mangel an bestimmten Vitaminen führen kann, ist eine vermehrte Aufnahme von Vitamin A, B, D und Betakarotin zur Linderung der Symptome angeraten. Weil Stress die Erkrankung verschlimmert, können sich regelmäßige Entspannungsübungen und eine Aromatherapie günstig auf die Heilung auswirken. Warme und kalte Feuchtwickel auf dem Bauch verbessern die Darmfunktion und mildern kolikartige Schmerzen.

● *Siehe auch Pflanzenheilkunde, Massage, Bewegungstherapien, Therapien für Seele und Geist, Entspannungstechniken*

Reizdarm

Für diese Erkrankung des unteren Darmbereichs sind unregelmäßige, im Wechsel aufkommende Anfälle von Durchfall und Verstopfung typisch. Dabei treten krampfartige Schmerzen im Bauch auf, der sich oft aufgetrieben anfühlt. Wie bei der Crohnschen Krankheit verschärft seelischer Stress auch beim Reizdarm die Symptome. Über die Ursachen der Beschwerden ist wenig bekannt; man vermutet jedoch, dass sie von einer gestörten Tätigkeit der Darmmuskulatur

---

REGELMÄSSIGER STUHLGANG DURCH YOGA

Mit dieser recht einfachen Yoga-Übung, die täglich am Morgen ausgeführt werden sollte, kann man den regelmäßigen Stuhlgang fördern. Wenn Sie geschmeidig genug sind, können Sie die zweiteilige Übung um den „halben Schulterstand" (Abb. 3) ergänzen. Bei Rückenleiden oder anderen ernsten Beschwerden sollten Sie vorher Ihren Arzt um Rat fragen.

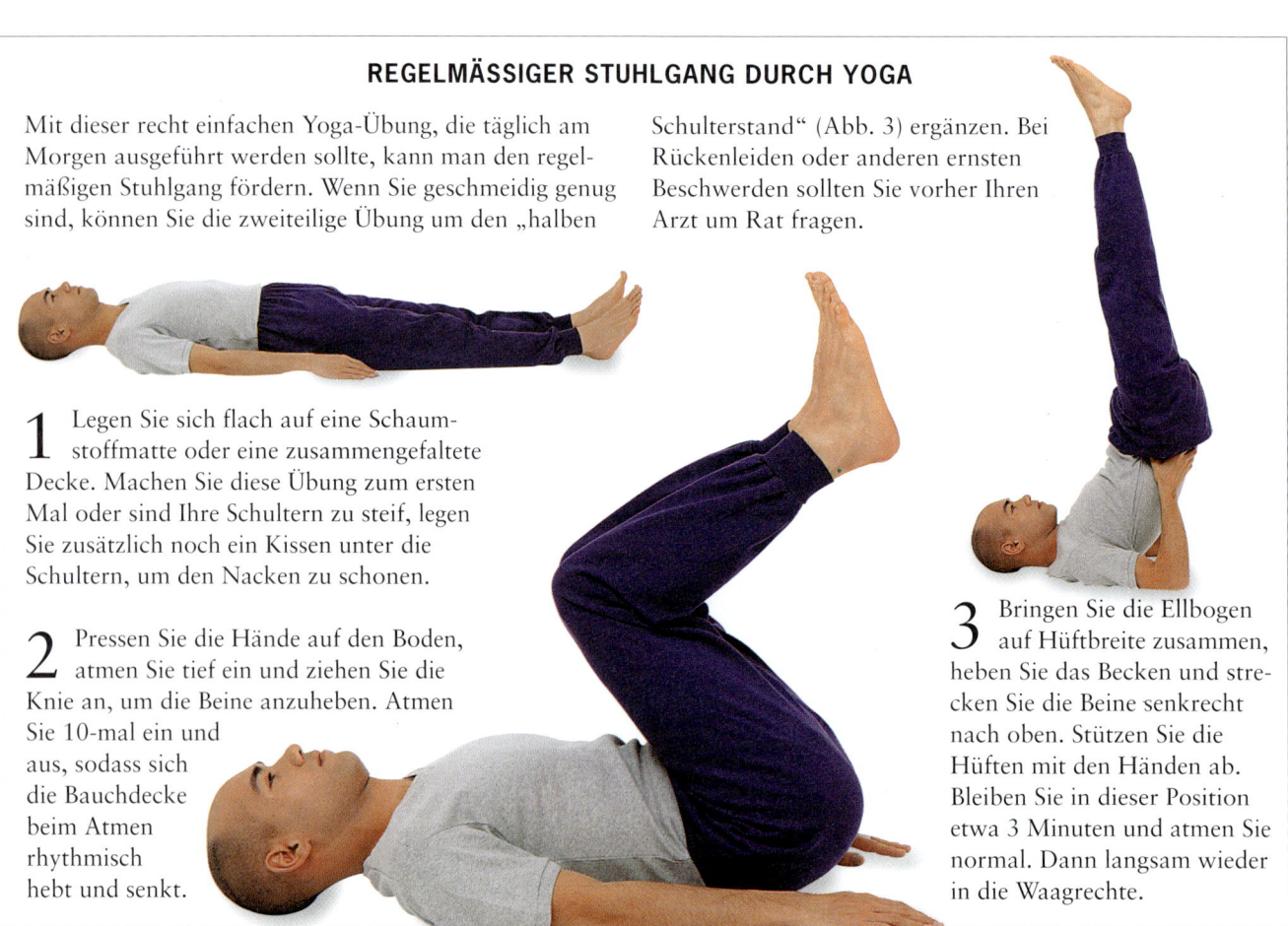

1 Legen Sie sich flach auf eine Schaumstoffmatte oder eine zusammengefaltete Decke. Machen Sie diese Übung zum ersten Mal oder sind Ihre Schultern zu steif, legen Sie zusätzlich noch ein Kissen unter die Schultern, um den Nacken zu schonen.

2 Pressen Sie die Hände auf den Boden, atmen Sie tief ein und ziehen Sie die Knie an, um die Beine anzuheben. Atmen Sie 10-mal ein und aus, sodass sich die Bauchdecke beim Atmen rhythmisch hebt und senkt.

3 Bringen Sie die Ellbogen auf Hüftbreite zusammen, heben Sie das Becken und strecken Sie die Beine senkrecht nach oben. Stützen Sie die Hüften mit den Händen ab. Bleiben Sie in dieser Position etwa 3 Minuten und atmen Sie normal. Dann langsam wieder in die Waagrechte.

herrühren. Auch eine Lebensmittelunverträglichkeit, vor allem gegenüber Laktose (Milchzucker), kann bei der Entstehung der Krankheit eine Rolle spielen.

Behandlung. Obwohl es kein eigentliches Heilmittel gegen Reizdarm gibt, kann man doch mit einer Reihe von Maßnahmen den schmerzhaften Symptomen entgegenwirken. Eine wohl ausgewogene Ernährung mit vielen Ballaststoffen, wie sie z. B. in frischen Äpfeln, Birnen und Datteln enthalten sind, hilft bei der Vorbeugung von Verdauungsstörungen. Früher wurde zu diesem Zweck auch Kleie empfohlen; da diese jedoch in manchen Fällen zu einer Verschlimmerung der Beschwerden führt, sollte man darauf besser verzichten. Der Verzehr von Naturjoghurt trägt zur Erhaltung der Darmflora und damit auch zur Linderung der Schmerzen bei. Auf Kaffee und Schokolade sollte man weitgehend verzichten, da die darin enthaltenen Stoffe Darmkontraktionen auslösen und zu Bauchschmerzen führen können. In der Naturheilkunde empfiehlt man nach den Mahlzeiten Pfefferminztee, da dieser sich beruhigend auf Magen und Darm auswirkt. Aromatherapie in Verbindung mit Massagen (siehe Seite 79) kann sich günstig auswirken, da sie Stress abbaut und Muskelkrämpfe löst.

● *Siehe auch Pflanzenheilkunde, Massage, energetische Therapien, Bewegungstherapien, Therapien für Seele und Geist, Entspannungstechniken*

Verstopfung und Blähungen

Eine vorwiegend sitzende Lebensweise und schlechte Ernährungsgewohnheiten führen zu unregelmäßigen Darmbewegungen und zu erschwerter Stuhlentleerung. Die Folgen sind Verstopfung, Blähungen und beträchtliche Unterbauchbeschwerden. Wenn sich plötzlich und unerklärlich Darmträgheit einstellt, kann das auf eine Erkrankung hinweisen, die ärztlicher Untersuchung bedarf.

Behandlung. Man sollte genügend Ballaststoffe essen, die z. B. in Vollkornbrot, Naturreis und frischem Obst enthalten sind, und reichlich Flüssigkeit (mindestens sieben Gläser am Tag) zu sich nehmen – das ist entscheidend für einen weichen Stuhlgang. Regelmäßige Bewegung wie Spazierengehen, Radfahren, Schwimmen oder Yoga am Morgen (siehe links) unterstützen die Darmbewegung. Gegen Darmträgheit helfen auch 2 Teelöffel Psylliumsamen oder zerstoßener

---

VERSTOPFUNG DURCH ERNÄHRUNG BEKÄMPFEN

Darmtätigkeit und Verdauung sind von Mensch zu Mensch unterschiedlich. Jeder sollte aber für eine gesunde Ernährung sorgen, um Verstopfung vorzubeugen. Nehmen Sie ausreichend Ballaststoffe zu sich, wie sie in frischem Obst, Gemüse und Vollkornprodukten enthalten sind, und trinken Sie mindestens 2 l Flüssigkeit täglich. Beides ist für einen weichen Stuhl wichtig, der leicht den Darm passieren kann.

Leinsamen, die man ins Müsli oder in den Kaffee gibt. Wenn Verstopfung nur vereinzelt auftritt, sind Backpflaumen, getrocknete Aprikosen oder Feigen ein ausgezeichnetes natürliches Abführmittel.

Ein gewisses Maß an Blähungen ist normal. Sie werden jedoch zum Problem, wenn große Mengen unverdauter Nahrung in den Darm gelangen. Die darauf siedelnden Bakterien erzeugen dann ein Übermaß an Darmgasen. Manche Lebensmittel wie Brokkoli, Bohnen, Blumenkohl, Rosenkohl, Grünkohl, Kleie, dunkles Bier und kohlensäurehaltige Getränke verursachen eher Winde als andere. Wer unter chronischen Blähungen leidet, kann durch Auslassung bestimmter Nahrungsmittel herausfinden, welche dafür verantwortlich sind. Da Bohnen und Erbsen auch gute Ballaststoff- und Eiweißlieferanten sind, sollte man aber nicht völlig auf sie verzichten. Ihre blähende Wirkung lässt sich verringern, wenn man sie folgendermaßen zubereitet: Die Bohnen über Nacht in Wasser einweichen, am anderen Tag frisches Wasser aufsetzen und die Bohnen darin 30 Minuten kochen. Danach das Wasser wechseln und die Bohnen weitere 30 Minuten kochen. Erneut Wasser durch frisches ersetzen und die Bohnen darin gar kochen.

● *Siehe auch Pflanzenheilkunde, Massage, Bewegungstherapien*

Hämorrhoiden

Der Abschnitt, der den Dickdarm mit dem After verbindet, wird Mastdarm genannt. Auch diese untere Bauchregion kann von

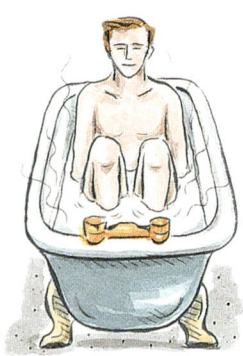

Ein Sitzbad zu Hause tut wohl und kann heilsam sein. Füllen Sie dazu die Badewanne bis in Hüfthöhe mit warmem Wasser. Setzen Sie sich in die Wanne, ziehen Sie die Beine an und schöpfen Sie Wasser auf den Bauch. Nach 15 Minuten füllen Sie die Wanne erneut mit frischem, aber diesmal kaltem Wasser und waschen Sie damit den After. Dem warmen Wasser können Sie Kräuter oder Öle zusetzen (siehe unten).

schmerzhaften Erkrankungen wie Entzündungen, Polypen (Schleimhautgeschwülste), Hämorrhoiden und Krebs betroffen sein.

Hämorrhoiden sind geschwollene Blutgefäße in der Auskleidung des unteren Mastdarms, die ebenso vor wie hinter dem After auftreten können. Sie werden häufig von heftigem Juckreiz und Schmerzen begleitet, manchmal bluten sie und verfärben auch den Stuhl rot. Hämorrhoiden entstehen durch Druckerhöhung im Bauchraum, z. B. durch Pressen bei hartem Stuhlgang sowie durch Heben schwerer Lasten oder während der Schwangerschaft.

Behandlung. Bei Hämorrhoiden kann das Auftragen von Hamamelis (Zaubernuss) Schmerzerleichterung verschaffen. Schmerzlindernd wirkt auch folgende selbst herstellbare Salbe: Man gibt 30 g Scharbockskraut in 200 g erhitzte Vaseline und lässt diese 10 Minuten lang ziehen. Therapeuten der Naturheilkunde ordnen spezielle Sitzbäder für Hämorrhoiden an: Zuerst setzt sich der Patient 2–3 Minuten lang in eine Wanne mit

warmem Wasser, seine Füße lässt er jedoch in eine Wanne mit kaltem Wasser hängen. Dann folgt der umgekehrte Vorgang etwa 1 Minute lang. Sitzbäder können Sie auch zu Hause durchführen (siehe links). In manchen Fällen werden Hämorrhoiden durch Injektionen verödet oder, wenn sie sehr groß sind und starke Beschwerden hervorrufen, operativ entfernt.

Verstopfung gilt als Hauptursache für die Entstehung von Hämorrhoiden. Durch eine Veränderung der Ernährung und Trinken von reichlich Flüssigkeit kann man für einen weicheren Stuhl sorgen und so Schmerzen erheblich lindern (siehe Seite 113). Außerdem sollte man Lebensmittel meiden, die den Darm reizen, wie das beispielsweise bei scharfen Gewürzen und Kaffee der Fall ist. Natürliche Abführmittel wie getrocknete Pflaumen, Feigen und Rosinen beugen Schmerzen vor, die ansonsten durch das Pressen beim Stuhlgang entstehen können.

● *Siehe auch Pflanzenheilkunde, Massage, Entspannungstechniken*

HÄMORRHOIDEN DURCH KRÄUTER LINDERN

Kamille ist für ihre beruhigende Wirkung bei wunder, entzündeter oder juckender Haut bekannt. Als Zusatz im Badewasser kann sie helfen, schmerzhafte Hämorrhoi-

den zu heilen. Besänftigend wirkt auch ein Bad mit je 4 Tropfen Pfefferminz- und Zypressenöl (ätherische Öle), gemischt mit 2 Teelöffeln doppelkohlensaurem Natron.

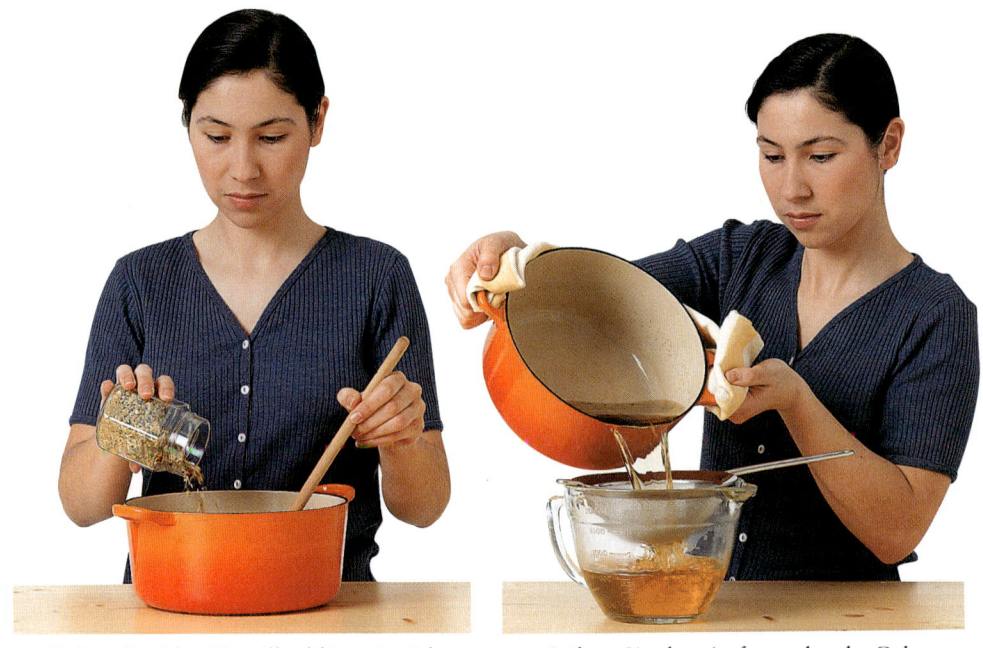

1 Geben Sie 20 g Kamillenblüten in 3 l Wasser. Nach dem Aufkochen im Topf abgedeckt 10 Minuten ziehen lassen.

2 Seihen Sie den Aufguss durch. Geben Sie diesen anschließend ins warme Badewasser, bevor Sie in die Wanne steigen.

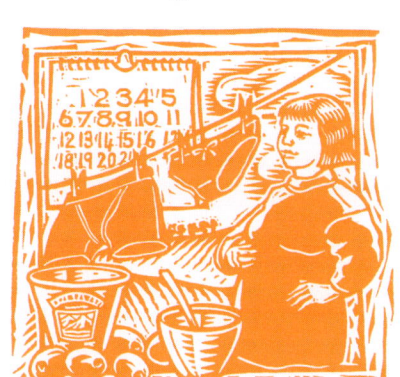

7

Frauen- und Männer- krankheiten

Beschwerden, die den weiblichen und den männlichen Genitalapparat sowie die Harnwege betreffen, können sich negativ auf Fruchtbarkeit und Gesundheit auswirken. Daher empfiehlt es sich in den meisten Fällen, sofort einen Arzt aufzusuchen. Außerdem stehen bewährte Naturheilmittel zur Verfügung, die man ergänzend zu den ärztlichen Ratschlägen anwenden kann. Diese Mittel helfen nicht nur schmerzhafte Frauen- und Männerleiden zu lindern, sondern wirken auch vorbeugend.

Frauenleiden

Schmerzhafte Erkrankungen der Brust und des Unterleibs kann man durch einen bewussten Umgang mit dem Körper und mithilfe natürlicher Behandlungsformen häufig lindern oder ganz vermeiden.

Eine Reihe von ernsten Frauenleiden, darunter Brust- und Gebärmutterhalskrebs oder für weibliche Unfruchtbarkeit verantwortliche Infektionskrankheiten wie z. B. Ornithose und Lymphopathie, können erfolgreich behandelt werden und hinterlassen bei frühzeitiger Erkennung keine bleibenden Schäden.

Prämenstruelle Brustschmerzen

In der Zeit vor der monatlichen Regelblutung sind bei vielen Frauen die Brüste besonders empfindlich und schmerzen mitunter sehr stark. Eine der Ursachen dürfte wohl auf Veränderungen im Hormonspiegel vor der Menstruation zurückgehen: Der erhöhte Östrogenspiegel bewirkt Wassereinlagerungen im Brustgewebe, sodass sich die Brüste voller und reizbarer anfühlen. Mit dem Einsetzen des Monatszyklus verschwinden die Beschwerden meist; sollten sie aber andauern, muss man einen Arzt aufsuchen.

Behandlung. Prämenstruelle Schmerzen lassen sich oft mit einfachen Mitteln kurieren. Beruhigend wirkt, wenn man die Brüste mit Storchschnabelöl massiert oder ein paar Tropfen davon ins Badewasser gibt. Auch Nachtkerzenöl-Kapseln können Schmerzen lindern helfen. Um Wassereinlagerungen zu reduzieren, nimmt man natürliche harntreibende Mittel wie frisch gehackte Petersilie zu sich. Manchmal kann auch eine Hormonbehandlung nötig sein.

● *Siehe auch Pflanzenheilkunde, Massage*

Brustdrüsenentzündung

Die vor allem während der Stillzeit auftretende Brustdrüsenentzündung wird meist durch eine bakterielle Infektion verursacht, die durch feine Risse in die Brustwarzen eindringt. Die Brust rötet sich, schwillt an und schmerzt. In manchen Fällen bildet sich ein Abszess, der auch zu Fieber führt.

Behandlung. Die Brust sollte durch Stillen oder Abpumpen ganz geleert werden. Meist werden dann Antibiotika verordnet; bei einem Abszess ist ein kleiner operativer Eingriff erforderlich. Wunde, rissige Brustwarzen reibt man am besten mit einer Vitamin-E-haltigen Salbe ein.

● *Siehe auch Pflanzenheilkunde, energetische Therapien, Massage*

Prämenstruelles Syndrom (PMS)

Die körperlichen und seelischen Veränderungen, die man bei Frauen in den Tagen vor der Menstruation beobachten kann, sind als

---

DER WEIBLICHE KÖRPER UND SCHMERZEN

Zur Früherkennung von Krankheiten ist es wichtig, seinen Körper gut zu kennen: wie er im Normalzustand aussieht, wie er sich anfühlt und wie er reagiert. Untersuchen Sie Ihren Körper regelmäßig auf ungewöhnliche Veränderungen hin wie unregelmäßige Blutungen, plötzliches Auftreten von Knoten, Schwellungen oder Hautverunreinigungen und andere Warnsignale.

● Kopfschmerzen treten oft vor der Menstruation aufgrund der hormonellen Veränderungen auf.

● Viele Frauen haben vor der Regelblutung empfindliche, geschwollene und spannende Brüste.

● Der Scheidenbereich ist anfällig für Infekte und Entzündungen.

● Die weiblichen Fortpflanzungsorgane im Unterbauch können von Wucherungen, Infektionen, unregelmäßigen Blutungen und Entzündungen betroffen sein.

Regelmäßige Bewegung trägt erheblich zur Vorbeugung und Linderung zahlreicher schmerzhafter Beschwerden bei.

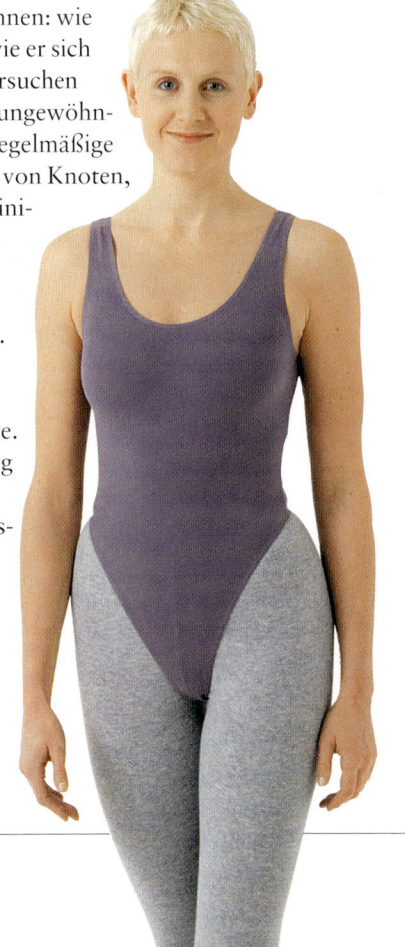

prämenstruelles Syndrom (PMS) bekannt. Viele Frauen klagen dann über besonders empfindliche Brüste, Verdauungsprobleme, Bauchbeschwerden, Kopfschmerzen, Heißhunger oder Appetitlosigkeit. Hinzu kommen auch Stimmungsschwankungen, Reizbarkeit, Beklemmungen und mangelndes sexuelles Interesse. Derartige Symptome treten zuweilen schon 14 Tage vor der Regelblutung auf und verschwinden dann, sobald diese einsetzt. Das PMS ist ein komplexes, in seinen Ursachen und seiner Behandlung bisher noch nicht eindeutig geklärtes Leiden. Die Beschwerden sind oft ernst genug, um Arbeit und Familienleben zu beeinträchtigen.
Behandlung. Nachtkerzenöl-Kapseln haben oft eine wohltuende Wirkung. In der Pflanzenheilkunde werden Mittel aus Mönchspfeffer und harntreibenden Kräutern empfohlen. Experten der Naturheilkunde schlagen Vitamin-B$_6$- und Magnesium-Präparate zur Beruhigung der Nerven vor. Täglich eingenommener Kamillentee kann den Wasseransammlungen entgegenwirken. Hilfreich ist auch körperliche Bewegung wie Schwimmen und Yoga.
● *Siehe auch Pflanzenheilkunde, energetische Therapien, Massage*

Schmerzhafte Regelblutung

Die Hauptursache für eine schmerzhafte Regelblutung sind Veränderungen im Hormonspiegel. Die Beschwerden nehmen im Allgemeinen zwei Tage vor der Menstruation zu; oft treten krampfartige Bauchschmerzen, Rückenprobleme und Muskelkrämpfe in der Gebärmutter auf, die durch eine erhöhte Prostaglandin-Produktion ausgelöst werden. Schmerzhafte Regelblutungen deuten eventuell auch auf gynäkologische Beschwerden wie z. B. Endometriose (siehe Seite 118) oder Eileiterentzündung hin. Auch Intra-Uterin-Pessare (Spiralen) können zu Beschwerden während des Monatszyklus führen.
Behandlung. Gegen Hormonschwankungen wird oft Progesteron verordnet. Wirksame Hilfe verschafft die Pille, die die Regelblutung verkürzt und erleichtert. Heiße und kalte Feuchtwickel oder eine Wärmflasche auf Bauch und Rücken mildern die Schmerzen. Auch Bauchmassage (siehe Seite 111) oder ein heißes Bad, dem man ein paar Tropfen Lavendelöl hinzufügt, kann beruhigend wirken. Schmerzmittel wie Aspirin und Ibuprofen hemmen die Ausschüttung von Prostaglandin. Magnesiumpräparate wirken entkrampfend. In der Pflanzenheilkunde werden Ingwer und Jamswurzel wegen ihrer wärmenden und krampflösenden Wirkung empfohlen.
● *Siehe auch Bewegungstherapien, Massage*

Beckenentzündung

Wenn sich die weiblichen Fortpflanzungsorgane entzünden, kommt es zu Unterleibsschmerzen, die mit Fieber, unregelmäßigen Regelblutungen und starkem Scheidenausfluss verbunden sind. Wird die Entzündung nicht behandelt, können chronische Schmerzen und Unfruchtbarkeit die Folge sein.

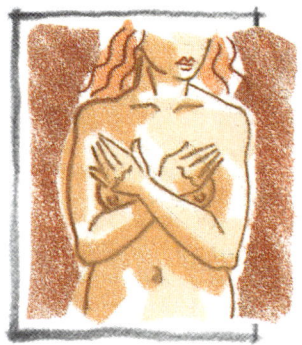

Auf gesunde Brüste achten

Durch eine gesunde Lebensweise können Sie schmerzhafte Brustbeschwerden vermeiden:
● Nehmen Sie weniger Salz und gesalzene Speisen zu sich, um Wassereinlagerungen zu reduzieren.
● Essen Sie Vitamin-A-reiche Speisen zur Schmerzlinderung und nehmen Sie Vitamin B gegen Wassereinlagerungen zu sich.
● Rauchen Sie nicht, trinken Sie Alkohol nur in Maßen und nehmen Sie weniger Fette zu sich, um das Krebsrisiko zu senken.
● Wählen Sie gut sitzende und stützende BHs, um Schmerzen der Brustmuskeln vorzubeugen.

ERNÄHRUNGSUMSTELLUNG

Eine Ernährungsumstellung etwa 10 Tage vor der Regelblutung vermag einige schmerzhafte Beschwerden des prämenstruellen Syndroms zu lindern. Weniger Zucker und Salz beispielsweise können Brustschmerzen vermindern; bei Beklemmungen und Reizbarkeit empfiehlt es sich, den Konsum von koffeinhaltigen Getränken zu reduzieren.

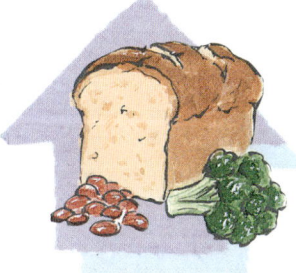

Essen Sie mehr ballaststoffreiches Vollkornbrot und Grüngemüse, die der Verstopfung vorbeugen.

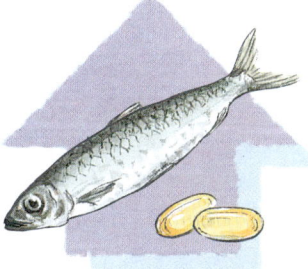

Wählen Sie vitamin- und mineralstoffreiche Speisen, um den Blutzuckerspiegel stabil zu halten.

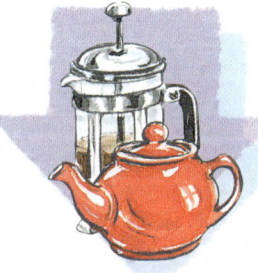

Reduzieren Sie den Kaffee- und Teekonsum, um die Nervosität und Reizbarkeit zu verringern.

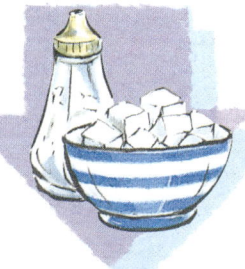

Weniger Salz, weniger Fette und Süßigkeiten vermeiden Trägheit und Völlegefühl.

ÜBUNGEN GEGEN MENSTRUATIONSBESCHWERDEN

Krampfartige Schmerzen und Beschwerden vor oder während der monatlichen Regelblutung sind weit verbreitet und können ein Ausmaß annehmen, das Arbeit und Freizeit beeinträchtigt. Wer häufig unter Menstruationsschmerzen leidet, kann sich mit diesen Übungen behelfen:

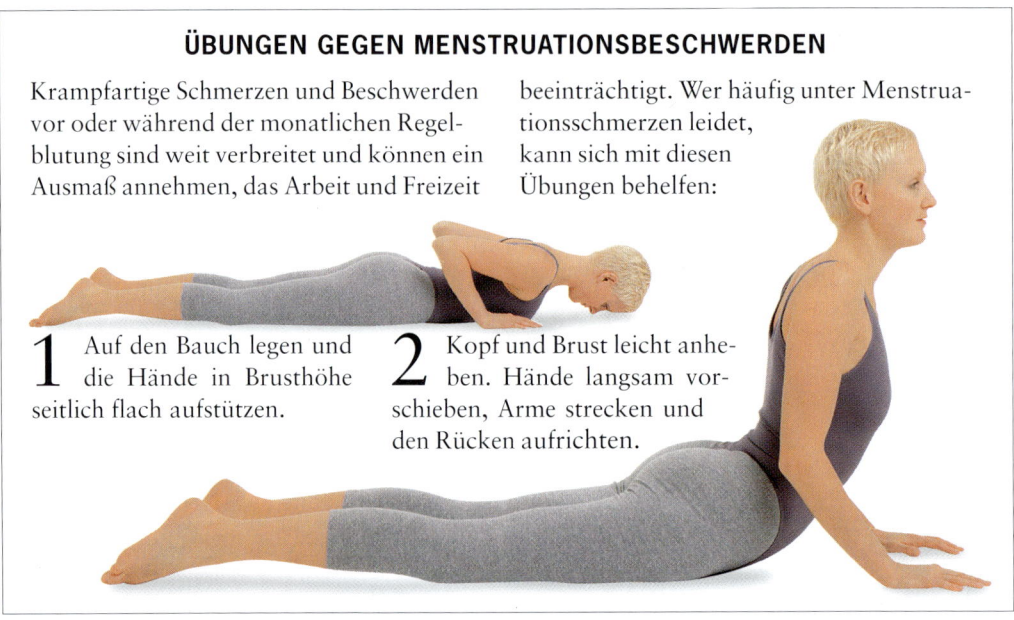

1 Auf den Bauch legen und die Hände in Brusthöhe seitlich flach aufstützen.

2 Kopf und Brust leicht anheben. Hände langsam vorschieben, Arme strecken und den Rücken aufrichten.

Behandlung. Eine Beckenentzündung wird meist mit Antibiotika behandelt. In schweren Fällen ist sogar eine Operation erforderlich. In der Naturheilkunde werden zur Stärkung des Abwehrsystems Vitaminpräparate empfohlen.
● *Siehe auch energetische Therapien, Massage*

DIE WEIBLICHEN FORTPFLANZUNGSORGANE

Im weiblichen Beckenraum befinden sich die Fortpflanzungs- und inneren Geschlechtsorgane. Hier reifen die befruchteten Eizellen heran und entwickelt sich der Fötus bis zur Geburt. Schmerzhafte Leiden in der unteren Bauchregion können zahlreiche Ursachen haben, die von Hormonstörungen über organische Missbildungen bis zu Infektionen und Wucherungen reichen. Solche Beschwerden sollten nicht leichtfertig übergangen werden. Sie bedürfen meist ärztlicher Behandlung.

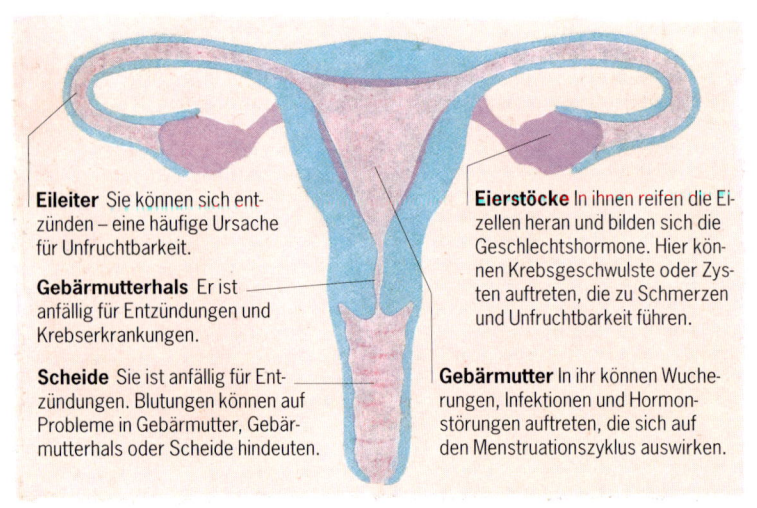

Eileiter Sie können sich entzünden – eine häufige Ursache für Unfruchtbarkeit.

Gebärmutterhals Er ist anfällig für Entzündungen und Krebserkrankungen.

Scheide Sie ist anfällig für Entzündungen. Blutungen können auf Probleme in Gebärmutter, Gebärmutterhals oder Scheide hindeuten.

Eierstöcke In ihnen reifen die Eizellen heran und bilden sich die Geschlechtshormone. Hier können Krebsgeschwulste oder Zysten auftreten, die zu Schmerzen und Unfruchtbarkeit führen.

Gebärmutter In ihr können Wucherungen, Infektionen und Hormonstörungen auftreten, die sich auf den Menstruationszyklus auswirken.

Endometriose
Bei dieser Erkrankung lösen sich Teile der Gebärmutterschleimhaut, Endometrium genannt, und setzen sich auf oder in anderen Körperregionen wie z. B. den Eileitern fest. Diese Schleimhautteile reagieren auch außerhalb der Gebärmutter weiterhin auf hormonelle Veränderungen, was zu Zysten, übermäßiger Regelblutung und mitunter sogar zu Unfruchtbarkeit führen kann.
Behandlung. Gegen leichte Beschwerden helfen Schmerzmittel wie Ibuprofen. Es können auch Medikamente verordnet werden, die die Menstruation verhindern. In einigen Fällen werden die Zysten operativ entfernt. Bei schwerer Erkrankung kann auch eine Entnahme der Gebärmutter und der Eierstöcke vor allem bei älteren Frauen nötig sein. Nach einer Schwangerschaft tritt die Endometriose meist nicht mehr auf.
● *Siehe auch Naturmedizin, Massage*

Fasergeschwulste in der Gebärmutter
Fasergeschwulste sind gutartige Tumore, die in der Gebärmutter oft ohne Symptome entstehen. Große Fasergeschwulste können jedoch kolikartige Beschwerden, starke Regelblutungen, Schmerzen beim Geschlechtsverkehr sowie Komplikationen während der Schwangerschaft verursachen.
Behandlung. In schweren Fällen kann eine Operation erforderlich sein. Manchmal sprechen Fasergeschwulste gut auf homöopathische Heilmittel an.
● *Siehe auch Pflanzenheilkunde, Massage, Entspannungstechniken*

SEXUALTHERAPIE

Wenn sexuelle Probleme auftreten, die vorwiegend seelisch bedingt sind, kann eine Sexualtherapie hilfreich sein. Diese erfolgt häufig in Form einer Beratung. Die Behandlung geht von der Annahme aus, dass fehlende sexuelle Erfüllung verschiedene Ursachen hat, die in der Vergangenheit und Gegenwart begründet liegen. Das Beziehungsgeflecht, in dem sich ein Paar gerade befindet, hindert es unter Umständen daran, seine Probleme selbst zu erkennen und zu lösen.

Der Sexualtherapeut ist bemüht, die Art der Schwierigkeiten näher zu bestimmen und die Faktoren zu erforschen, die zu einer gestörten Beziehung beitragen. Er berät meist beide Partner gemeinsam, auch wenn Einzelkonsultationen möglich sind. Ziel der Gespräche ist, dass das Paar ein besseres Verständnis für seine Probleme entwickelt und lernt, mit ihnen umzugehen. Die Sexualtherapie gibt z. B. einer Frau die Möglichkeit, die seelischen Hintergründe zu erkennen, die für ihre körperlichen Schmerzen beim Beischlaf verantwortlich sind, oder bietet dem Mann Gelegenheit, die psychischen Hintergründe für seine Impotenz oder den vorzeitigen Samenerguss herauszufinden.

Eierstockzysten

Eierstockzysten sind mit Flüssigkeit gefüllte und durch eine Kapsel abgeschlossene Gewebehohlräume des Eierstocks. Sie können Bauchschmerzen verursachen, und zwar vor allem, wenn sie auf die Harnblase drücken; zudem rufen sie starke und schmerzhafte Regelblutungen hervor. Meist sind die Zysten gutartig, etwa 5 % jedoch bösartig.

Behandlung. Häufig ist die operative Entfernung der Zyste notwendig. Die Naturheilkunde betrachtet Zysten als Signal des Körpers sich zu entgiften – daher wird empfohlen, mindestens 2 l Flüssigkeit täglich zu trinken sowie Alkohol, Koffein und industriell verarbeitete Lebensmittel zu meiden.
● *Siehe auch Pflanzenheilkunde, Massage, Entspannungstechniken*

Bartholinitis

Die zwei Bartholinschen Drüsen am Scheideneingang sondern bei sexueller Erregung Schleim ab, um die Schamlippen zu befeuchten. Die infektiöse Entzündung dieser Sekretdrüsen wird Bartholinitis genannt.

Behandlung. Zur Bekämpfung der Infektion werden Antibiotika verabreicht. Wenn sich ein Abszess gebildet hat, kann ein operativer Eingriff nötig sein. Wird eine Bartholinsche Drüse operativ entfernt, wirkt sich dies nicht nachteilig auf die Befeuchtung der Vagina aus, da auch andere Drüsen die gleiche Funktion besitzen.
● *Siehe auch Pflanzenheilkunde, Massage, Therapien für Seele und Geist*

Scheidenkrampf

Bei manchen Frauen verkrampfen sich die Muskeln am Scheideneingang unwillkürlich, sodass der Geschlechtsverkehr schmerzhaft bis unmöglich wird. Ursachen können Angst vor Schmerzen während des Beischlafs, mangelnde Lust oder eine durch die Geburt verursachte Scheidenverletzung sein.

Behandlung. Wenn es sich um seelische Ursachen handelt, kann eine Sexualberatung nötig sein. Auch Yoga, Aromatherapie und Massage sind hilfreich. Verletzungen bei der Geburt sollten nach 10 Tagen abheilen, können jedoch noch wochenlang schmerzen.
● *Siehe auch Therapien für Seele und Geist, Bewegungstherapien*

Scheidenatrophie

Scheidenatrophie ist eine in den Wechseljahren auftretende Schwäche des vaginalen Gewebes, die zu Scheidentrockenheit und Schmerzen beim Beischlaf führen kann.

Behandlung. Hormonsalben, Pflanzenöle, Gleitmittel oder Vitamin-E-Creme können bei Scheidentrockenheit hilfreich sein.
● *Siehe auch Naturmedizin, Therapien für Seele und Geist, Entspannungstechniken*

DIE BARTHOLINSCHEN DRÜSEN

Die Ausführungsgänge der Bartholinschen Drüsen können verkleben und dadurch schmerzhafte Schwellungen verursachen. In manchen Fällen bildet sich sogar ein Abszess. Auch andere vaginale Drüsen können von Infektionen betroffen sein. Die Scheidenvorhofentzündung macht einen Beischlaf sehr schmerzhaft bis unmöglich. Bei solchen Beschwerden können warme Bäder und das anschließende Einreiben der entzündeten Partie mit Aloesalbe Linderung verschaffen.

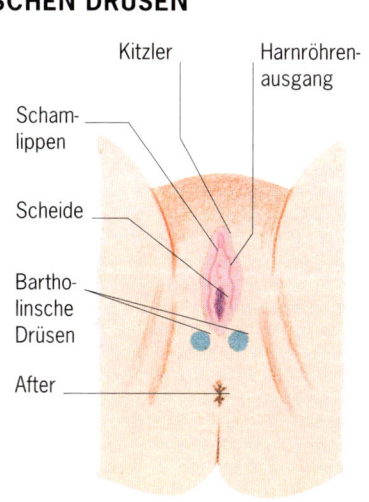

Kitzler
Harnröhrenausgang
Schamlippen
Scheide
Bartholinsche Drüsen
After

SCHMERZLINDERUNG BEI DER GEBURT

Die Möglichkeiten der Schmerzbewältigung während der Geburt hängen sehr von der persönlichen Einstellung ab. Die Anwendung von Schmerzmitteln ist weit verbreitet und für viele Frauen sehr hilfreich. Informationen über die in Frage kommenden Medikamente erleichtern vor der Entbindung die Wahl. Andere Frauen bevorzugen eine „natürliche" Geburt mit möglichst wenigen medizinischen Eingriffen und Arzneimitteln. Die Entscheidung dafür setzt jedoch voraus, dass man gut Bescheid weiß über Entspannungstechniken und den Geburtsvorgang.

NATÜRLICHE GEBURT

Eine gründliche Vorbereitung auf die Geburt kann dazu führen, dass man den bevorstehenden Schmerzen weniger Bedeutung beimisst. Entbindungskurse, Übungen zur Lockerung und Kräftigung der Rücken- und Beckenmuskulatur, Entspannungs- und Atemtechniken und seelische Unterstützung von außen tragen dazu bei, die Furcht vor dem Wehenschmerz abzubauen – er wird dann nicht mehr so stark erfahren und kann leichter bewältigt werden.

Viele Frauen empfinden es als wohltuende Ablenkung, wenn sie während der Wehen umhergehen, knien, hocken oder sitzen, statt nur passiv dazuliegen. Das Massieren von

Bitten Sie den Partner, Ihren Rücken während der Wehen zu massieren. Das entspannt und lindert auch den Schmerz.

Durch Training gekräftigte Becken- muskeln helfen, die Wehen leich- ter zu überstehen.

Liegen Sie flach mit angezogenen Knien. Rücken gegen den Boden pressen, Muskeln an- ziehen und dann entspannen. Übung zehnmal wiederholen.

Rücken und Gesäß mit Talkumpuder kann auch entspannen. Zwischen den Wehen sollte der Partner langsam und fest mit den Händen von der Rückenmitte zu den Seiten hin streichen. Während der Wehen wirken sanfte, kreisende Bewegungen über dem Kreuzbein am besten.

Schmerzlindernd ist das Massieren des Akupressurpunkts zwischen dem Innenknöchel und der Achillessehne. Drücken Sie dabei etwa 60 Sekunden mit dem Daumen auf diesen Punkt, erst am einen Fuß, dann am anderen.

Auch Akupunktur (siehe Seite 80), die zunehmend Anwendung findet, kann die Geburt erleichtern. Eine weitere verbreitete Technik ist TENS (Transkutane Elektro-Nerven-Stimulation, siehe Seite 83). Zu Beginn der Wehen wirkt sie schmerzlindernd, später ist sie weniger effektiv.

KONVENTIONELLE METHODEN

Zur Schmerzlinderung von Geburtswehen werden normalerweise Sauerstoff und Stickstoffoxid (Lachgas) eingesetzt; dieses Betäubungsmittel ist in 50–60 % der Fälle effektiv. Andere Mittel wie Pethidin wirken einige Stunden schmerzlindernd, jedoch nicht bei allen Frauen; außerdem treten Nebenwirkungen wie Übelkeit und Erbrechen auf. Überdies kann das Neugeborene Atemprobleme bekommen, die aber medikamentös zu behandeln sind. Sehr verbreitet ist die Epiduralanästhesie, bei der man in die Lendenwirbelsäule zur Betäubung des Beckenbereichs ein Betäubungsmittel spritzt. Nebeneffekte sind selten, auch wenn nach der Geburt Kopf- oder Rückenschmerzen auftreten. Die Wirkungen auf das Neugeborene sind gering. Da die Frau die Wehen und den Pressvorgang kaum beeinflussen kann, kommen Zangengeburten häufiger vor.

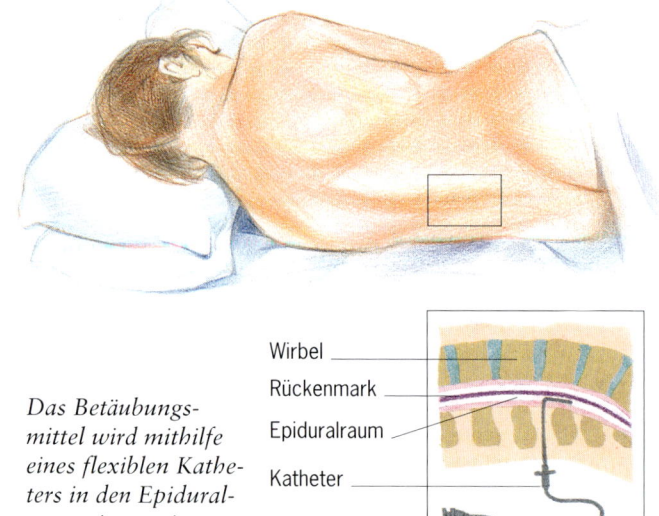

Das Betäubungsmittel wird mithilfe eines flexiblen Katheters in den Epidural- raum eingespritzt.

Wirbel
Rückenmark
Epiduralraum
Katheter

Krankheiten des Mannes

Erkrankungen von Hoden, Penis und Prostata sind meist schmerzhaft und unangenehm. Wenn Beschwerden des männlichen Genitalbereichs unbehandelt bleiben, kann sogar die Fruchtbarkeit gefährdet sein.

Männer sprechen häufig aus Furcht oder Verlegenheit nur ungern mit ihrem Arzt über geschlechtsbezogene Gesundheitsthemen. Deshalb bleiben Erkrankungen der männlichen Genitalien, die nicht nur körperliche, sondern auch seelische Probleme bereiten können, oft allzu lange unbehandelt.

Phimose

Bei einer Verengung der Vorhaut des Penis lässt sich diese nicht oder nur erschwert über die Eichel zurückziehen, was die Erektion schmerzhaft machen und auch den Beischlaf beeinträchtigen kann. In Extremfällen kommt es sogar zu einem venösen Stau und zur Schwellung der eingeklemmten Eichel („spanischer Kragen").

Behandlung. Ein Eisbeutel lässt die Schwellung abklingen. Die Vorhaut kann dann oft unter leichtem Druck auf die Eichel wieder vorgezogen werden. In manchen Fällen ist ein kleinerer operativer Eingriff erforderlich.

● *Siehe auch Naturmedizin, energetische Therapien, Massage*

Balanitis

Am unbeschnittenen Penis können unter der Vorhaut Entzündungen entstehen, die zu Rötungen, Sekretabsonderung und Juckreiz an der betroffenen Stelle führen. Ursachen der Balanitis genannten Erkrankung können Bakterien- und Pilzinfektionen, allergische Reaktionen der Haut auf Chemikalien in Seifen oder Kondomen oder mechanische Verletzungen sein.

Behandlung. Meist wird Balanitis mit Salben oder Antibiotika behandelt. Auftragen eines Aloegels nach dem Waschen und Abtrocknen können ebenfalls hilfreich sein.

● *Siehe auch Naturmedizin, Massage*

Penisinduration

Bei dieser Erkrankung verdicken sich Teile des faserigen Bindegewebes im Penis, sodass sich das männliche Glied verhärtet und während der Erektion abnorm verbiegt. In schweren Fällen ist der Beischlaf schmerzhaft bis unmöglich. Über die Ursachen der Penisinduration, von der meist Männer über 40 Jahre betroffen sind, ist wenig bekannt.

DER MÄNNLICHE KÖRPER

Die männlichen Fortpflanzungsorgane bilden zusammen mit den Harnwegen ein komplexes System, das unter bestimmten Bedingungen zu Funktionsstörungen neigt. Insbesondere ältere Männer leiden oft an schmerzhaften Prostatabeschwerden.

● Die Harnblase ist anfällig für Infektionen; dadurch können Schmerzen beim Wasserlassen auftreten.

● Die Vorsteherdrüse oder Prostata umschließt unterhalb der Blase die Harnröhre. Da sie sich mit fortschreitendem Alter allmählich vergrößert, kann sie auf die Blase drücken und dadurch erhöhten Harndrang und schmerzhafte Beschwerden auslösen.

● Durch den Penis werden Harn und Samenflüssigkeit aus dem Körper geleitet. Das männliche Glied kann von Infektionen und Entzündungen betroffen sein.

● Die Hoden sind höchst empfindlich; schon kleinste Verletzungen rufen heftige Schmerzen hervor. Die Hoden können ebenfalls anschwellen und sich entzünden.

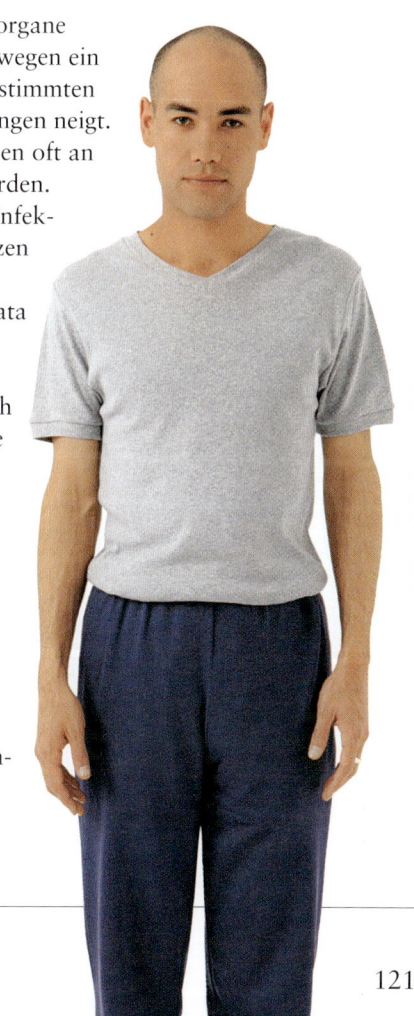

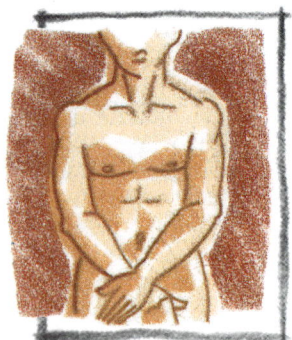

Körperpflege im Genitalbereich

Mit einer gesunden Ernährung und sorgfältigen Körperpflege können Männer einige Beschwerden im Genitalbereich vermeiden:

● Sorgen Sie für eine gründliche Hygiene des Glieds, wenn Sie ein Bad nehmen oder duschen. Ziehen Sie dabei – falls Sie nicht beschnitten sind – die Vorhaut zurück, um die Eichel zu reinigen und das Entstehen talgiger Absonderungen (Smegma) zu vermeiden.

● Verdünnen Sie Teebaumöl mit einem Basis- oder Trägeröl und reiben Sie damit den Penis ein. Das wirkt antibakteriell und entzündungshemmend.

● Treiben Sie Sport, um das sexuelle Verlangen und die allgemeine Körperkondition zu verbessern.

● Halten Sie die Genitalmuskeln, die den Urinfluss zurückhalten, gut funktionsfähig, indem Sie diese mehrmals jeweils etwa 3 Sekunden lang zusammenziehen und dann entspannen.

ANATOMIE DES PENIS

Der Penis ist beim Mann das Organ, durch das Harn und Samenflüssigkeit aus dem Körper geleitet werden. Für die Erektion sind vor allem die drei Schwellkörper wichtig: Bei sexueller Erregung füllt sich das schwammartige Gewebe mit Blut, und durch die nun eintretende Ausdehnung richtet sich der Penis auf.

Das männliche Glied ist anfällig für Infektionen und Entzündungen, die z. B. durch ungeschützten Geschlechtsverkehr oder mangelhafte Körperpflege verursacht werden. Beim unbeschnittenen Glied entstehen Entzündungen vor allem unter der Vorhaut und in der Harnröhre. Die Verwendung von Kondomen und regelmäßige, gründliche Hygiene können zur Vorbeugung vieler schmerzhafter Krankheiten beitragen, die den Penis betreffen.

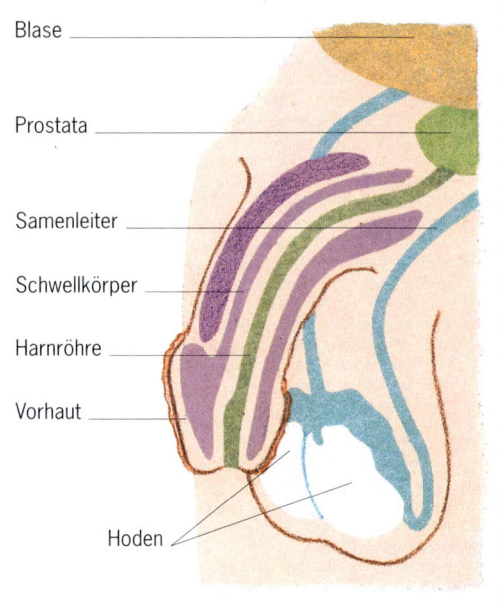

Blase
Prostata
Samenleiter
Schwellkörper
Harnröhre
Vorhaut
Hoden

Behandlung. Zur Schmerzlinderung verordnet man meist Kortikosteroide. Wenn die Erkrankung fortbesteht, kann eine Operation notwendig sein.

● *Siehe auch Naturmedizin, energetische Therapien*

Schmerzende Hoden

Die Hoden, die paarigen männlichen ovalen Keimdrüsen, liegen im so genannten Hodensack (Skrotum) hinter dem Penis. Sie produzieren die männlichen Geschlechtszellen und Geschlechtshormone (Testosteron). Sie sind ein empfindliches, extrem schmerzanfälliges Organ, das vor allem beim Sport leicht verletzt werden kann. Manchmal werden die Hoden während der Erektion in die Bauchhöhle zurückgezogen, was beim Geschlechtsverkehr zu starken Schmerzen führt. Ist dies wiederholt der Fall, sollte eine korrigierende Operation erwogen werden. Bei schmerzhaften Entzündungen sowie ungewöhnlichen Schwellungen der Hoden ist ein Arztbesuch dringend angeraten.

Wasserbruch

Gelegentlich kann sich im Hodensack als Folge von Entzündungen, Infektionen oder Verletzungen Flüssigkeit ansammeln und zu schmerzhaften Schwellungen führen.
Behandlung. Meist wird die Flüssigkeit unter örtlicher Betäubung abgeleitet. Manchmal ist auch eine Operation erforderlich.

● *Siehe auch Naturmedizin*

Krampfaderbruch

Schmerzen im Hodensack gehen häufig auf einen Krampfaderbruch (Varikozele) zurück. Die Erkrankung betrifft fast ausschließlich den linken Hoden. Ursache ist eine meist angeborene Gefäßwandschwäche oder eine fehlende Venenklappe, sodass sich das Blut in der stark erweiterten Vene zurückstaut.
Behandlung. Treten Schmerzen auf, lassen sich diese oft mit einfachen Schmerzmitteln wie Paracetamol behandeln. Um die krankhaft erweiterte Vene abzubinden, kann eine Operation notwendig sein. Empfehlenswert ist das Tragen straff sitzender Unterhosen, um den Hodensack zu stützen.

● *Siehe auch Naturmedizin*

Hodentorsion

Der den Hoden und die Blase verbindende Samenstrang kann sich plötzlich um die Längsachse verdrehen. Durch die Hodentorsion wird die Blutzufuhr beeinträchtigt, sodass oft kolikartige Schmerzen auftreten.
Behandlung. Um die Blutzufuhr zu den Hoden wiederherzustellen, ist oft eine Operation nötig, die möglichst rasch erfolgen sollte.

● *Siehe auch Naturmedizin*

Nebenhodenentzündung

Der Nebenhoden besteht aus gewundenen Samenkanälchen, die die Spermien zum Penis befördern. Eine Infektion des Nebenhodens verursacht dumpfe Schmerzen und in schweren Fällen eine Entzündung des

Schmerzen beim Wasserlassen

Junge Leute neigen manchmal dazu, übermäßig zu trinken und zu rauchen, sich schlecht zu ernähren, zu wenig zu schlafen und kurze Liebschaften einzugehen. Auf diese ungesunde Lebensweise kann der Körper mit chronischen Erkrankungen reagieren, die schwierig zu behandeln sind.

Oliver, ein 22-jähriger Student, lebt allein und ernährt sich vor allem von ungesundem Fastfood. Er ist kontaktfreudig und verbringt die Abende gern mit Freunden. Seit kurzem verspürt er Schmerzen in den Leisten, in den Genitalien sowie im Rücken und leidet auch unter vermehrtem Harndrang. Der Schmerz nimmt allmählich zu, der Harn ist nun trüb und enthält Blut. Trotz ärztlich verordneter Antibiotika ließen die Beschwerden nicht nach, sodass Oliver an einen Urologen überwiesen wurde, der eine Prostataentzündung feststellte. Auch nach Einnahme weiterer Antibiotika klingen die Symptome nicht ab. Wegen der chronischen Schmerzen kann sich Oliver kaum konzentrieren und auch Studium und Privatleben leiden darunter.

Was kann Oliver tun?

Oliver sollte eine Schmerzklinik aufsuchen. Dort stehen ihm Spezialisten unterschiedlicher Fachbereiche zur Verfügung, die Behandlungsformen wie TENS und Akupunktur anbieten. Oliver sollte ferner auf eine gesündere Ernährung achten und seine Lebensweise umstellen. Da er keine feste Beziehung, sondern verschiedene sexuelle Kontakte hat, läuft er Gefahr, sich mit einer Geschlechtskrankheit anzustecken. Die Psychologen der Klinik wissen Rat, wie er das Trinken und Rauchen einschränken und zu mehr Schlaf finden kann. Oliver sollte sich auch mehr bewegen und täglich so lange spazieren gehen, wie es die Schmerzen zulassen. Eine Kur mit Antidepressiva kann zur Schmerzlinderung beitragen.

GENESUNGSPLAN

Ernährung
Alkohol meiden, da er die Blase reizt. Mindestens 2 l Flüssigkeit täglich trinken, um den Harn zu verdünnen und Bakterien auszuspülen.

Lebensweise
Sich ausreichend Zeit nehmen für Entspannungsübungen, um Alltagsstress abzubauen, und einen geregelten Tagesablauf mit genügend Schlaf einhalten.

Sexualpraktiken
Sichere Sexualpraktiken anwenden, d. h. stets Kondome benutzen, wenn man wechselnde Sexualpartner hat oder das Vorleben seines Partners nicht genau kennt.

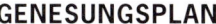

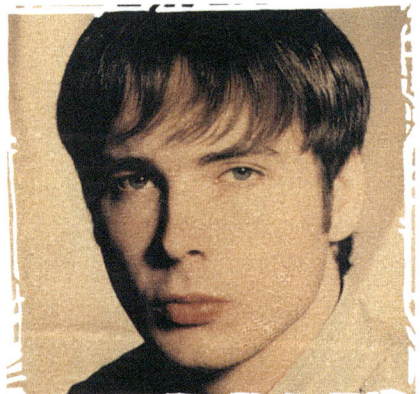

Sexualpraktiken
Beim Geschlechtsverkehr können Infektionen übertragen werden, die zu Prostataentzündung führen.

Ernährung
Alkohol, Tabak, Koffein sowie fett- und zuckerreiche Kost reizen die Prostata und vernichten die Wirkung lebenswichtiger Nährstoffe wie Vitamin C, E und Zink.

Lebensweise
Schlafmangel in Verbindung mit starkem Rauchen und unregelmäßigen Mahlzeiten können das Immunsystem schwächen und chronische oder wiederkehrende Infektionen fördern.

WIE ERFOLGREICH WAREN DIE MASSNAHMEN?

Oliver fühlte sich durch die Antidepressiva schläfrig und das Wasserlassen fiel ihm schwerer. Die TENS-Behandlung half ihm zwar, brachte aber keinen dauerhaften Erfolg. Akupunktur und Entspannungsübungen waren dagegen wirksam und die psychologische Beratung steigerte sein Selbstwertgefühl. Oliver hat inzwischen eine feste Beziehung. Mithilfe seiner Freundin ist sein Leben geordneter geworden. Dank einer ausgewogenen Ernährung und regelmäßiger Bewegung hat sich seine Gesundheit merklich verbessert.

Hodenuntersuchung

Sind die Hoden ungewöhnlich stark geschwollen, kann dies auf eine ernste Erkrankung wie etwa Hodenkrebs hindeuten. In solch einem Fall muss sofort ein Arzt aufgesucht werden. Sie sollten die Hoden regelmäßig untersuchen – Krebsgeschwulste fühlen sich meist fest an und reagieren unempfindlich auf Druck.

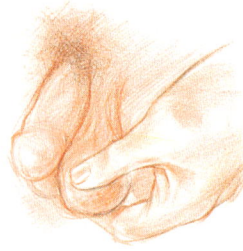

Tasten Sie die gesamte Hodenoberfläche vorsichtig auf Knoten und Verdickungen ab.

Hodensacks. Bei der Ejakulation kann der Schmerz heftiger werden und die Samenflüssigkeit Blut oder Eiter enthalten.

Behandlung. Bei dieser Erkrankung haben sich Antibiotika und einfache Schmerzmittel gut bewährt. Wenn die Beschwerden chronisch werden, sollte man einen Urologen oder eine Schmerzklinik aufsuchen.
● *Siehe auch Naturmedizin*

Hodenentzündung

Infektionskrankheiten wie Mumps können zu einer schmerzhaften Hodenentzündung führen, die oft mit Fieber verbunden ist.

Behandlung. Die Entzündung kann man durch Schmerzmittel, durch Auflegen von Eisbeuteln und wechselwarme Sitzbäder lindern. Dauern die Schmerzen trotz Behandlung an, sollte man den Arzt aufsuchen, um die Möglichkeit einer Hodentorsion (siehe Seite 122) auszuschließen.
● *Siehe auch Naturmedizin*

Prostataentzündung

Bei Männern können Schmerzen im Unterbauch unter Umständen von Beschwerden der Prostata herrühren. Die unterhalb der Harnblase und vor dem Mastdarm gelegene Vorsteherdrüse produziert einen Teil der Samenflüssigkeit. In einigen Fällen kann sie sich vergrößern oder krebsartig wuchern.

Zu den Hauptsymptomen einer Prostataentzündung zählen erschwertes oder häufiges schmerzhaftes Wasserlassen. Diese Erkrankung wird normalerweise durch Bakterien hervorgerufen, die durch die Harnröhre eindringen. Der Urin kann trüb, die Ejakulation oft schmerzhaft sein.

Behandlung. Die Therapie erfolgt meist mit Antibiotika. Da die Erkrankung vermutlich in Zusammenhang mit Zinkmangel steht, kann es hilfreich sein, in den Speiseplan Kürbis, Sonnenblumenkerne, Hafermehl und andere zinkhaltige Lebensmittel aufzunehmen. In Einzelfällen tritt keine Besserung ein, auch wenn keine Infektion vorliegt. Die chronische Prostataentzündung ist meist schwierig zu behandeln und erfordert deshalb das Fachwissen eines Urologen oder die Therapie im Rahmen einer Schmerzklinik.
● *Siehe auch Massage, energetische Therapien, Naturmedizin*

Prostatavergrößerung

Die Prostata vergrößert sich häufig bei Männern ab dem mittleren Lebensalter, bereitet aber meist keine Probleme. In einigen Fällen drückt sie jedoch auf die Harnröhre und erschwert das Wasserlassen. Der Harnstrahl wird immer schwächer, bis der Urin nur noch in Tröpfchen austritt. Aufgrund der stark angefüllten Blase können Unterleibsschmerzen auftreten. Da Prostatakrebs ähnliche Symptome aufweist, ist es wichtig, so bald wie möglich einen Facharzt aufzusuchen, wenn sich oben genannte Beschwerden einstellen.

Behandlung. Leichte Symptome erfordern meist keine Behandlung; dennoch könnte eine zinkreiche Ernährung hilfreich sein. In der Naturheilkunde wird eine Spezialmassage vom Enddarm aus empfohlen, um den Abfluss des Drüsensekrets zu fördern. In schweren Fällen ist eine Operation nötig.
● *Siehe auch Naturmedizin, Massage, Bewegungstherapien*

YOGA-ÜBUNGEN FÜR EINE GESUNDE PROSTATA

Yoga-Übungen verbessern die Blutzufuhr zur Prostata und regen die Organfunktion an. Sie fördern zudem die Entspannung und reduzieren Stress, der das Abwehrsystem beeinträchtigen und die Heilung verzögern kann. Versuchen Sie Yoga regelmäßig zu praktizieren, um Anspannungen zu lösen, die sich tagsüber aufgebaut haben.

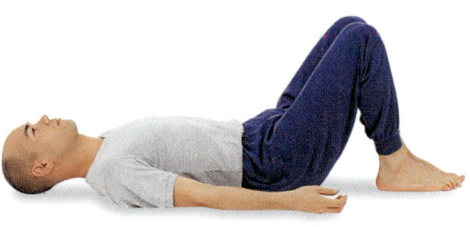

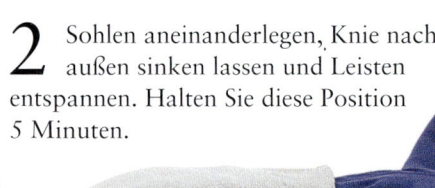

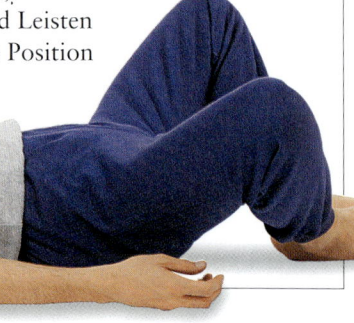

1 Legen Sie sich flach auf den Rücken. Beugen Sie die Knie und ziehen Sie die Füße nahe ans Gesäß.

2 Sohlen aneinanderlegen, Knie nach außen sinken lassen und Leisten entspannen. Halten Sie diese Position 5 Minuten.

Harnwegserkrankungen

Von schmerzhaften Erkrankungen der Harnwege sind Frauen wie Männer gleichermaßen betroffen. Solche Beschwerden lassen sich meist vermeiden, wenn man auf gesunde Ernährung, ausreichende Körperhygiene und sichere Sexualpraktiken achtet.

Zu den Organen der Harnwege zählen Nieren, Blase, Harnleiter – damit bezeichnet man die Verbindungsgänge zwischen Nieren und Blase – sowie die den Urin aus dem Körper leitende Harnröhre.

Harnwegserkrankungen sind im Allgemeinen nicht lebensbedrohend, können aber mitunter äußerst unangenehm sein. Ein brennender Schmerz beim Wasserlassen deutet meist auf eine Blasen- oder Harnröhrenentzündung hin. Frauen neigen eher zu Blaseninfektionen als Männer, da bei ihnen die Harnröhre und damit der Weg der Bakterien bis zur Harnblase kürzer ist. Schmerzen beim Wasserlassen können auch auf eine Soormykose (siehe Seite 126) oder auf eine Allergie gegen parfümierte Seifen und Sprays hindeuten.

Die Ursachen einiger Harnwegsinfektionen sind ansteckende Geschlechtskrankheiten. Werden diese nicht behandelt, können sie eine Blasen- und Niereninfektion hervorrufen und sich auch auf die Genitalorgane ausbreiten, was möglicherweise Unfruchtbarkeit zur Folge hat. Dieses Risiko lässt sich durch sichere Sexualpraktiken verringern. Wer glaubt, an einer Geschlechtskrankheit zu leiden, sollte sich zusammen mit seinem Intimpartner sofort in ärztliche Behandlung begeben.

Nieren- und Harnleiterleiden

Die Nieren spielen bei der Reinigung des Bluts, der Entschlackung des Körpers und der Ausscheidung von Flüssigkeit eine wichtige Rolle. Bei Infektionen, Tumoren, Zysten und anderen Erkrankungen im Harnleiter oder in den Nieren selbst können diese leicht anschwellen. Dies führt zu heftigen Schmerzen, die in der Regel jedoch nicht lebensbedrohlich sind. Nierenschmerzen fühlt man meist im unteren Rückenbereich und häufig befindet sich auch Blut im Harn. Auch durch die Harnleiter „wandernde" Nierensteine können starke Beschwerden verursachen.

Behandlung. Wer die Nieren gesund hält, kann viele schmerzhafte Harnwegserkrankungen vermeiden. Um Nierensteinen und Infektionen vorzubeugen, sollte man zur Verdünnung des Urins mindestens 2 l Flüssigkeit täglich zu sich nehmen und bei Harndrang die Blase sofort entleeren. Zwei Gläser Wein täglich können das Risiko senken, dass sich Nierensteine bilden.

● *Siehe auch Pflanzenheilkunde, Massage, Bewegungstherapien*

DIE HARNWEGE

Die Harnwege sind ein komplexes Organsystem, das der Weiterleitung und Ausscheidung von Schlackenstoffen dient. Für Infektionen der Harnwege sind Frauen und Männer gleichermaßen anfällig; das männliche Geschlecht neigt jedoch eher zu Harnröhreninfekten, das weibliche dagegen zu Blaseninfekten.

Hohlvene
Diese Hauptvene führt das Blut aus den Nieren ab.

Nierenvene

Niere
Hier wird der Harn gebildet, der die Schlackenstoffe aus dem Blut aufnimmt.

Harnleiter
Sie transportieren den Harn von den Nieren zur Blase.

Harnröhre
Über die Harnröhre gelangt der Urin von der Blase aus dem Körper.

Aorta
Die Nieren sind über die Aorta oder Hauptschlagader miteinander verbunden, da ihre Funktion große Blutmengen erfordert.

Nierenarterie
Sie versorgt die Niere mit sauerstoffreichem Blut.

Blase
Darin wird der Harn bis zum Wasserlassen gesammelt.

Vorsteherdrüse
(nur bei Männern) Hier werden Teile der Samenflüssigkeit produziert, die bei der Ejakulation austritt.

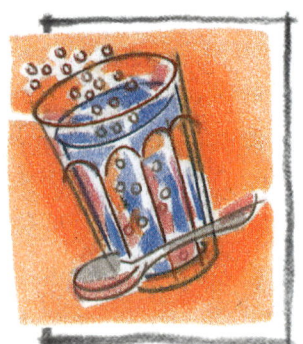

Blasenentzündung

Neutralisieren des Urins kann dem brennenden Schmerz bei Blasenentzündungen entgegenwirken. Essen Sie deshalb regelmäßig Wassermelonen oder geben Sie einen Teelöffel doppeltkohlensaures Natron in ein Glas Wasser und trinken Sie diese Mischung zweimal täglich.

Blasenentzündung vorbeugen

Eine Reihe von Faktoren wie Stress, die Einnahme oraler Verhütungsmittel, Quetschungen während des Beischlafs oder Bakterien, die sich vom Enddarm her ausbreiten, begünstigen eine Blasenentzündung. Mit einfachen Maßnahmen können Sie dieser Erkrankung jedoch vorbeugen:
● Zögern Sie das Wasserlassen nie lange hinaus.
● Verwenden Sie beim Beischlaf ein Gleitmittel.
● Duschen und Wasserlassen nach dem Beischlaf helfen Krankheitserreger auszuspülen.
● Wischen Sie sich nach dem Stuhlgang von vorne nach hinten, um die Ausbreitung von Keimen in die Harnröhre zu verhindern.
● Meiden Sie parfümierte Seifen, Deodorants oder Duschgels – sie können zu Reizungen führen.

Blasenentzündung

Bei einer Blasenentzündung ist die Blasenschleimhaut gereizt, was zu anhaltenden, brennenden Schmerzen führt, die tief im Becken empfunden werden. Diese können auch in Rücken, Unterbauch, Harnröhre und die äußeren Genitalien ausstrahlen. Betroffene leiden unter Schmerzen beim Wasserlassen und unter Blut im Harn. Bei Männern kann die akute Blasenentzündung durch eine Prostataentzündung verursacht werden (siehe Seite 124).
Behandlung. Bei akuter Blasenentzündung sollte man möglichst viel trinken, um die Krankheitskeime mit der Harnflüssigkeit auszuscheiden. Es empfiehlt sich, Lebensmittel zu meiden, die den Säuregrad des Urins erhöhen wie z. B. Zitrusfrüchte, Tomaten, Essig, Fisch, Fleisch und Käse. Preiselbeersaft und der Verzehr von Naturjoghurt wirken sich bei der Behandlung von Harnwegsinfektionen günstig aus. Auch Aromatherapie und pflanzliche Heilmittel lindern die Schmerzen: Man kann je 2 Tropfen ätherisches Wacholder-, Eukalyptus- und Sandelholzöl in ein warmes Bad geben oder zweimal täglich Buccoblätter-Tee trinken. Wenn die Symptome nicht nachlassen, sind leichte Schmerzmittel wie Aspirin hilfreich.
● *Siehe auch Massage, Bewegungstherapien, energetische Therapien*

Harnleiterentzündung

Schmerzen im Harnleiter oder beim Wasserlassen, Fieber und starker Drang zu urinieren sind gewöhnlich die Symptome einer Harnleiterentzündung, die meist auf eine Infektion zurückgeht. Sie kann durch eine Geschlechtskrankheit (siehe Seite 125), eine bakterielle Infektion oder bei Männern durch eine Prostatavergrößerung hervorgerufen werden.
Behandlung. Zur Vorbeugung und Behandlung von Harnleiter- und Blasenentzündungen gelten dieselben Maßnahmen.
● *Siehe auch Massage, energetische Therapien, Naturmedizin*

Soormykose (Candidiasis)

Die Soormykose ist eine Pilzinfektion vor allem der Vagina, die beim Geschlechtsverkehr auch auf Männer und durch diese übertragen werden kann und auf dem Penis einen Ausschlag verursacht. Die betroffenen Partien der Vulva und Vagina sind gerötet und jucken heftig. Durch die Infektion bildet sich ein dicker, weißlicher Belag, Wasserlassen und Beischlaf sind häufig schmerzhaft. Der die Erkrankung hervorrufende Pilz *Candida albicans* kommt im Scheidenmilieu ständig vor, wird aber durch andere Mikroorganismen „in Schach gehalten". Erst durch eine Störung des natürlichen Gleichgewichts, etwa durch Antibiotika oder parfümierte Seifen, wird er zum Krankheitserreger.
Behandlung. Die Soormykose wird meist mit pilztötenden Pudern und Cremes behandelt. Die Symptome lassen sich oft schon durch ein mit Naturjoghurt bestrichenes Tampon lindern. Auch pflanzliche, homöopathische und naturheilkundliche Mittel erweisen sich als wirksam.
● *Siehe auch Massage, energetische Therapien*

Herpes genitalis

Diese Erkrankung, die dringend ärztliche Behandlung verlangt, wird durch den Herpes-simplex-Virus beim Sexualverkehr übertragen. Zu den üblichen Symptomen zählen brennender Ausschlag und zahlreiche Bläschen an den Geschlechtsteilen, geschwollene Lymphknoten, Kopfschmerzen, Fieber und Beschwerden beim Wasserlassen.
Behandlung. Eine Heilung ist eigentlich nicht möglich; virentötende Medikamente können jedoch den Bläschenausschlag verhindern und die Heftigkeit der Anfälle mindern. Die Beschwerden lassen sich häufig auch durch einfache Schmerzmittel und warme Salzbäder lindern.
● *Siehe auch Naturmedizin, Massage, energetische Therapien*

Chlamydieninfektion

Bei diesem Leiden handelt es sich um eine meist durch Geschlechtsverkehr übertragene Infektionskrankheit. Männer klagen über geschwollene Hoden, Schmerzen beim Urinieren und Penisausfluss. Auch bei Frauen können Wasserlassen und Beischlaf schmerzhaft sein und ein Scheidenausfluss auftreten; die Symptome sind hier jedoch nicht immer eindeutig. Wenn die Infektion nicht behandelt wird, kann es zu einer Beckenentzündung kommen (siehe Seite 118), die eine der Hauptursachen von Fehlgeburten und Unfruchtbarkeit ist.
Behandlung. Die Chlamydieninfektion behandelt man meist mit Antibiotika. Zur Vorbeugung von Rückfällen eignen sich der Verzehr von Naturjoghurt und eine gesunde Ernährung zur Stärkung des Immunsystems.
● *Siehe auch Massage, Naturmedizin*

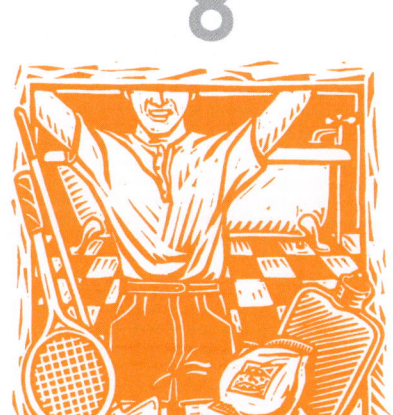

8

Rücken- und Glieder- schmerzen

Es gibt wohl kaum jemanden, der irgendwann nicht von schmerzhaften Beschwerden der Glieder und des Rückens geplagt wird. Meist sind die Ursachen dafür zunächst nicht klar und häufig ist auch keine Behandlung erforderlich. Dennoch gibt es bestimmte Schmerzen des Bewegungsapparats, die eine genaue medizinische Untersuchung und eine besondere Behandlung erfordern. Dieses Kapitel beleuchtet die vielfältigen Arten und Ursachen von Rücken- und Gliederschmerzen sowie deren Behandlungsmöglichkeiten.

Rücken- und Nacken-schmerzen

Verletzungen, Entzündungen und Stress sind die häufigsten Ursachen für Nacken- und Rückenschmerzen. Manchmal können diese jedoch auch von anderen erkrankten Organen oder Körperpartien in diese Regionen ausstrahlen.

Nacken- und Rückenleiden können vielerlei Ursachen haben, aber mitunter bieten selbst Untersuchungen und Röntgenbilder keine eindeutige Erklärung für deren Entstehung. Auch konventionelle Behandlungen verschaffen oft nicht die gewünschte Besserung. Alternative Verfahren wie Akupunktur und Reflexzonenmassage können zur Schmerzlinderung beitragen und Wege zu einem normalen Leben weisen.

Rückenschmerzen – ein Volksleiden

Ein Drittel der Einwohner leidet in Deutschland unter Rückenschmerzen und niemand ist davor gefeit – unabhängig von Alter, Beruf und körperlicher Fitness. Meist verläuft der Schmerz entlang der Wirbelsäule, und in den drei Hauptabschnitten – Kreuz (Lendenwirbelsäule), oberer Rücken (Brustwirbelsäule) und Nacken (Halswirbelsäule) – können unter bestimmten Voraussetzungen jeweils spezifische Schmerzen auftreten.

Schmerzen im Kreuzbereich

Wieso es „im Kreuz" so oft zu Beschwerden kommt, ist leicht zu erklären, denn beim Heben und Tragen von Lasten sind die fünf Lendenwirbel dieses Wirbelsäulenabschnitts dem größten Druck ausgesetzt. Es gibt mehrere Ursachen, die zu Schmerzen im Lumbalbereich, der Kreuzgegend, führen können.

Zerrungen

So mancher, der sich nach anstrengender Gartenarbeit oder der Reparatur am Motor seines Wagens wieder aufrichtet, klagt über Kreuzschmerzen. Ähnliche Symptome treten auch nach einer längeren Autofahrt oder

---

DIE WIRBELSÄULE

Die Wirbelsäule ist die teils knorpelige, teils knöcherne Achse des Skeletts zwischen Schädelbasis und Becken. Sie setzt sich aus den durch verschiedene Bänder, Gelenke und Muskeln miteinander verbundenen Wirbelkörpern sowie den Bandscheiben zusammen. Durch den Wirbelkanal verläuft das Rückenmark, ein Strang, der als Teil des Zentralen Nervensystems in das verlängerte Mark des Gehirns übergeht.

Die Wirbelsäule trägt den Kopf und den gesamten Körper. Durch den Wirbelkanal verläuft das Rückenmark.

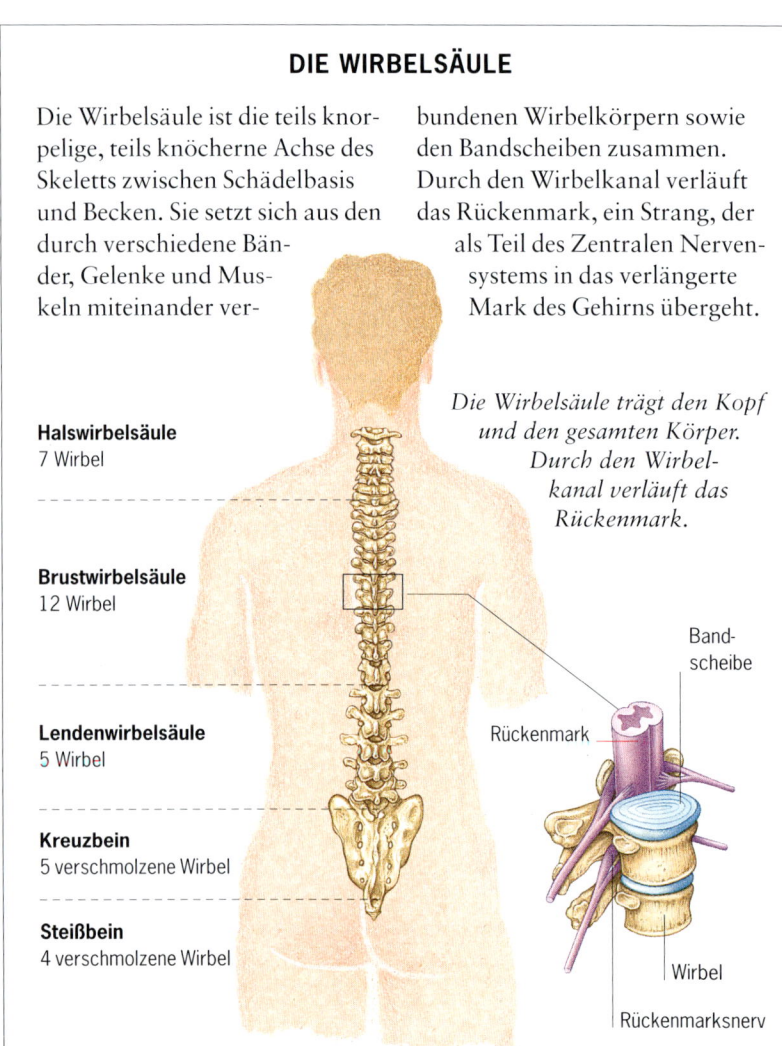

Halswirbelsäule
7 Wirbel

Brustwirbelsäule
12 Wirbel

Lendenwirbelsäule
5 Wirbel

Kreuzbein
5 verschmolzene Wirbel

Steißbein
4 verschmolzene Wirbel

Bandscheibe

Rückenmark

Wirbel

Rückenmarksnerv

WUSSTEN SIE, DASS ...

... in Deutschland gegenwärtig rund 33 Millionen Personen über Rückenschmerzen klagen und diese unter den Krankmeldungen mit zu den häufigsten Gründen für das Fernbleiben vom Arbeitsplatz zählen?

nach einer sitzenden Tätigkeit auf. Ursache dieser akuten Schmerzen ist fast stets eine Überlastung, d. h., die Bänder, Muskeln und Gelenke der Lendenwirbelsäule wurden überdehnt oder gezerrt. Häufig kommt es dabei auch zu Schmerzen im Bein ähnlich dem Ischias. Anders als bei Ischias sind hier die Rückenschmerzen nicht durch den Druck verursacht, der auf den Nerv ausgeübt wird. **Behandlung.** Meist schaffen schon leichte Schmerzmittel oder Ruhe Abhilfe. Allerdings kann zu viel Ruhe zu Steifigkeit führen, die ihrerseits Schmerzen verursacht, weil sich die Muskeln verhärten und einer Bewegung widersetzen. Es ist wichtig, die „goldene Mitte" zwischen Ruhe und Aktivität zu finden.

Wenn die Zerrung chronisch wird, sollten Sie darauf achten, bei welcher Bewegung sie einsetzt. Tritt der Schmerz z. B. im Garten beim Graben oder Heben auf, können spezielle Geräte oder eine schonende Arbeitsweise Abhilfe schaffen. Auch schlechte Kondition und schwache Bauchmuskeln bewirken eine falsche Körperhaltung, die dann zu Rückenschmerzen führt. Ausgleichend wirken hier Bauchmuskelübungen oder eine bewusst verbesserte Körperhaltung (siehe Seite 63).

Bestehen die Symptome fort, sollten Sie einen Physiotherapeuten aufsuchen oder sich einer anderen manuellen Therapie unterziehen (siehe Seite 73). Günstig wirken sich z. B. Ultraschall zur Behandlung von Schädigungen der Weichteilgewebe sowie eine Infrarot-

behandlung (Wärmestrahlung) aus. Wichtig ist jedoch, dass Sie ein Übungsprogramm gegen die Steifigkeit einhalten, um Rückfälle zu vermeiden. Schmerzkliniken oder Ihr Hausarzt können Ihnen die für Sie geeignete Therapie empfehlen. Auch Entspannungstechniken sind hilfreich, denn sie beugen einer Depression vor, die durch solche Schmerzen verursacht werden könnte.

● *Siehe auch manuelle Therapien, Massage, Entspannungstechniken, energetische Therapien*

Bandscheibenvorfall und Ischiasschmerz

Die Bandscheiben zwischen den Wirbelkörpern bestehen aus einem weichen, gallertartigen Kern und einem äußeren, knorpeligen Faserring, der elastisch ist und unter Druck steht. Wenn dieser Ring einreißt, quillt das gallertartige Gewebe des Kerns heraus und tritt in den Wirbelkanal ein, wo es meist auf Nervenwurzeln drückt. Diese als Bandscheibenvorfall bekannte Schädigung wird durch heftige Schmerzen im unteren Rücken und im Bein begleitet, da die betroffenen Nerven sehr empfindlich sind. Wenn der stechende, oft blitzartige Schmerz bis in den Fuß schießt, spricht man von Ischias, da der Schmerz der Bahn des Ischiasnervs folgt. **Behandlung.** Durch Ruhe, leichte Schmerzmittel und Physiotherapie tritt meist schon nach 6 Wochen eine Besserung ein. Dauern die Schmerzen jedoch länger an, kann eine Operation erforderlich sein. Eisbeutel und

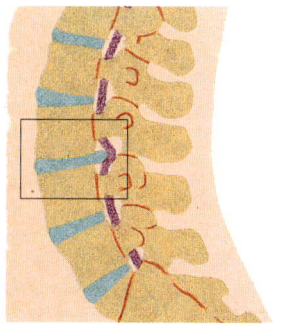

Tritt der weiche Kern der Bandscheibe (blau markiert) zwischen den Wirbeln hervor, kann er auf einen Nerv (violett) drücken und dadurch heftige Schmerzen verursachen.

SCHMERZLINDERUNG BEI BANDSCHEIBENVORFALL

Bei Bandscheibenvorfall empfiehlt sich Bettruhe. Legen Sie sich deshalb flach hin und halten Sie dabei Schultern, Hüften und Knöchel in einer Ebene, um den Druck auf die Wirbelsäule zu verringern. Man kann sie auch entlasten, indem man das Kreuzbein anhebt.

Die Übung unten zeigt, wie man mithilfe zweier Tennisbälle in einem Strumpf die Wirbelsäule anheben und so die Schmerzen lindern kann. Dazu legen Sie sich auf den Boden und platzieren die Bälle beidseits der Wirbelsäule unter das Kreuzbein. Halten Sie die Position fünf Minuten. Entfernen Sie dann die Bälle und entspannen Sie sich 2 Minuten. Danach legen Sie die Bälle unter das Gesäß und wiederholen die Übung.

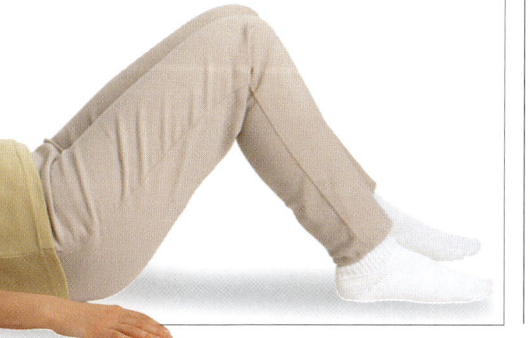

Bandscheibenvorfall

Ein gesunder Rücken ist bemerkenswert elastisch und hält vielfachen Belastungen stand. Durch plötzliche Überlastung, vor allem in Verbindung mit Übergewicht und Bewegungs- mangel, können jedoch schmerzhafte Verletzungen entstehen. Eine Besserung tritt aber nur dann ein, wenn sich Ernährung, Lebensweise und die Arbeitsgewohnheiten ändern.

Erich ist 32 Jahre alt und als Bau- arbeiter auf einem Abbruchgelände beschäftigt. Zwar hält er sich am Wochenende durch Fußball fit, aber nicht zuletzt wegen seiner Vorliebe für ein üppiges Frühstück und Pom- mes frites mit Mayonnaise (mindes- tens zweimal die Woche) ist er etwas übergewichtig geworden. Als er eines Tages eine schwere Schubkarre über den Bauplatz schob, verspürte er im Rücken plötzlich einen fürchterlichen Schmerz und konnte nicht mehr wei- terarbeiten. In Schüben strahlten im- mer wieder Schmerzen ins Bein aus. Sein Arzt diagnostizierte einen Band- scheibenvorfall und überwies ihn an einen Chiropraktiker. Für Erich sind die Schmerzen unerträglich, er emp- findet sie sogar als Bedrohung seines Lebensunterhalts – er fürchtet näm- lich, dass sie bei der geringsten Bewe- gung schlimmer werden könnten.

Was kann Erich tun?
Erich sollte den Chiropraktiker auf- suchen und die Wirbelsäule behan- deln lassen. Die Bandscheibe wird vom Druck entlastet, indem sich die sie umgebenden Muskeln entspan- nen, entzündete Bänder beruhigt und die Wirbelzwischenräume vergrößert werden. Gegen akuten Schmerz und verspannte Muskeln hilft auch eine Akupunkturbehandlung. Erich sollte sich außerdem einer Selbsthilfegruppe anschließen, in der man sich über die eigentlichen Ursachen von Rücken- schmerzen austauschen kann. Dort erfährt er auch, wie man solche Be- schwerden bewältigen und ihnen zu- gleich vorbeugen kann.

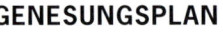

GENESUNGSPLAN
Ernährung
Fettreiche Kost durch komplexe Kohlenhydrate wie z. B. Brot und Teigwaren ersetzen; dadurch redu- ziert man sein Körpergewicht, ohne die Energiezufuhr zu senken.

Lebensweise
Weniger Fußball spielen. Regel- mäßige Dehnübungen und Sport- arten wie Schwimmen stärken die Wirbelsäule. Vorher Aufwärm- übungen machen.

Arbeit
Zum Heben und Tragen von Lasten schonende Techniken verwenden, die den Rücken nicht übermäßig beanspruchen.

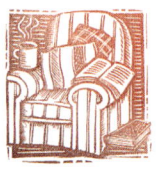

Lebensweise
Übergewicht vergrö- ßert den Druck auf die Bandscheiben; ungünstig sind auch Sportarten mit mög- licherweise gefähr- lichem Körperkontakt, wie z. B. Fußball.

Arbeit
Körperlich schwere Arbeit führt zu einer starken Belastung des Bewegungsappa- rats und vor allem des Rückens.

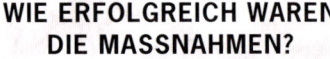

WIE ERFOLGREICH WAREN DIE MASSNAHMEN?
Durch die Serie von Akupunktur- sitzungen und chiropraktischen Behandlungen konnten Erichs Rückenschmerzen wirksam gelin- dert werden. Die Dehnungs- und krankengymnastischen Übungen, die er erlernte, wirkten sich eben- falls günstig aus. Er geht zwei- mal wöchentlich schwimmen und ernährt sich gesünder. All- mählich nimmt er nicht nur ab, er sieht auch besser aus – das er- mutigt zum Weitermachen. Und in der Selbsthilfegruppe findet er immer wieder guten Rat.

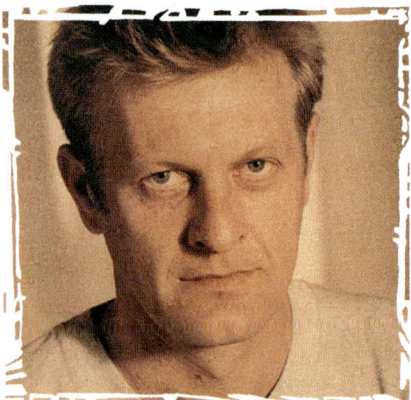

Ernährung
Auf Dauer liefert Fast- food nicht genügend lebenswichtige Nähr- stoffe und ist zu fett- und cholesterinhaltig.

Wärmflasche, zweimal täglich für zehn Minuten auf die schmerzende Stelle gelegt, können den Ischiasschmerz lindern helfen.
● *Siehe auch manuelle und energetische Therapie, Massage, Entspannungstechniken, Pflanzenheilkunde*

Gelenkleiden der Wirbelsäule

Im Lauf der Jahre verändern sich die Bandscheiben auch altersbedingt, sodass chronische Rückenschmerzen (mit und ohne Beinschmerzen) auftreten. Durch Zermürbung verändert sich auch die Gelenkigkeit der Wirbel, bis die Wirbelkörper angegriffen werden. Schließlich entwickeln sich chronische Schmerzen und Steifigkeit. Bei manchen Patienten führt die Erkrankung zu einer Wirbelkanalverengung, die beim Gehen zu Beinschmerzen führt und die Bewegungsmöglichkeit stark erschwert.

Behandlung. Gelenkleiden der Wirbelsäule bringen meist eine Einschränkung der Aktivität mit sich, da Bewegung, Strecken, Beugen und Heben den Schmerz wieder aufflackern lassen. Dies kann auch Veränderungen im Berufsleben zur Folge haben. Früher verordnete man Korsetts, doch länger als etwa 1 Tag getragen, erhöhen sie die Gefahr von Komplikationen, da sie den Rücken schwächen und versteifen. Ruhe, entzündungshemmende Mittel und Bewegung sind noch am ehesten Erfolg versprechend, doch lassen Sie sich auch in einer Schmerzklinik oder durch Ihren Hausarzt beraten.

Eine natürliche Alternative zu entzündungshemmenden Mitteln ist eine Tinktur aus gleichen Teilen Mädesüß, Weidenrinde, Schwarzem Wanzenkraut, Gelbholzbaum, Selleriesamen und Nessel. Davon nimmt man dreimal täglich einen halben Teelöffel. Um Steifigkeit vorzubeugen, trinkt man Aloesaft oder reibt die betreffenden Partien mit Aloesalbe ein. Erfolge kann man auch mit Rolfing (siehe Seite 72) erzielen. Die Begründerin dieser Behandlungsform, Ida Rolf, entdeckte, dass die Aktivierung des Bindegewebes gegen Gelenkleiden hilft.
● *Siehe auch manuelle und energetische Therapien, Massage, Entspannungstechniken, Pflanzenheilkunde*

Osteoporose

Mit zunehmendem Alter setzt ein natürlicher Prozess ein – der Knochenschwund, auch Osteoporose genannt. Durch den Abbau von Kalzium nimmt die Knochensubstanz stetig ab, sodass die Knochen spröde und dadurch brüchig werden. Meist sind Frauen von diesem Leiden betroffen, das in den Wechseljahren auftritt, wenn weniger Östrogen produziert wird, das die Festigkeit der Knochen fördert. Brüchig werden auch die Wirbelkörper, was wiederum Bänder und Muskeln überlastet, da sich die Haltung der Wirbelsäule insgesamt verändert. Schließlich können die Wirbelkörper völlig zermürbt werden, sodass heftige lokalisierte Schmerzen auftreten.

Behandlung. Bereits geschwundenes Knochengewebe ist kaum zu ersetzen. Allerdings lässt sich das Risiko verringern, an Osteoporose zu erkranken, indem man für regelmäßige Bewegung sowie eine kalzium- und Vitamin-D-reiche Ernährung sorgt. Spaziergänge, Jogging und Aerobic sind auch empfehlenswert. Ferner haben sich in Kliniken

---

ÜBUNGEN BEI RÜCKENSCHMERZEN

Rückenschmerzen gehören zu den häufigsten schmerzhaften Beschwerden. Regelmäßige leichte Bewegung hilft, Muskeln und Gelenke geschmeidig zu halten. Entwickeln Sie gemeinsam mit Ihrem Hausarzt Ihr persönliches tägliches Übungsprogramm. Selbst bei stark eingeschränkter Mobilität kann die unten gezeigte Übung die Beweglichkeit fördern und Schmerzen lindern.

1 Rechtes Bein ausstrecken, linkes Knie anziehen und danach den linken Fuß außen neben das rechte Knie setzen.

2 Rechte Hand links außen neben dem linken Oberschenkel auf den Boden legen. Tief einatmen und Rücken strecken.

3 Linke Hand nach hinten führen, Oberkörper langsam drehen und über linke Schulter blicken. 20 Sekunden so verharren. Dann zur anderen Seite wiederholen.

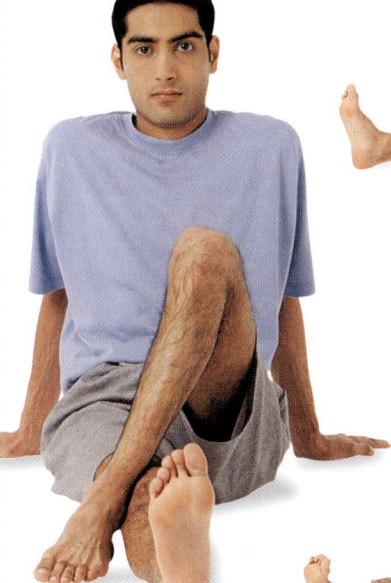

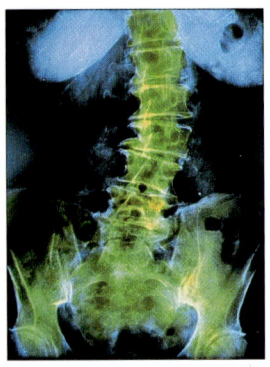

Diese Röntgenaufnahme einer älteren Frau zeigt eine Osteoarthritis in fortgeschrittenem Stadium, erkennbar an der Verkrümmung der Wirbelsäule und dem verkleinerten Wirbelzwischenraum. Obwohl es sich um eine ausgeprägte Deformation handelt, muss sie nicht zwangsweise schmerzhaft sein. Durch eine vermehrte Kalziumaufnahme kann man zur Vorbeugung dieser Erkrankung beitragen. Ein hoher Kalziumgehalt findet sich z. B. in fettarmer Milch, Joghurt, Ölsardinen und Sardellen, grünem Blattgemüse sowie Bohnen und anderen Hülsenfrüchten.

durchgeführte hydrotherapeutische Anwendungen mit 37 °C warmem Wasser bewährt. Wer sich ausgewogen ernährt, benötigt keine speziellen Präparate. Folgende Heilpflanzen wirken sich, allein oder in Kombination, bei Östrogenmangel günstig aus: Süßholz, Fenchel, Schwarzes Wanzenkraut und Aletris.

● *Siehe auch Pflanzenheilkunde, manuelle und energetische Therapien, Entspannungstechniken, Massage*

Wirbelsäulenversteifung

Diese Krankheit äußert sich durch die Entzündung der gelenkartigen Verbindungen zwischen Kreuzbein und Becken und hat Kreuzschmerzen und Steifigkeit zur Folge. Die Symptome sind morgens meist heftiger und mitunter beeinträchtigt die Steifigkeit sogar die täglichen Aktivitäten. Das Leiden befällt vor allem junge Männer und scheint erblich zu sein. Eine Therapie ist möglich, sodass die Betroffenen ein weitgehend normales Leben führen können. Eine Form von Wirbelsäulenversteifung wurde mit Psoriasis, einer Hautkrankheit, sowie mit der Dickdarmentzündung in Verbindung gebracht.

Behandlung. Schmerzen und Steifigkeit können außer durch traditionelle entzündungshemmende Mittel auch durch Wärmeanwendungen, Massage und konsequent eingehaltene Übungsprogramme verringert werden. Dazu zählen tägliches Schwimmen, Atemübungen und Haltungstraining. Da manchmal eine Verbindung zur Dickdarmentzün-

dung festgestellt wurde (siehe Seite 111), trägt eine Ernährungsumstellung zur Vorbeugung bei. Weniger fett-, stärke- und zuckerhaltige Lebensmittel helfen unerwünschte Bakterien in der Darmflora „auszuhungern". Um Schmerzen und Steifigkeit zu lindern, kann man versuchsweise ein paar Tropfen Arnika-Tinktur ins Bad geben. Dehnübungen beugen einer Wirbelsäulenverkrümmung vor.

● *Siehe auch Bewegungstherapien, energetische Therapien, Pflanzenheilkunde*

Rückenschmerzen in der Schwangerschaft

In den letzten Monaten der Schwangerschaft klagen viele Frauen über Kreuzschmerzen. Die Gewichtszunahme setzt Muskeln und Bänder des unteren Rückens größeren Belastungen aus und verursacht Schmerzen. Auch hormonelle Ungleichgewichte oder gynäkologische Probleme wie ein rückwärts gelagerter Uterus können die Ursache sein. Nach der Geburt gehen sie allerdings wieder zurück.

Behandlung. Sorgfältige Geburtsvorbereitung und Haltungskorrekturen können Rückenschmerzen lindern. Schwimmen ist ideal noch bis in die letzte Phase der Schwangerschaft, da der Auftrieb im Wasser die Gelenke entlastet. Auch Massagen wirken bei Nacken- und Rückenschmerzen wohltuend.

Der obere Rücken

Schmerzen im Bereich der Brustwirbelsäule gehen meist auf Schädigungen durch körperliche Arbeit zurück; so tritt z. B. die Zerrung des breiten Rückenmuskels auf, wenn man sich verhebt. Bei älteren Menschen können die Schmerzen durch Osteoporose verursacht sein. Sie können ebenso von anderen Körperpartien ausstrahlen, denn Zwölffingerdarmgeschwüre oder Gallensteine rufen mitunter auch Rückenschmerzen hervor.

Der Nacken

Der Hals ist eine äußerst komplexe Körperpartie und daher anfällig für schmerzhafte Beschwerden. Da die einzelnen Strukturen dicht beieinander liegen, können Schwellungen oder Entzündungen der Muskeln und Gelenke zu starken Schmerzen führen.

Verspannter Nacken

Schlechte Haltung beim Arbeiten, etwa beim Lesen und am Bildschirm, oder im Schlaf verursacht oft akute Nackenschmerzen. Sie lassen sich durch eine Änderung der Position oder der Arbeitsgewohnheiten vermeiden.

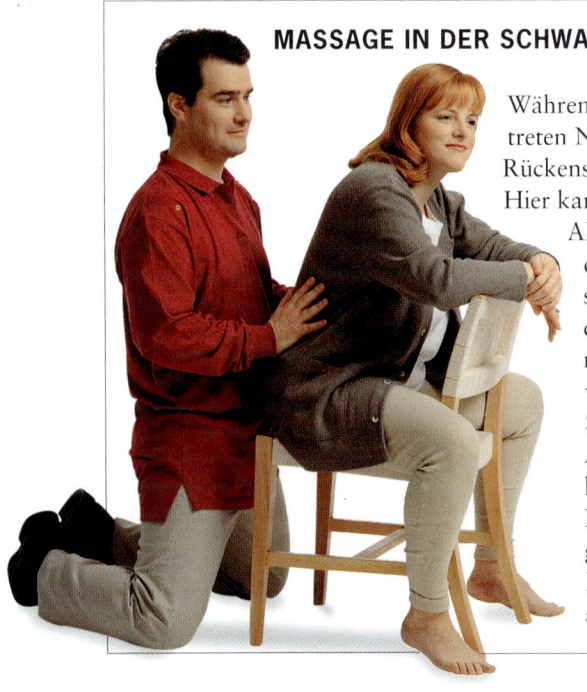

MASSAGE IN DER SCHWANGERSCHAFT

Während der Schwangerschaft treten Nacken-, Schulter- und Rückenschmerzen häufig auf. Hier kann Massage hilfreich sein. Allerdings sollten Sie nicht die Wirbelsäule selbst, sondern nur die beidseitig davon gelegenen Muskeln massieren. Setzen Sie sich verkehrt herum auf einen Stuhl und stützen Sie die Arme auf die Rückenlehne. Bitten Sie Ihren Partner, Sie mit lang gezogenen Bewegungen vom Becken nach außen und aufwärts zu massieren.

Behandlung. Leichte Dehnübungen wirken Nackenschmerzen entgegen. Verschränken Sie die Finger und legen Sie die Hände auf den Hinterkopf. Neigen Sie den Kopf nach vorn bis Sie spüren, wie sich die Nackenmuskeln strecken. Legen Sie nun eine Hand gegen eine Kopfseite und wiederholen Sie dies mit der anderen Seite. Entzündungshemmende Mittel oder Baldriantee können Schmerzen lindern. Packungen mit entzündungshemmenden Heilpflanzen wie Weidenrinde fördern die Entspannung der Muskeln. Empfohlen wird auch das Pressen der Akupunkturpunkte am höchsten Punkt der Schulterkuppen, etwa eine Handbreit vom Halsansatz.
● *Siehe auch Massage, manuelle Therapien*

Schleudertrauma
Bei Auffahrunfällen kommt es durch Vor- und Zurückschnellen des Kopfs zu einer extremen Streckung und Beugung des Halses. Die Folge ist eine Zerrung der Nerven und Gefäße. Die Symptome – Bewegungseinschränkung, Kopfschmerzen, Muskelverspannungen – treten oft erst Stunden später ein. Kopfstützen wirken nur dann vorbeugend, wenn sie auf die jeweilige Körpergröße der Insassen eingestellt sind. Schwere Verletzungen wie Reißen der Längsbänder und Wirbelbrüche treten nur durch Kollisionen bei hoher Geschwindigkeit auf.
Behandlung. Unmittelbar nach dem Unfall legt man einen Eisbeutel etwa 10 Minuten auf den Nacken, anschließend eine Wärmflasche für weitere 10 Minuten. Dieser Wechsel ist täglich morgens und abends zu wiederholen. Dauert der Schmerz an, sollte man auf eine manuelle Therapie zurückgreifen.

Die Muskeln, die die Halswirbelsäule umgeben, sind kräftig und stützen den Kopf bei allen Aktivitäten. Daher ist beim Schleudertrauma eine Halskrause nur dann angeraten, wenn eine Instabilität zu befürchten ist; andernfalls kommt es zur weiteren Schwächung der Muskeln und ihre Steifigkeit wird begünstigt. Allerdings kann man nachts eine weiche Schaumstoffkrause tragen, da Kopf- und Halsmuskeln dann ohnehin entspannt sind. Majoran- und Rosmarinöl können die Schmerzen lindern. Geben Sie je 2 Tropfen ins Bad oder auf bis zu 2 Teelöffel eines Trägeröls, das Sie abends und morgens einreiben. Auch einfache Schmerzmittel sind wirksam. Nach 2–3 Wochen lassen die Symptome meist nach; entscheidend ist jedoch die genaue Einhaltung des Rehabilitationsprogramms, denn nur so lässt sich die Entwicklung chronischer Symptome verhindern.
● *Siehe auch energetische Therapien, Pflanzenheilkunde, Massage*

Zervikale Spondylose
Der altersbedingte Verschleiß der Knorpel kann zur Erkrankung der Gelenke der Halswirbelsäule führen. Abnutzungserscheinungen treten meist nach dem 50. Lebensjahr auf und äußern sich durch Schmerzen und Steifigkeit im Nacken sowie Taubheit oder Kribbeln in Armen und Händen, wenn die Bandscheiben auf Nerven drücken. Zwar befällt der Verschleiß die meisten Menschen, doch ist er selten schmerzhaft. Bestimmte Personengruppen neigen verstärkt zu dieser Erkrankung; z. B. können Schwerarbeiter, manche Sportler und Patienten mit anderen Gelenkleiden wie chronischer Polyarthritis derartige Symptome entwickeln. Mögliche Ursachen sind ferner Verletzungen wie ein Schleudertrauma nach einem Auffahrunfall.
Behandlung. Die Erkrankung wird in der Regel mit einfachen Schmerzmitteln behandelt, mit einem Kragen für die Nacht oder auch mit physiotherapeutischen Anwendungen, vor allem, wenn Bandscheiben auf einen Nerv drücken. Halten die Beschwerden an, kann eine Operation erforderlich sein, um den Druck zu beseitigen und die beiden Wirbelkörper mit einem Knochentransplantat zu stabilisieren.
● *Siehe auch manuelle Therapien, Massage*

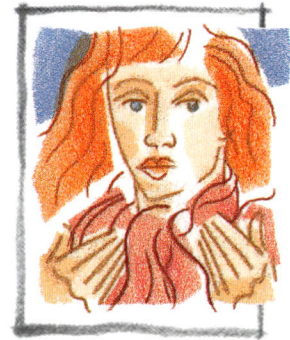

Nacken entspannen

Bei verspanntem Nacken legen Sie sich einen Seidenschal um: Die angenehme Wärme fördert die Blutzufuhr, lindert Schmerzen und wirkt damit der Verspannung entgegen.

FUSSREFLEXZONENMASSAGE BEI NACKENSCHMERZEN

Wenn der Nacken auf Druck und erst recht auf Massage zu empfindlich reagiert, sollten Sie stattdessen versuchen, Ihre Füße zu massieren! Die Fußreflexzonenmassage geht nämlich davon aus, dass einzelnen Bereichen der Fußsohle bestimmte andere Regionen und Organe des Körpers entsprechen. Das Massieren dieser Zonen kann eine Linderung der Schmerzen herbeiführen. Bei Nackenschmerzen können Sie die Massage selbst durchführen, indem Sie den Fußballen und den Übergang vom großen Zeh

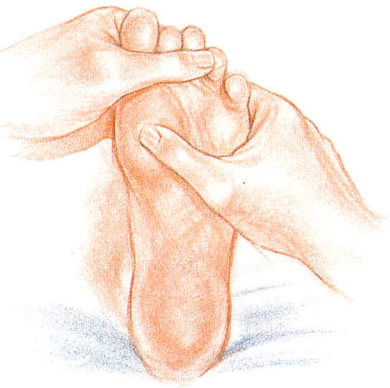

zur Fußsohle massieren. Ist eine längere Behandlung erforderlich, sollten Sie einen ausgebildeten Spezialisten aufsuchen.

Allgemeine Knochen- und Gelenkleiden

Schmerzen in den Gliedmaßen müssen nicht immer auf Beschwerden bestimmter Arm- oder Beingelenke zurückgehen. Auch von Rücken oder Hals ausstrahlende Schmerzen können die Ursache sein. Möglicherweise sind sie auch Anzeichen einer allgemeineren Erkrankung.

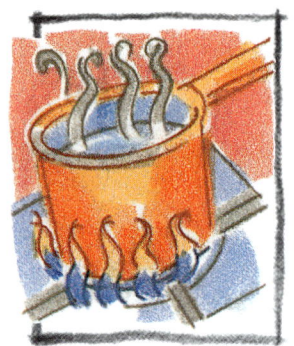

Gelenkkompressen

Sobald die Schwellung zurückgegangen ist, sind heiße Kompressen oder das folgende Gemisch geeignet, die Schmerzen zu lindern:
- Kochen Sie 1 Esslöffel Cayenne-Pfeffer 10 Minuten in einem halben Liter Apfelessig und lassen Sie den Aufguss abkühlen. Verdünnen Sie ihn nötigenfalls mit Wasser oder reiben Sie Olivenöl in die Haut, um ein Brennen zu vermeiden.
- Tränken Sie ein sauberes Tuch mit dem Aufguss und wickeln Sie es um das betroffene Gelenk.

Es gibt eine Reihe schmerzhafter Beschwerden der Gliedmaßen. Manchmal ist ein einzelnes Gelenk wie z. B. das Knie betroffen, in anderen Fällen sind mehrere Gelenke wie Hüfte, Handgelenke und Zehen in Mitleidenschaft gezogen.

Osteoarthritis

Osteoarthritis ist eine verbreitete Knochen- und Gelenkentzündung mit Schmerzen, entzündlichen Prozessen und Steifigkeit der Gelenke (Polyarthritis). Als Ursache vermutet man eine Schädigung des festen, aber zugleich elastischen Knorpels, der die Gelenke umgibt und im Normalfall deren Beweglichkeit sichert. Wird der Knorpel zermürbt, entzündet sich die Gelenkhaut, die die Gelenke auskleidet. Die Gelenkoberfläche wird dicker, die Gelenke schwellen durch überschüssige Flüssigkeit an. Wenn der Knorpel zerstört ist, liegt das Knochengewebe bloß, und durch Korrekturhaltungen kommt es zu Fehlstellungen und Steifheit. Zwar kommt es zur Neubildung von Knorpelgewebe, es ist aber minderer Qualität und kann sich zu Knochenauswüchsen entwickeln, die die Beweglichkeit zusätzlich einschränken.

Bei älteren Menschen und bei Frauen nach den Wechseljahren, in deren Verwandtschaft Fälle von Osteoarthritis auftraten, kommt häufig eine Hüftgelenksentzündung vor. Sie kann durch andere Leiden wie etwa Verletzung oder Deformation des Gelenks verursacht werden; dann spricht man von einer sekundären Gelenkentzündung.

Behandlung. Im Frühstadium können nichtsteroidale entzündungshemmende Medikamente sowie Wärme (etwa ein heißes Bad) und eine Gewichtsabnahme den Schmerz wirksam lindern. Hat sich in den Gelenken viel Flüssigkeit angesammelt, wirken Eisbeutel entzündungshemmend. Bleibt das Gelenk geschwollen, kann der Arzt die Flüssigkeit durch einen Eingriff entfernen. Wichtig ist, aktiv zu bleiben und das Gelenk so beweglich wie möglich zu halten; andernfalls nimmt die Funktionsfähigkeit der Gelenke stetig ab, sodass in fortgeschrittenem Stadium sogar das Treppensteigen nahezu unmöglich wird.

Chiropraktik und Akupunktur wirken vor allem dann schmerzlindernd, wenn die Krankheitssymptome durch eine Fehlstellung verursacht werden. Man kann auch versuchen, die Muskeln um die entzündeten Gelenke mit den Fingerspitzen und Handballen sanft zu massieren – streichen Sie dabei in Richtung Herz.

Spricht die Arthritis auf die genannten Behandlungsformen nicht an, ist eventuell ein operativer Eingriff erforderlich.
- *Siehe auch Pflanzenheilkunde, manuelle Therapien, Massage, Bewegungstherapien*

Chronische Polyarthritis

Chronische Polyarthritis (Gelenkrheuma) ist eine schmerzhafte Gelenkentzündung, die oft mit Deformationen einhergeht und vor allem Finger, Handgelenke, Knie und Hüften befällt. Sie gilt als Autoimmunkrankheit, d. h. das eigene Abwehrsystem greift die Gelenke und das umgebende Gewebe an. Meist entzündet sich die Gelenkhaut, aber auch Muskeln, Sehnen und Bänder ringsum können betroffen sein.

Zu den typischen Anzeichen gehören Steifigkeit der Finger-, Hand- oder Fußgelenke, vor allem morgens. Manchmal sind nur ein oder zwei Gelenke betroffen, mitunter auch die Gelenke aller Gliedmaßen. Chronische Arthritis kommt auch bei Säuglingen, Kleinkindern und älteren Menschen vor, aber besonders bei Frauen in mittlerem Alter.

Behandlung. Im Frühstadium können Bewegungsübungen die Mobilität der Gelenke erhalten helfen. Die Schmerzbehandlung erfolgt ähnlich wie bei der Osteoarthritis. Als ergänzende Behandlung haben sich Physiotherapie und manuelle Techniken bewährt. Beschäftigungstherapeuten beraten die Patienten, wie sie mit ihrer Behinderung umgehen können und welche Hilfen es z. B. für die Alltagsarbeiten im Haushalt gibt, wenn man an Fingergelenksentzündung leidet.

Konventionelle Mittel wie Aspirin oder Ibuprofen lindern die Symptome. Man kann es auch mit Tabletten oder einem Aufguss aus Teufelskralle *(Harpagophytum procumbens)* versuchen. Geben Sie 1 Teelöffel Teufelskralle auf eine Tasse Wasser und lassen Sie den Aufguss 15 Minuten ziehen. Abseihen und dreimal täglich trinken. Zur Unterstützung der Gelenkfunktion sind auch Anwendungen von Wärme und Kälte sinnvoll. Das Auflegen von abwechselnd warmen und kalten Kompressen fördert die Durchblutung und lindert die Schmerzen.

● *Siehe auch energetische, manuelle und Bewegungstherapien, Massage, Naturmedizin*

Gicht

Gicht ist eine Gelenkkrankheit, die besonders Männer mittleren Lebensalters befällt. Mehr als andere Gelenke wie z. B. Knöchel, Handgelenke und Knie, die auch angegriffen sein können, ist das Grundgelenk des großen Zehs betroffen. Bei dieser Stoffwechselkrankheit werden an den Gelenken Harnsäurekristalle abgelagert. Die Folge ist eine akute Entzündung, die meist 7–10 Tage dauert und sich durch Rötung und Schwellung des Gelenks sowie durch starke Schmerzen, Berührungsempfindlichkeit und leichtes Fieber äußert. Bei Nichtbehandlung kann sich daraus eine sekundäre Arthritis entwickeln.

Behandlung. Hochlagern des erkrankten Gelenks sowie Ruhe sind für die Behandlung wesentlich. Legen Sie mehrere Male einen Eisbeutel für 3–5 Minuten auf – bei akuten Anfällen wirkt dies entzündungshemmend. Zur konventionellen Behandlung zählen auch Medikamente, die den Harnsäurespiegel senken. Dazu kann der Betroffene selbst erheblich beitragen, indem er für die Reduzierung eines möglicherweise bestehenden Übergewichts sorgt und auch den Alkoholkonsum einschränkt. Da Purine den Harnsäurespiegel ansteigen lassen, ist besonders wichtig, dass man auf purinreiche Lebensmittel verzichtet. Auch sollte man möglichst viel Flüssigkeit täglich zu sich nehmen, um die Nieren zu durchspülen, die von Harnsteinbildung bedroht sind.

In der Naturheilkunde wird zur Senkung des Harnsäurespiegels manchmal Sellerie empfohlen. Geben Sie dazu kochendes Wasser auf 2 Teelöffel zerstoßene Selleriesamen. Lassen Sie den Aufguss 15 Minuten ziehen und trinken Sie dreimal täglich eine Tasse.

● *Siehe auch energetische Therapien, Pflanzenheilkunde, manuelle Therapien, Naturmedizin*

Heilendes Meerestier

Für viele an Osteoarthritis leidende Menschen bringt ein unscheinbares Meereslebewesen neue Hoffnung: Es ist die Seegurke. Eine Untersuchung an der Universität von Queensland (Australien) aus dem Jahr 1993 ergab, dass der Verzehr von Seegurken eine Schmerzlinderung herbeiführte. Man stellte fest, dass sie chemische Stoffe enthalten, die der Erkrankung entgegenwirken. Nach erfolgreichen Versuchen hat die australische Gesundheitsbehörde die aus der Seegurke gewonnenen Wirkstoffe zur Behandlung von Arthritis zugelassen.

Nachtschattengewächse

Dr. Robert Bingham, ein US-amerikanischer Arthritis-Spezialist, hat festgestellt, dass ein Drittel seiner an chronischer Polyarthritis leidenden Patienten bestimmte Pflanzen aus der Familie der Nachtschattengewächse nicht verträgt, darunter Kartoffeln, Avocados, Pfeffer und Tomaten. Wenn Sie feststellen wollen, ob diese Pflanzen auch bei Ihnen schmerzhafte Beschwerden verursachen, können Sie sie versuchsweise aus Ihrem Speiseplan streichen.

ABHILFE BEI GICHT

In der Naturheilkunde geht man davon aus, dass eine Ernährungsumstellung das Risiko von Gichtanfällen senkt. Empfohlen werden Lebensmittel, die den Harnsäurespiegel senken, während man Lebensmittel, die ihn ansteigen lassen, vermeiden sollte.

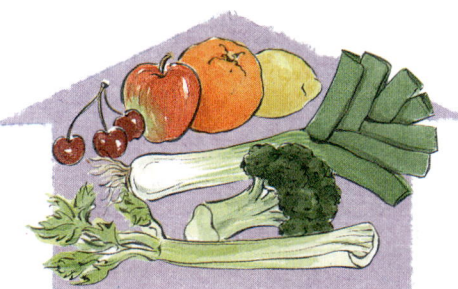

Erlaubt sind Kirschen und Beeren, Äpfel, Orangen, Zitronen, ferner Lauch, Brokkoli, Sellerie sowie fettarme Milch und Milchprodukte, Teigwaren und Kartoffeln.

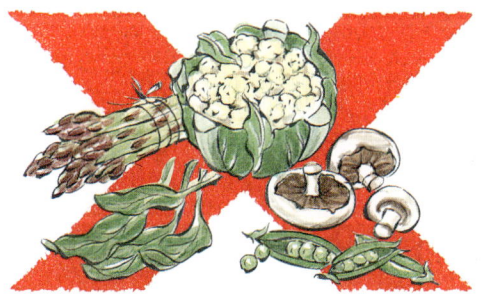

Verzichten Sie auf Erbsen, Bohnen und andere Hülsenfrüchte, auf Pilze, Blumenkohl, Spargel und Spinat. Meiden Sie rotes Fleisch, Innereien und Fleischextrakte.

Gelenkbeschwerden

Nicht nur die Gelenke, auch die sie umgebenden Gewebe wie etwa die Sehnen neigen zu Entzündungen. Ruhe und manuelle Therapie lindern den Schmerz. In bestimmten Fällen bringt jedoch nur eine Operation Besserung.

Zwei der häufigsten Gelenkerkrankungen gehen auf eine Entzündung der Sehnen (auch Tendinitis genannt) bzw. auf die der Schleimbeutel (Bursitis) zurück. Schleimbeutel sind mit Flüssigkeit gefüllte Hohlräume, die an durch Druck belasteten Körperteilen vorkommen. Solche Pufferkissen finden sich z. B. an der Schulter, am Ellbogen oder über der Kniescheibe.

Die Schulter

Die Schulter ist ein höchst kompliziertes Gelenksystem und auch die darin empfundenen Schmerzen haben vielfache Ursachen. Dabei ist Arthritis eher ungewöhnlich, sofern sie nicht von anderen Erkrankungen wie chronischer Polyarthritis oder vorangegangenen Verletzungen des Gelenks herrührt.

Tendinitis und Bursitis

Schulterschmerzen gehen oft auf Probleme zurück, die im Bereich unter dem Schlüsselbein und über dem Schultergelenk angesiedelt sind. Dort befinden sich eine Sehne und ein Schleimbeutel, der als Polster eine reibungslose Bewegung sichert. Wird die Sehne durch eine Verletzung geschädigt bzw. entzündet sich der Schleimbeutel, so treten Schmerzen auf, sobald man den Arm hebt.

Behandlung. Legen Sie in den ersten 2 Tagen 3- bis 4-mal täglich einen Eisbeutel 30 Minuten auf die schmerzende Stelle. Nach 2 Tagen sorgen Sie für jeweils 20 Minuten mehrmals täglich mit einem Wickel oder einer heißen Dusche für feuchte Wärme. Stellen Sie durch leichtes Schwingen des Arms Ihre Beweglichkeit wieder her. Versuchen Sie, beide Arme mehrmals täglich über den Kopf zu heben, und zwar jeden Tag etwas höher. Vielleicht hilft Ihnen die Visualisierung des Schmerzes. Stellen Sie sich diesen als Messer vor, das ins Gelenk eindringt, und wie Sie Eis auf die schmerzhafte Stelle gelegt haben. Ziehen Sie in Gedanken das Messer langsam heraus und Sie spüren, wie der Schmerz allmählich nachlässt. Dauern die Symptome an, kann der Arzt Spritzen mit Kortikosteroiden verordnen.
- *Siehe auch manuelle und Bewegungstherapien*

Arthritis des Schultergelenks

Zwischen Schlüsselbein und Schulterblatt befindet sich das akromioklavikulare Gelenk, ein flaches Gelenk mit nur geringem Bewegungsspielraum, das sich bei Sportlern und bei Schwerarbeitern, die schwere Lasten tragen, besonders häufig entzünden kann.

Behandlung. Spritzen ins Gelenk wirken lindernd, aber mitunter ist ein Eingriff unvermeidbar. Beschwerden im Gelenk können zu einem Druck auf den Raum unter der Schulterhöhe führen, sodass Symptome ähnlich der Sehnenentzündung auftreten.
- *Siehe auch manuelle und Bewegungstherapien*

DIE SCHULTER

Schmerzhafte Beschwerden der Schultern sind äußerst verbreitet. Schleimbeutelentzündungen betreffen das Schultergelenk selbst und das akromioklavikulare Gelenk. Auch entzündete Sehnen und Muskeln können die Bewegungsfähigkeit einschränken und sogar unmöglich machen.

Schulterhöhe

Schlüsselbein

Oberarmknochen

Subakromialer Raum

Schulterblatt

Brustkorb

Schultersteife

Schultersteife geht auf eine Entzündung der Gelenkpfannenauskleidung zurück. Meist ist das Bewegen der Schulter schmerzhaft und in schweren Fällen wird sie sehr steif. Besonders Diabetiker und Schlaganfallpatienten sind davon betroffen. Echte Schultersteife ist recht selten, auch wenn man häufig allgemeine Schulterschmerzen so bezeichnet. Oft liegt die Ursache in dem so genannten subakromialen Raum unter der Schulterhöhe.

Behandlung. Häufiges Auflegen von Eisbeuteln und ein schonendes, stetig ausgebautes Übungsprogramm sind nötig, um die Mobilität der Schulter zu erhalten. Massagen der Schulter-, Nacken- und Rückenmuskeln tragen dazu bei, Verspannungen zu lösen, und unterstützen die Bewegung. Ergänzende chiropraktische oder osteopathische Behandlungen lindern die Schmerzen und helfen, die Beweglichkeit wiederherzustellen. Auch Akupunktur kann sich günstig auswirken.

● *Siehe auch manuelle Therapien, Massage*

Der Ellbogen

Zu den schmerzhaften Beschwerden des Ellbogens zählen Arthritis und Verletzungen des Gelenks sowie der zugehörigen Muskeln, Bänder und Sehnen.

Tennisarm

Eine Überbelastung der an den Knochenvorsprüngen des Oberarmknochens ansetzenden Muskulatur kann zu einer Zerrung der Sehne führen, die den Ellbogen mit dem Oberarmknochen verbindet. Es entsteht eine laterale Epikondylitis, eine schmerzhafte Entzündung, auch Tennisellbogen oder Tennisarm genannt. Die Ursache ist eine akute Verletzung oder eine sehr oft wiederholte Bewegung, z. B. Schreiben, Tippen, Anstreichen oder das Rückschlagspiel im Tennis.

Behandlung. Gegen die Entzündung helfen am ersten Tag Ruhe und Eisbeutel. Danach empfehlen sich wechselwarme Bäder oder Eisbeutel im Wechsel mit Warmreiben. Dies regt die Durchblutung an und fördert die Heilung. Ähnlich wirken auch Akupunktur und häufiges Massieren der betroffenen Partie mit Lavendel- oder Rosmarinöl. Spritzen mit Kortikosteroiden sind auch hilfreich, aber wenn die Symptome andauern, werden andere Mittel wie Unterarm-Bandklammern empfohlen; in seltenen Fällen kann auch eine Operation erforderlich sein.

● *Siehe auch Massage, manuelle Therapien*

Golfellbogen

Eine Überlastung der Muskulatur, die Finger und Handgelenk beugt, kann zu Entzündungen und Schmerzempfindlichkeit an der Innenseite des Ellbogens führen. Diese mediale Epikondylitis (Golfellbogen) ist häufig bei Sportlern oder Schwerarbeitern anzutreffen.

Behandlung. Am besten wirken, wie beim Tennisarm, Ruhe und Eisbeutel.

● *Siehe auch Massage, manuelle Behandlung*

Das Handgelenk

Schmerzen im Handgelenk haben vielfältige Ursachen, z. B. degenerative Gelenkerkrankungen wie bei Arthritis, oder Sehnenscheidenentzündung.

Karpaltunnelsyndrom

Wenn auf den Mittelarmnerv mechanischer Druck ausgeübt wird, treten Schmerzen sowie Taubheit in Handgelenk, Daumen und Fingern auf. Ursache sind u. a. chronisch entzündliche Veränderungen und eine Schädigung wegen Überlastung des Handgelenks. Das Leiden tritt vermehrt bei Schwangeren, bei Personen mit Schilddrüsenunterfunktion, bei Diabetikern und bei übergewichtigen Frauen in den Wechseljahren auf. Nachts sind die Symptome oft ausgeprägter.

Behandlung. Taubheit und Kribbeln können durch Ausschütteln und Hochhalten der Hand gelindert werden. Gegen den Schmerz hilft auch eine während der Nacht getragene Schiene. In schweren Fällen kann zur Druckentlastung jedoch eine Operation des Sehnenbands nötig sein.

● *Siehe auch Massage, manuelle Therapien*

Akupressur beim Karpaltunnelsyndrom

Zur Linderung von Handgelenksschmerzen drücken Sie 2 Minuten fest auf den entsprechenden Akupressurpunkt. Sie finden ihn innen in der Mitte des betroffenen Unterarms, gut eine Handspanne oberhalb der Handgelenksfalte. Wiederholen Sie dies dreimal täglich einen Monat lang. Wahlweise können Sie auch den Punkt auf der Außenseite des Unterarms in gleicher Entfernung von der Handgelenksfalte zwischen den Armknochen pressen.

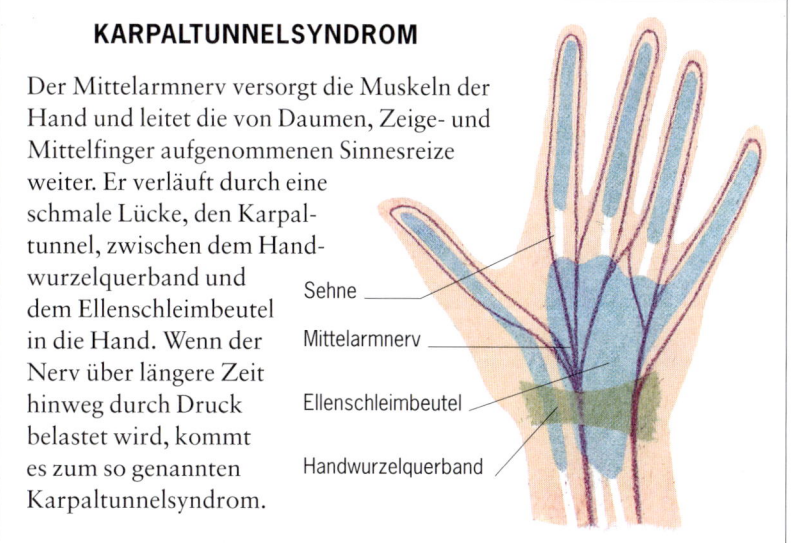

KARPALTUNNELSYNDROM

Der Mittelarmnerv versorgt die Muskeln der Hand und leitet die von Daumen, Zeige- und Mittelfinger aufgenommenen Sinnesreize weiter. Er verläuft durch eine schmale Lücke, den Karpaltunnel, zwischen dem Handwurzelquerband und dem Ellenschleimbeutel in die Hand. Wenn der Nerv über längere Zeit hinweg durch Druck belastet wird, kommt es zum so genannten Karpaltunnelsyndrom.

Sehne

Mittelarmnerv

Ellenschleimbeutel

Handwurzelquerband

Sehnenscheidenentzündung

Wenn sich die innere Auskleidung der die Sehne umschließenden Scheide z. B. durch Überlastung entzündet, können Schwellungen, Empfindlichkeit oder heftige Schmerzen die Folge sein. Die Symptome treten vor allem am Unterarm bei Menschen auf, deren Tätigkeit häufig sich wiederholende Bewegungen umfasst wie etwa die Arbeit am Bildschirm.

Behandlung. Eine Schiene, Ruhigstellung des Unterarms, entzündungshemmende Mittel, Ultraschallbehandlung und Massagen wirken lindernd. Wenn der Schmerz andauert, können Kortikosteroidspritzen notwendig sein. Eine Operation ist erforderlich, wenn sich zwischen Sehne und Sehnenscheide Fibrinablagerungen gebildet haben.

Das Knie

Dieses komplizierte Gelenksystem reagiert auf Verletzungen oft mit Entzündungen der Sehnen und Schleimbeutel sowie mit Blutungen; es kann auch zu Arthritis kommen.

Sportverletzungen

Die Verletzung des Meniskus, der im Querschnitt keilförmigen Knorpelscheibe im Knie, die das Gelenk stabilisiert, gehört zu den häufigsten Folgen von Sportunfällen. Auch Zerrungen, Muskelrisse und Sehnenentzündungen kommen bei Sportlern oft vor.

Behandlung. Eisbeutel, Ruhe und Physiotherapie lindern akute Schmerzen. Schwerere Verletzungen erfordern eine Operation.
• *Siehe auch manuelle, energetische und Bewegungstherapie, Massage, Entspannungstechniken*

Berufsbedingte Knieleiden

Bei vielen Menschen, die eine Dauertätigkeit in derselben Haltung verrichten, tritt mit der Zeit eine Zermürbung der Gelenkknorpel ein. Das Knien oder Arbeiten auf allen Vieren, etwa beim Teppichverlegen, kann zur so genannten präpatellaren Bursitis führen; dabei entzündet sich der Schleimbeutel vor der Kniescheibe (Patella), füllt sich mit Flüssigkeit und schwillt an. Knien über längere Zeit bringt große Belastungen der Kniescheibe, der Sehnen und des Schienbeins mit sich.

Behandlung. Bei schweren Entzündungen sollte man dreimal täglich Eisbeutel auf die betroffene Partie legen: 5 Minuten kühlen, 5 Minuten ohne Eisbeutel, sodann weitere 10 Minuten mit Eisbeutel. Nach Abklingen der Schwellung legt man eine heiße Kompresse auf das Knie, um die Heilung zu unterstützen. Damit die Entzündung zurückgeht und zur Vermeidung einer Operation spritzt man auch Kortikosteroide in den Schleimbeutel. Schützende Kniepolster eignen sich zur Vorbeugung schmerzender Knie.
• *Siehe auch manuelle und Bewegungstherapien*

Der Fuß

Für schmerzende Füße kommt eine Reihe von Ursachen in Frage. Bei manchen Menschen sind es stark hervortretende Zehenballen. Dieses Problem lässt sich meist bereits durch geeignete Einlegesohlen bewältigen.

Fußleiden

Im Mittelfuß bilden sich manchmal Nervengeschwülste (Neurome), die starke Schmerzen verursachen. Auch die Schwellung der Schleimbeutel im Grundgelenk des großen Zehs (entzündeter Fußballen) führt zu heftigen Beschwerden. Dieses Gelenk kann von Arthritis befallen werden und sich zunehmend versteifen; dann sind bequeme, weite Schuhe oder sogar eine Operation nötig.

Behandlung. Zur Linderung legen Sie bei hoch gelagertem Bein für 10 Minuten einen Eisbeutel auf die schmerzende Partie. Wiederholen Sie dies im 10-minütigen Wechsel mit Pausen. Auch das Tragen hochhackiger Schuhe kann den Fußballen entzünden. Um chronische Schmerzen zu vermeiden, sollte man Schuhe mit flachen Absätzen tragen. Wann immer möglich, sollte man die Zehen bewegen. Legen Sie dazu ein Gummiband um die Zehen und versuchen Sie die Zehen zu spreizen. Halten die Schmerzen jedoch an, kann eine Operation notwendig sein.

Fußballer sind häufig von Knieverletzungen betroffen. Sportärzte und -physiotherapeuten sind für die Behandlung von Sportverletzungen speziell ausgebildet.

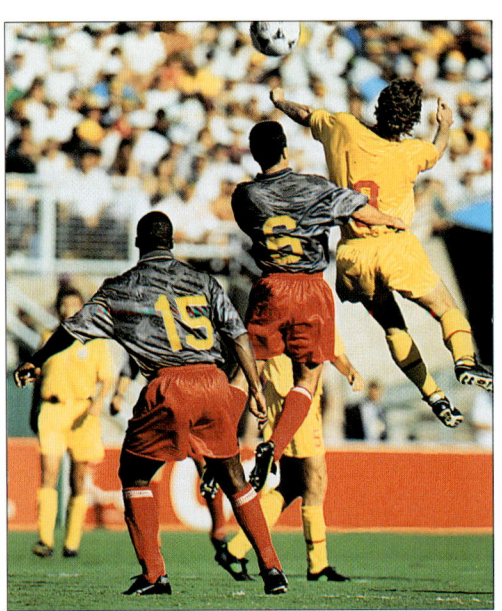

9

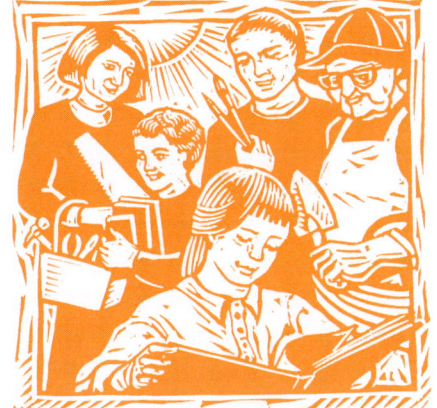

Leben mit chronischen Schmerzen

Wer an chronischen Schmerzen leidet, ist in seinem Wohlbefinden oft erheblich beeinträchtigt, was zu Verstimmung, Anspannung und Reizbarkeit führen kann. Das verschlimmert nicht nur den eigentlichen Schmerz, sondern hat auch ernste Folgen für das Berufs- und Privatleben. Mit chronischen Schmerzen leben lernen heißt, diesen Kreislauf zu durchbrechen, indem man die Schmerzen akzeptiert und sie dadurch leichter bewältigt.

Schmerzen bewältigen

Wer an chronischen Beschwerden leidet und den Teufelskreis von Schmerz, Gereiztheit und Depression sprengen möchte, kann dies in zwei Schritten vollziehen. Zunächst muss man sich mit dem Schmerz abfinden und erst dann kann man ihn überwinden.

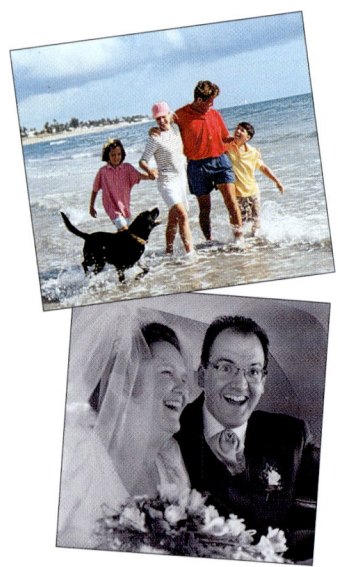

Versuchen Sie die Bilder glücklicher Ereignisse in Ihrer Erinnerung wieder aufleben zu lassen: Denken Sie an schöne Familienurlaube, an die erste Zeit Ihrer Partnerschaft oder an Ihre Beförderung. Haben Sie erst einmal gelernt, den Schmerz in den Hintergrund treten zu lassen und nicht ständig an ihn zu denken, werden sich Ihr Zustand und Wohlbefinden bald verbessern.

Chronische Schmerzen können Frauen wie Männer, Junge wie Alte befallen. Anders als der akute Schmerz, der als Warnsignal bei Verletzungen oder Erkrankungen dient, haben chronische Schmerzen keine bestimmte Aufgabe. Sie dauern mitunter auch nach der Heilung einer Verletzung noch an und in manchen Fällen gibt es keine erkennbare Ursache für ihr Auftreten.

Im Allgemeinen sind chronische Schmerzen immer „da", sodass sie dem Betroffenen das Leben von früh bis spät schwer machen. Daher mag die Lage hoffnungslos scheinen. Doch wer chronische Schmerzen und ihren Zusammenhang mit der Gefühlslage und Lebensweise verstehen lernt, steht schließlich über dem Leiden und kann versuchen, die zugrunde liegenden Probleme anzugehen.

Alltag und chronische Schmerzen

Chronische Schmerzen werfen seelische und psychische Probleme auf, die oft mindestens so schwerwiegend sind wie die physischen Folgen. Wer chronische Schmerzen hat, leidet meist auch unter negativen Gefühlen, die das eigene Befinden beeinflussen, sich aber auch auf Familie und Freunde auswirken.

Unberechenbare Schmerzen

Chronische Schmerzen haben häufig keinen erkennbaren Anlass. Viele Leidgeplagte sind daher überzeugt, man glaube ihnen nicht, wenn sie darüber berichten. An einem Tag empfinden sie sie als halbwegs erträglich, am nächsten jedoch sind sie ihnen hilflos ausgeliefert und müssen auf den Familienausflug oder gar den Urlaub verzichten. Das unerwartete Wiederkehren chronischer Schmerzen macht es der Umgebung so schwer, Verständnis oder Mitgefühl zu zeigen. Selbst Ärzten kann es passieren, dass sogar Röntgenbilder und andere Untersuchungsmethoden keine Rückschlüsse auf erkennbare Anzeichen für eine Erkrankung ergeben.

Maßnahmen. Zunächst sollte man einsehen, dass es manchmal einfache Lösungen nicht gibt. Patienten lassen sich oft in der Hoffnung behandeln, dass ihre Erkrankung genau erkannt und durch ein Gegenmittel geheilt wird; geschieht dies nicht, sind Enttäuschung und Niedergeschlagenheit die Folge. Anstatt alles dem Arzt zu überlassen, sollte man Mitverantwortung für die eigene Gesundheit übernehmen.

Sie sollten sich über das Leiden und die Schmerzursachen umfassend informieren; wenn Sie z. B. wissen, dass bei einer bestimmten Erkrankung die Beschwerden auch nach der Heilung fortdauern, hilft Ihnen dies, die Vorgänge in Ihrem Körper zu verstehen. Um sich auf einen Arztbesuch besser vorzubereiten, können Sie ein Schmerztagebuch führen (s. S. 44) und Eintragungen in eine Schmerzskala machen. Atemübungen helfen Spannungen abzubauen und fördern die Konzentration vor dem Gespräch; auch positive Gedanken (siehe links) können Schmerzen unter Kontrolle halten und dazu beitragen, dass man optimistischer in die Zukunft blickt.

Reizbarkeit und Depression vermeiden

Wenn der Schmerz Ihr Leben zu beherrschen beginnt, dann wird der Alltag für Sie und Ihre Umgebung zur Qual. Konstante Schmerzen, z. B. im Rücken oder Bauchschmerzen mit Übelkeit, sind auf Dauer erschöpfend, rauben aber gleichzeitig den Schlaf. Manche empfin-

WUSSTEN SIE …

… dass *chronisch* vom griechischen *chronos*, also Zeit, stammt und sich auf unheilbare und länger andauernde Schmerzen bezieht? Der griechische Philosoph Aristoteles hielt den Schmerz (wie auch die Freude) für eine Tätigkeit der Seele, die durch den Verstand beherrschbar sei.

den es auch als beschämend, plötzlich auf die Hilfe anderer angewiesen zu sein. Selbst einfachste Abläufe wie das Aufstehen morgens, Anziehen und Treppensteigen können zur Qual werden. Enttäuschung, verbunden mit dem Gefühl nutzlos zu sein, und Stimmungsschwankungen, Reizbarkeit sowie schlechte Laune bleiben dann nicht aus.

Dies kann zu einer negativen Lebenseinstellung führen, denn viele Betroffene sehen ihre Schmerzen als Strafe und empfinden Schuldgefühle und Bitterkeit. Eine solche Haltung ist aber geeignet, die Anspannung, Depression und Medikamentenabhängigkeit zu verstärken, und trägt dadurch dazu bei, dass sich der Zustand des Patienten und seine Lebensqualität weiter verschlechtern.

Maßnahmen. Damit der Schmerz Ihr Leben nicht beherrscht, ist Ablenkung notwendig. Entspannungstechniken (siehe Seite 91) und Visualisierungsübungen (siehe Kasten) verschaffen etwas Abhilfe, und zwar sowohl hinsichtlich der Schmerzen als auch, was die damit verbundenen Sorgen angeht. Positives Denken beeinflusst nicht nur Seele und Geist, sondern auch physiologische Vorgänge, denn es regt die Durchblutung, die Endorphinausschüttung und andere Körperfunktionen an.

Beziehungen weiter pflegen

Chronische Schmerzen belasten auch die Beziehungen in der Familie. Die wechselnde Gefühlslage hängt von der jeweiligen Heftigkeit der Schmerzen ab und ebendiese Intensität ist nicht vorhersehbar. Das kann zu Spannungen und Groll führen, vor allem, wenn kein Verständnis und Vertrauen seitens der Familienangehörigen vorhanden sind.

Maßnahmen. Gespräche sind der Schlüssel, um Spannungen zwischen Ihnen und Ihrer Familie bzw. Freunden zu überwinden. Versuchen Sie, möglichst genau zu erklären, wie Sie den Schmerz erleben, beschreiben Sie dessen Heftigkeit und Unberechenbarkeit. So verstehen Ihre Nächsten besser, was die Schmerzen für Sie bedeuten, und es fällt ihnen leichter, damit umzugehen. Vielleicht erweist sich auch eine Familienberatung in diesem schwierigen Stadium als sinnvoll.

Schmerzkliniken und Selbsthilfeorganisationen können Berater vermitteln, die die Probleme in Einzel- oder Gruppengesprächen mit Ihnen durchgehen. Vor allem Familienmitglieder müssen wissen, wie sie einen Mittelweg finden zwischen angemessener Unterstützung für Sie und dem nötigen Freiraum, der Ihre Eigenständigkeit wahrt.

Die Rückkehr ins Berufsleben

Der Verlust des Arbeitsplatzes wegen Krankheit oder Arbeitsunfähigkeit kann das Selbstwertgefühl erheblich beeinträchtigen, zu Depressionen und zum Gefühl der Nutzlosigkeit führen. Wer längere Zeit nicht mehr berufstätig war, dem fällt es schwer, die notwendige Begeisterung und das Zutrauen aufzubringen, einen Neuanfang zu wagen. Dabei können folgende Maßnahmen helfen:

● Akzeptieren Sie, dass wegen Ihrer Erkrankung eine Neubewertung Ihrer derzeitigen Einsatzmöglichkeiten notwendig ist. Vielleicht können Sie nur noch auf Teilzeitbasis arbeiten, oder Sie sind bereit, sich im Hinblick auf eine neue Tätigkeit umschulen zu lassen.

● Vor der Rückkehr ins Arbeitsleben sollten Sie Ihre Mobilität trainieren. Setzen Sie sich dazu tägliche Ziele, z.B., dass Sie jeden Tag etwas länger spazieren gehen.

● Akzeptieren Sie die neuen Grenzen: Vergleichen Sie Ihre aktuellen Fähigkeiten mit Ihrer Leistung, als Ihr Leiden am schlimmsten war, und nicht mit der Zeit davor.

● Übernehmen Sie sich nicht nach Wiederaufnahme der Arbeit, sondern steigern Sie Ihr Pensum nur allmählich, bis Sie wieder eine angemessene Leistungsfähigkeit erreichen.

BEHERRSCHEN SIE IHRE GEDANKEN

Neueste Forschungen haben erwiesen, dass Visualisieren oder Imagination zum Abbau von Stress und Anspannung beiträgt und damit den Grad der Schmerzwahrnehmung verringern kann. Eine für Sie besonders wirksame Visualisierungsübung besteht darin, sich vorzustellen, dass Sie sich durch die Welt Ihrer Erinnerungen, Gedanken, Gefühle und Schmerzerlebnisse bewegen. Stellen Sie sich vor, Sie seien der verantwortliche Techniker, der im Gehirn den Fluss der positiven Gedanken und Erinnerungen ermöglicht und in den Vordergrund stellt, während die negativen, destruktiven Gedanken entsorgt werden.

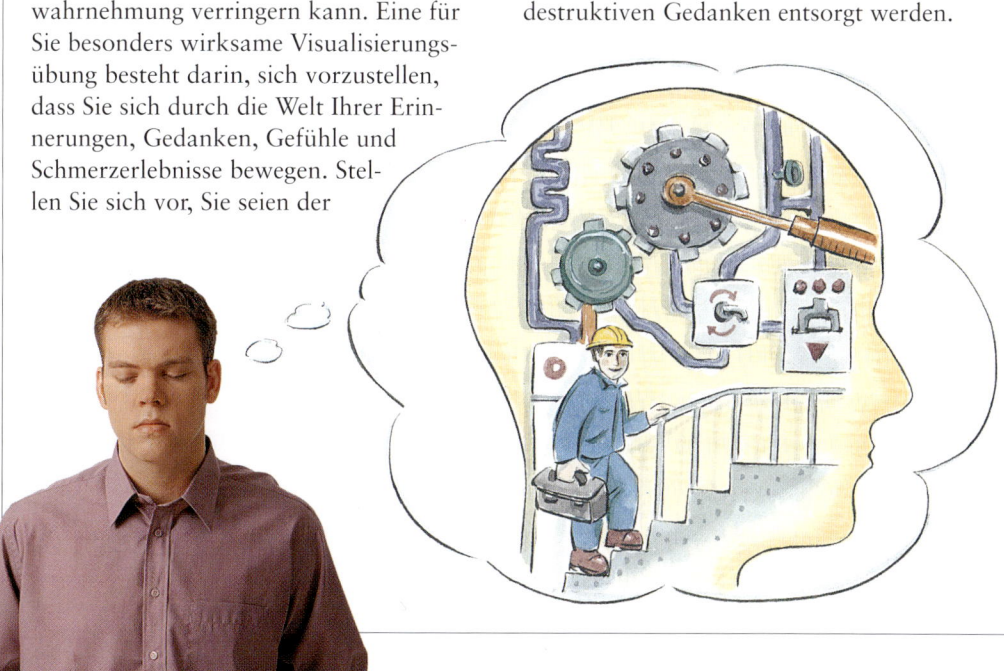

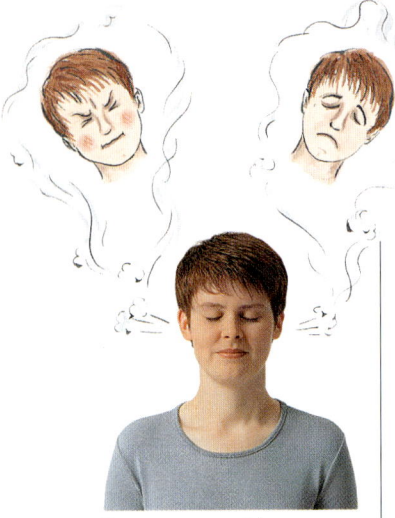

Entspannungsübungen helfen den Schmerz zu verdrängen. Sie führen dazu, dass man sich über immer längere Abschnitte des Tages ruhiger fühlt. Atmen Sie tief ein und lassen Sie allen Zorn und alle Traurigkeit mit dem Ausatmen ausströmen.

Das Arbeitsleben neu gestalten

Chronische Schmerzen machen ohnehin schwierige Arbeiten nicht gerade leichter. Die körperlichen Auswirkungen können am Arbeitsplatz zu ernsten Problemen führen; so werden Nacken- und Rückenschmerzen oft nicht nur durch körperlich belastende Tätigkeiten, sondern durch Bewegungslosigkeit wie bei den meisten sitzenden Tätigkeiten verstärkt. Ebenso bedeutend sind die psychischen Faktoren. Chronischer Schmerz kann nicht nur Ihre Selbstständigkeit bedrohen, darunter leidet mitunter auch das Selbstwertgefühl.

Maßnahmen. Für die seelische Gesundheit ist wichtig, dass die Arbeitsfähigkeit weitgehend erhalten bleibt. Jeder braucht das Gefühl der Selbstbestätigung und Erfolgserlebnisse. Soziale Kontakte und die Ablenkung vom Schmerz wirken ebenfalls mit. Erörtern Sie mit Ihrem Arbeitgeber die Folgen Ihrer Erkrankung und besprechen Sie mit ihm die Möglichkeit einer Teilzeitarbeit oder weniger belastende Aufgaben zu übernehmen.

Änderung der Lebensweise

Wie sich chronische Schmerzen auf das Privatleben auswirken, hängt von ihrer Art und Heftigkeit ab. Viele Patienten meinen, dass ihre Hobbys wie z. B. Sport und sogar die Mobilität im Allgemeinen durch die Schmerzen eingeschränkt wurden. Passivität und Frustration sind ernste Probleme, wenn es an Beschäftigung mangelt. Auch das Selbstwertgefühl leidet, wenn man häufiger als bisher auf den Beistand anderer angewiesen ist, und Hilflosigkeit stellt sich dann oft ein.

Maßnahmen. Hausarbeit, Heimwerken, Weiterbildung, Einkaufen und Geselligkeit – all dies muss man nicht aufgeben. Wichtig ist, entspannt zu sein, sich genügend Ruhephasen zu gönnen und vor allem aktiv zu bleiben. Arbeitsunfähigkeit heißt nicht, auf seine Freizeitbeschäftigungen zu verzichten.

Hobbys, wie z. B. Zimmerpflanzen züchten oder Malen, tragen dazu bei, dass der Schmerz in den Hintergrund tritt und das Selbstbewusstsein nicht zu stark erschüttert. Auch von Leidensgenossen kann man einiges lernen: Schmerzkliniken ermöglichen Gespräche in der Gruppe, wo man sich über ähnliche Probleme austauschen und Lösungen für ein verändertes Leben finden kann.

Den Schmerz im Griff haben

Entscheidend für die Bewältigung chronischer Schmerzen ist die Bereitschaft, diese als Teil des Lebens zu betrachten und die eigenen Fähigkeiten realistisch einzuschätzen. Positives Denken hilft gegen Bedrücktheit, allzu hohe Erwartungen hingegen bringen Enttäuschung. Informieren Sie sich über die Schmerzen, ihre Wirkungsweise, über Therapie- und Übungsmöglichkeiten – denn der Schlüssel zum Erfolg liegt darin, dem Schmerz nicht hilflos ausgeliefert zu sein.

EIN SELBSTHILFEPROGRAMM

Um die Schmerzen aus eigener Kraft bewältigen zu können, sind drei Elemente ausschlaggebend: Entspannung, Bewegung und angemessene Belastung. Durch Entspannungsübungen wie Tiefenatmen und autogenes Training überwinden Sie Niedergeschlagenheit und negative Einstellungen. Auch nach Bewegung ist Entspannung hilfreich, um Schmerzen vorzubeugen oder sie zu lindern. Bewegung hilft gegen verspannte Muskeln und beim Stressabbau. Fordern Sie sich dabei nur so weit, wie Sie spürbare Fortschritte erzielen und wie es Ihre Möglichkeiten zulassen, ohne sich zu überlasten. Nutzen Sie z. B. das Schmerztagebuch, in das Sie Ihre Ziele und Fortschritte täglich oder wöchentlich eintragen.

Entspannungstechniken fördern positive Einstellungen hinsichtlich der nächsten Schritte Ihres Selbsthilfeprogramms und körperlicher Bewegung und tragen auch zur Schmerz- und Stressbewältigung bei.

Bewegung wirkt Verspannungen entgegen und verbessert die Mobilität. Bessere Beweglichkeit hebt außerdem die Stimmung und fördert die Ausschüttung von Endorphinen (den körpereigenen Schmerzmitteln).

Angemessene Belastung gewährleistet, dass Sie ein echtes Gespür für Ihre Fortschritte in dem Maße entwickeln, wie Sie selbst Ihre gesetzten physischen und psychischen Ziele erreichen. Auch kleine Ziele, etwa täglich drei Minuten länger spazieren gehen, führen auf lange Sicht zum Erfolg.

Patient mit chronischen Schmerzen

Chronische Schmerzen plagen nicht nur den Betroffenen selbst, sie belasten auch Verwandte und Freunde, die ein hohes Maß an Verständnis zeigen müssen. Um die Beschwerden unter Kontrolle zu bekommen, sollte man auch auf Behandlungsformen wie Gesprächstherapie, Entspannungstechniken sowie auf die tätige Mithilfe der ganzen Familie zurückgreifen.

Inge, 41 Jahre alt, ist verheiratet und hat zwei Kinder im Alter von 12 und 6 Jahren. Vor zwei Jahren erlitt die frühere Krankenschwester einen Unfall, nach dem ein Bandscheibenvorfall festgestellt wurde. Seither leidet sie an dauernden quälenden Schmerzen, die längeres Sitzen und weite Fußwege unmöglich machen, und die verordneten Arzneien machen sie bedrückt und reizbar. Im Haushalt kann sie kaum noch mithelfen und muss die meiste Zeit im Bett verbringen; sie schläft jedoch schlecht und ist sehr niedergeschlagen, weil sie sich nicht mehr um ihre Angehörigen kümmern kann. Auch die Familie, die nun die üblichen Hausarbeiten übernimmt, ist sehr bekümmert über Inges Schmerzen und weiß nicht, wie sie ihr helfen soll.

Was kann Inge tun?

Inge sollte um Überweisung in eine Schmerzklinik bitten. Zunächst wird sie in wöchentlichen Sitzungen mit einem auf Schmerztherapie spezialisierten Psychologen sowie mit einem Physiotherapeuten zusammenarbeiten. Diese können Inge auch an eine Selbsthilfegruppe vermitteln, wo sie Entspannungstechniken erlernt, die ihr helfen, mit ihren Schmerzen umzugehen. Die Psychologen schlagen eine wöchentliche Familienkonferenz vor, in der laufende Probleme sowie Inges Selbsthilfeprogramm erörtert werden sollen. Ein Beschäftigungstherapeut macht Hausbesuche, um festzustellen, ob Inge spezielle Hilfsgeräte braucht, und um über eventuell nötige Veränderungen und Anpassungen zu beraten.

GENESUNGSPLAN

Die Familie

Sich aktiv um Schmerzbewältigung kümmern, nicht von anderen abhängig sein. Die Familie um Verständnis bitten, dass man sich möglichst viel selbst helfen will.

Stress

Täglich Entspannungsübungen gegen den Stress praktizieren und die Probleme einzeln durcharbeiten.

Seelische Gesundheit

Psychologische Beratung hilft, sich mit den Langzeitauswirkungen des Schmerzes auf die Familie auseinander zu setzen. Wöchentliche Familienkonferenzen können praktische und emotionale Probleme lösen.

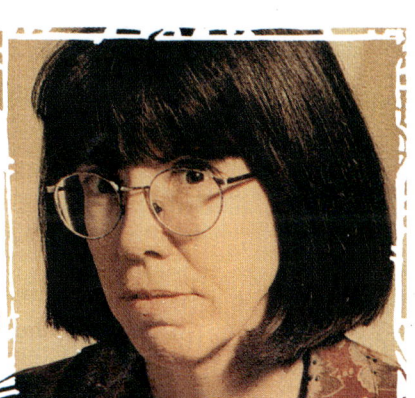

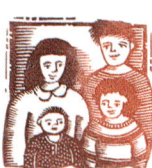

Die Familie

Inges Familie ist überfürsorglich und nimmt ihr alles ab. Es wird zu viel über Schmerzen und richtiges Verhalten geredet.

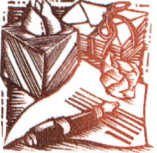

Seelische Belastung

Inge ist verbittert und niedergeschlagen wegen der aufgegebenen Karriere, der eingeschränkten Beweglichkeit und des Gefühls, sich nicht genug um die Familie kümmern zu können.

Stress

Inges Leiden hat auch finanzielle Probleme und ein angespanntes Ehe- und Familienleben zur Folge.

WIE ERFOLGREICH WAREN DIE MASSNAHMEN?

Inge konnte ihre Lage allmählich besser verstehen, weil sie mehr über chronische Schmerzen erfuhr und so die Möglichkeiten zur Selbsthilfe erkannte. Die wöchentliche Familienkonferenz zeigte, dass auch ihr Mann und ihre Kinder litten, und das stärkte ihre Entschlossenheit, an ihrem Selbsthilfeprogramm zu arbeiten. Inzwischen nimmt sie auch am Haushalt wieder aktiver teil. Sie macht regelmäßig ihre Entspannungsübungen und findet, dass sie die Schmerzen so besser in den Griff bekommen hat.

Pflege von Menschen mit chronischen Schmerzen

Sich um Menschen mit chronischen Schmerzen zu kümmern bedeutet, ein ausgewogenes Verhältnis zwischen Unterstützung und liebevoller Fürsorge einerseits und Eigenständigkeit und Selbsthilfe andererseits zu finden.

Wer Menschen mit chronischen Schmerzen pflegt, muss ihnen nicht nur Hilfe und Unterstützung zukommen lassen, sondern auch dafür sorgen, dass den Kranken die größtmögliche Eigenständigkeit bewahrt wird. Im Vordergrund sollte die Hilfe zur Selbsthilfe stehen.

Personen, die an chronischen Schmerzen leiden, haben besondere individuelle Bedürfnisse und daher muss auch die Pflege eine Reihe von Faktoren berücksichtigen. So unterschiedlich, wie Schmerzmuster und -intensität sind, so verschieden ist auch der jeweilige Grad der Behinderung. Manche sind schmerzbedingt völlig behindert, während andere eher moralisch und praktisch unterstützt werden möchten und Beistand nur brauchen, wenn die Schmerzen aufflackern, ansonsten aber im Alltag für sich selbst sorgen können. Dennoch gibt es allgemeine Grundsätze, die für alle chronischen Schmerzpatienten gleichermaßen gelten.

Richtig pflegen lernen

Pflegepersonen geraten mitunter in eine zwiespältige Lage. Wer dem Patienten persönlich nahe steht, fühlt sich oft hilflos oder gar schuldig, weil er selbst gesund ist. Andererseits neigt er vielleicht mit der Zeit dazu, dem Pflegebedürftigen nicht mehr die erwartete Fürsorge zu gewähren, sodass ihn das schlechte Gewissen plagt.

Pflegepersonen müssen vor allem dafür sorgen, dass sie dem Betreuten eines seiner Hauptprobleme abnehmen – nämlich das Gefühl, ständig ihr Leiden erklären zu müssen. Schmerzpatienten berichten oft, dass sie versuchen, ihrer Umgebung die durch die nicht immer sichtbare Erkrankung verursachten „Marotten" verständlich zu machen, ohne ihre Eigenständigkeit aufgeben zu wollen. Indem die Pflegeperson als Vermittler auftritt und dem Patienten die Mühe der Erklärung abnimmt, kann sie ihn wirksam entlasten und auch den Schmerz in den Hintergrund treten lassen.

Pflegepersonen sollten sich mit dem individuellen Schmerzmuster der von ihnen Betreuten vertraut machen. Gibt es Auslöser, die den Schmerz plötzlich aufflackern lassen, oder Faktoren, die ihn lindern? Wie viel kann der Betroffene selbst erledigen? Kennt man all diese Umstände, dann kann man auch bei schweren, die Konzentration oder Mobilität des Patienten einschränkenden Anfällen helfen und ihn vielleicht vor Auslösern schützen, ohne überfürsorglich zu sein.

Pflege rund um die Uhr

Während einige Patienten nur das Mitgefühl und die Gesellschaft anderer Menschen brauchen, benötigen andere bei schwierigen oder persönlichen Dingen praktische Hilfe. Manche sind sogar rund um die Uhr auf intensive Pflege angewiesen. Oft sind es Menschen, denen Invalidität droht. So war es bis vor kurzem noch üblich, Menschen mit starken chronischen Rückenschmerzen über Monate oder über Jahre hinweg strenge Bettruhe zu verordnen; heute weiß man, dass dies zu allgemeiner Schwäche und Muskelschwund führt. Fachleute sind sich einig, dass Bewegungsmangel – sieht man einmal von Schwerbehinderten ab – auf Dauer den Schmerz verstärkt.

Nach heutiger Praxis ist in den meisten Fällen chronischer Schmerzen eine Rehabilitation mit leichter Bewegung und frühzeitiger physikalischer Behandlung vorzuziehen. Die Patienten werden – in vertretbarem Rahmen – zu größtmöglicher Selbstständigkeit und Selbsthilfe angehalten. Pflegepersonen sollten dem Betreuten somit ermöglichen, sich so weit wie möglich selbst zu versorgen.

Wenn eine Pflege rund um die Uhr notwendig ist, sollten sich Patient und Betreuer sowie der behandelnde Arzt, Krankenschwestern, Physiotherapeuten und Psychologen zu einer Art „Pflegekonferenz" einfinden, um ein klar umrissenes Rehabilitationsprogramm zu entwickeln. Dabei könnte man auch über in Frage kommende Hilfsorganisationen beraten und über rechtliche Fragen betreffend eine mögliche finanzielle und persönliche Unterstützung der Pflegeperson.

Verantwortung übernehmen

Sowohl die Pflege als auch das Gepflegtwerden wirken sich auf die Gefühlslage aus und erfordern viel Geduld. Erfolglose Operationen und Therapien, schlechter Schlaf und sogar Schmerzmittel lösen manchmal Stimmungsschwankungen aus. So sollte Betreuten wie Betreuern eine psychologische Beratung offen stehen. Fehlt diese Unterstützung, entwickeln nicht selten auch Pflegepersonen schwere Stresssymptome, unter denen dann das Familienleben leidet. Unter günstigen Voraussetzungen kann die Pflege für alle Beteiligten eine bereichernde Erfahrung sein.

Pflege älterer Menschen

Ältere Menschen fühlen sich oft einsam und verlassen, vor allem wenn sie Freunde und Verwandte überlebt haben. Die beste Pflege für sie ist dann, ihnen Gesellschaft zu leisten und ein offenes Ohr zu haben. Studien haben gezeigt, dass das Schmerzerleben älterer Menschen mehr als die eigentlichen Schmerzen durch die Umgebung beeinflusst wird.

Aktiv bleiben

Für Patienten jeden Alters und umso mehr für ältere Menschen ist es wichtig, geistig, sozial und körperlich aktiv zu bleiben. Eine passive Beschäftigung wie Fernsehen bietet weniger wirksame Ablenkung vom Schmerz als etwa Stricken, Nähen oder Hausarbeit. Die Schmerzen selbst bewältigen lernen und der Kontakt zu Selbsthilfe- oder Freizeitgruppen regen zu eigenen Aktivitäten an.

Untersuchungen belegen, dass für ältere Menschen innere Ruhe und Seelenfrieden und damit die Fähigkeit, ihre Schmerzen zu beherrschen, davon abhängen, wie sie auf ihr Leben zurückblicken. Erinnerungen sind im Alter sehr wichtig, und angenehme Erinnerungen sind geradezu Medizin für Schmerzpatienten. Wer nur nachtrauert und Bitterkeit empfindet, wird sich eher bedrückt und einsam fühlen. Hier können Betreuer Gespräche über Erinnerungen anregen und helfen, schmerzhafte Erlebnisse in einem anderen Licht zu sehen. Ein guter Ansatz könnte etwa sein, den Patienten zu ermuntern, seine Lebensgeschichte aufzuschreiben.

Der Umgang älterer Menschen mit dem Schmerz hängt auch vom Verlust von Freunden und Familienmitgliedern, von finanziellen und häuslichen Problemen ab. In diesen Fällen sollten Betreuer nötigenfalls praktische Hilfe leisten, um die Anpassung an die neuen Umstände zu erleichtern.

Pflege unheilbar kranker Menschen

Unheilbar kranke Menschen mit chronischen Schmerzen halten ihren Schmerz und andere Symptome oft für eine unabwendbare Begleiterscheinung. Das muss aber nicht immer so sein. So etwa kann man Übelkeit, Erschöpfung, Verstopfung, Appetitmangel und Inkontinenz mit der richtigen ärztlichen oder pflegerischen Hilfe oft durchaus lösen.

Wenn sich der Zustand eines Angehörigen verschlechtert und keine Aussicht mehr auf Heilung oder Besserung besteht, ist vielleicht die Zeit für eine weitere „Pflegekonferenz" und einen neuen, detaillierten Pflegeplan gekommen. Es kann auch der richtige Augenblick sein, sich auf das Unausweichliche vorzubereiten und auf die Zeit nach dem Tod der pflegebedürftigen Person.

Den Patienten mitbestimmen lassen

Wenn sich der Kranke nicht seinen Schmerzen ausgeliefert fühlen und er sie meistern soll, muss er Einfluss auf den Behandlungsplan haben. Das bedeutet, dass er auch über die Medikation mitbestimmt, denn es hat

Hilfen für Kinder mit Schmerzen

Kinder müssen erst lernen, mit Schmerzen umzugehen, denn auch sie können von einer schmerzhaften Arthritis oder Migräne betroffen sein. Die Möglichkeiten des Kinds, Schmerzen zu bewältigen, werden stark durch das Verhalten der Eltern beeinflusst, die ihm auf vielfältige Weise helfen können:
● Informieren Sie sich über moderne Behandlungs- und Pflegemöglichkeiten.
● Nehmen Sie dem Kind die Ängste, indem Sie ihm die Behandlungsformen und die Krankenhausumgebung erklären.
● Entwickeln Sie ein Programm zur Schmerzlinderung und vermitteln Sie dem Kind, wie es Schmerzattacken und die Angst davor überwinden kann.
● Bauen Sie Visualisierungs-, Dehnungs-, Bewegungs- und Entspannungsübungen in den kindlichen Alltag ein.
● Sorgen Sie dafür, dass sich die Geschwister nicht vernachlässigt fühlen, indem Sie sie an der Pflege beteiligen.

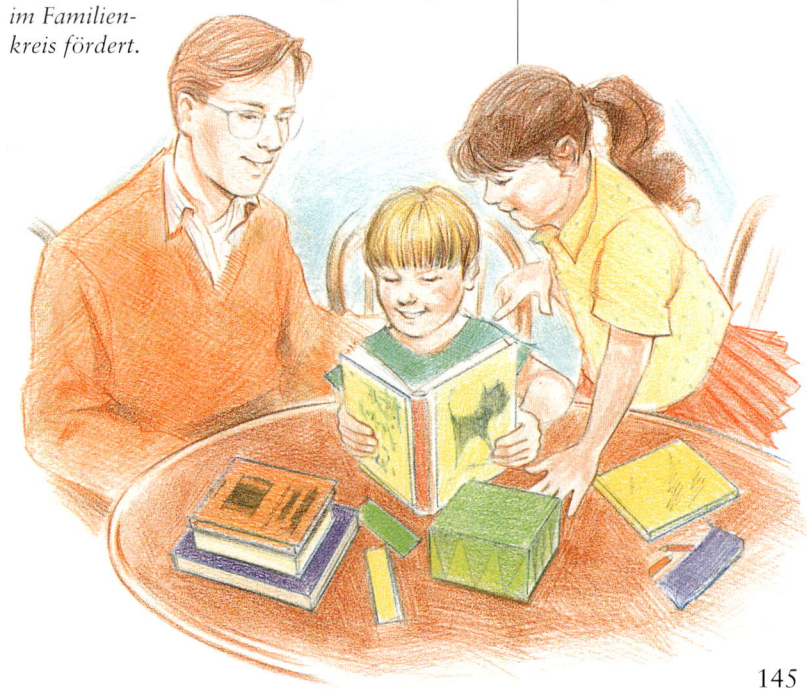

Kinder können leichter über ihre Schmerzen und Gefühle reden, wenn man die offene Aussprache im Familienkreis fördert.

sich gezeigt, dass auf diese Weise am ehesten ein Zuviel vermieden und damit verbundene Nebenwirkungen eingeschränkt werden.

Wer über den eigenen Zustand Bescheid weiß und an der Beurteilung der Entwicklung des Krankheitsbilds beteiligt ist, hat weniger Ängste und Schmerzen. Schon das Mitmachen bei einfachen Maßnahmen wie Blutdruck- und Fiebermessen kann helfen.

Pflegemöglichkeiten

Es ist wichtig, dass die Betreuer alle Möglichkeiten kennen, die es im Freundeskreis und in der Verwandtschaft eines Schwerstkranken gibt. Die Pflege Sterbender rund um die Uhr ist sehr anspruchsvoll. Es kann praktische und technische Probleme in Verbindung mit der ärztlichen Behandlung, der Ernährung oder Verdauung geben, die fachliche Hilfe erfordern. Man sollte daher an einer Besprechung mit den behandelnden Ärzten und Pflegern teilnehmen und sich über alle verfügbaren Hilfen informieren.

Da die Betreuung pflegebedürftiger Personen häufig nicht nur besonders zeitintensiv ist, sondern auch einen erheblichen finanziellen Aufwand darstellt, sehen die Bestimmungen der gesetzlichen Pflegeversicherung zahlreiche Leistungen vor, die sich nach dem Grad der Pflegebedürftigkeit richten. Dazu zählt außer der häuslichen Pflege durch aus-gebildete Pflegekräfte auch die Kostenübernahme für Ersatzpflegekräfte, wenn der Betreuer krank oder im Urlaub ist, sowie für vollstationäre Pflege. Aufgrund der Pflegeversicherung werden auch pflegegerechte Umbauten, z. B. für Wasch- und Toilettenraum, und für technische Hausmittel durch Zuschüsse unterstützt. Für die tägliche Pflege stehen neben privaten Pflegediensten örtliche Krankenpflegevereine, Gemeindeschwestern sowie diakonische Stationen und andere Einrichtungen zur Verfügung.

Hospize

Wenn eine Pflege daheim oder im Krankenhaus nicht möglich ist, können Sterbende im Hospiz betreut werden. Diese Einrichtung, die es mittlerweile in immer mehr Städten gibt, verfügt über Pflegekräfte mit reicher Erfahrung im Hinblick auf die Problematik chronischer Schmerzen, die auch emotionale Belastungen auffangen, indem sie den Sterbenden auch seelsorgerisch betreuen.

Im Hospiz sind Pflege und Schmerzlinderung, mitmenschliche Begegnung, seelischer Beistand, die freie Selbstbestimmung der Sterbenden und die Einbeziehung der Angehörigen die obersten Gebote. Die Sterbenden sollen ihre letzten Tage schmerz- und angstfrei verbringen und in Frieden und Würde aus dem Leben scheiden können.

VOR 30 JAHREN

Die britische Ärztin Cicely Saunders verhalf der Schmerztherapie 1967 mit der Gründung des Saint-Christopher-Hospizes in London zu bedeutenden Fortschritten. Diese Einrichtung sollte nicht nur der Krankenpflege dienen, sondern auch der Forschung und Lehre über alle Aspekte des Schmerzes. Nach ihrer Theorie der Schmerzbewältigung verstärken Ängste und Beklemmungen unmittelbar das Schmerzerlebnis, weil sie die Anspannung erhöhen. Ihrer Ansicht nach müssen Patienten über ihren Zustand genau Bescheid wissen, um die Zusammenhänge verstehen und ihre Ängste abbauen zu können. Auch muss ein Hospiz die Angehörigen der Betroffenen beraten, wenn die Schmerzpatienten zu Hause gepflegt werden. Seit seiner Gründung ist das Saint-Christopher-Hospiz zum Modell für ähnliche Zentren in der ganzen Welt geworden.

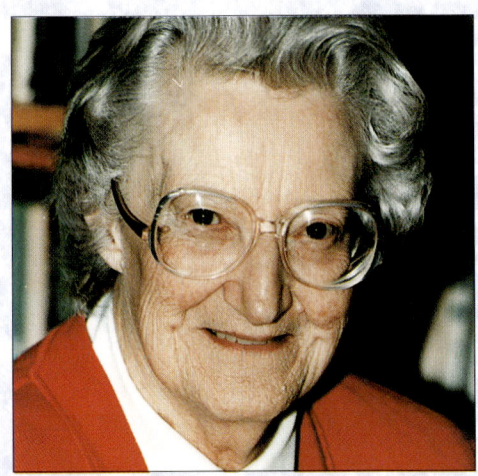

Nach ihrem von der gesamten Hospizbewegung übernommenen Wahlspruch soll der Patient in Würde, selbstbestimmt und schmerzfrei sterben können.

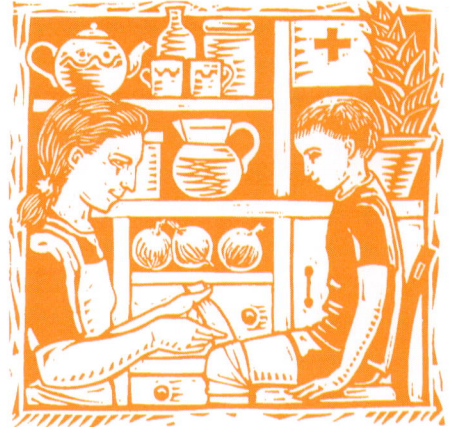

10

Schmerzen bei Verletzungen

*Geringfügige Verletzungen verursachen
Schmerzen, die rasch abklingen, wenn man
geeignete Erste-Hilfe-Maßnahmen ergreift
und einfache Naturheilmittel anwendet,
die sich in jedem Haushalt finden.
Bei schwereren Verletzungen, die ärztliche
Behandlung erfordern, kann Erste Hilfe die
Schmerzen lindern, die Angst überwinden
helfen und sogar lebensrettend sein.*

Schmerzlinderung bei kleineren Unfällen

Es kann überall passieren – im Haushalt oder im Freien, am Arbeitsplatz oder beim Sport: Oft genügt eine kleine Unvorsichtigkeit und schon hat man sich verletzt. Dann verschaffen Naturheilmittel und Erste-Hilfe-Maßnahmen Linderung und sorgen für schnelle Heilung.

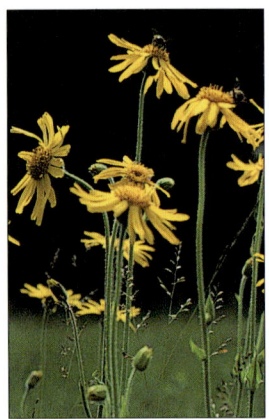

Arnika (Arnica montana) ist eine Heilpflanze, deren Blüten entzündungshemmende und kreislaufanregende Wirkstoffe enthalten. Arnikatinktur oder -salbe wird zur Behandlung von Blutergüssen, Muskelschmerzen und Verstauchungen angewandt. Die Wurzeln werden als Wund-, Fieber- und Magenmittel gebraucht. Zur inneren Anwendung eignen sich homöopathische Arnikapräparate.

Ernste Verletzungen, z. B. an Kopf oder Brust, sowie schwere Verbrennungen, tiefe Schnittwunden und Knochenbrüche erfordern eine sofortige ärztliche Behandlung. Sind Sie im Zweifel, was den Verletzungsgrad angeht, sollten Sie den Arzt aufsuchen oder den Notruf wählen. Darüber hinaus kann rasche Erste Hilfe den Schmerz dämpfen und das Risiko eines Schocks senken – und das Leben des Verletzten retten.

Bei allen Verletzungen mit blutenden Wunden ist das Wichtigste, zunächst weitere Blutverluste zu verhindern und die Wunde vor Infektionen zu schützen. Rechtzeitige Erste Hilfe unterstützt eine rasche Heilung und damit die Schmerzlinderung.

Für den Notfall und kleinere Verletzungen sollte der Erste-Hilfe-Kasten immer vollständig bestückt sein und Verbände, Pflaster und keimfreie Tücher enthalten. Außer den üblichen Mitteln empfiehlt es sich, eine Reihe von Haus- und Naturpräparaten bereitzuhalten, die bei vielen Verletzungen ergänzend angewandt werden können.

Erste Hilfe mit Naturheilmitteln

Viele Naturheilmittel, die bei Hautverletzungen Linderung verschaffen, finden sich in Küche und Garten. Oft fördern sie die Heilung und verhindern zugleich, dass sich die Wunde infiziert; darüber hinaus haben sie nur selten unerwünschte Nebenwirkungen. Olivenöl beispielsweise bekämpft wirksam Entzündungen durch Quetschwunden.

Andere Mittel müssen zubereitet werden, um für den Notfall bereitzustehen. Zerstoßene Blüten der Ringelblume *(Calendula)* und Alkohol – Wodka eignet sich wegen der relativen Reinheit am besten – ergeben eine hervorragende Tinktur gegen Insektenstiche. In den meisten Haushalten finden sich eine

oder mehrere der folgenden Zutaten, die den Grundbestand einer Naturapotheke im Haus bilden sollten: Butter, Salz, Zucker, Honig, Gurken, Äpfel, Zwiebeln, Kartoffeln, Kohl, Petersilie, Knoblauch, Joghurt, Essig, Apfelessig, Teebeutel, entrahmte Milch, Maismehl, Hafermehl, Cayennepfeffer, Rizinusöl, Distelöl, Olivenöl, Zitronensaft, Glyzerin, Alkohol, doppeltkohlensaures Natron, Papain (in Mürbesalz enthalten) und Salmiakgeist.

Mit etwas Planung kann auch Ihr Garten zur Naturapotheke werden. Helmkraut, Baldrian, Johanniskraut, Wacholder, Lavendel, Klette, Beinwell, Ringelblume, Storchschnabel, Basilikum und Vogelmiere kann man mit Erfolg zur Schmerzlinderung bei Schrammen und Verbrennungen einsetzen.

Auch ein gewisser Bestand an ätherischen Ölen ist zu empfehlen – sie wirken schmerzlindernd, fördern die Heilung geschädigten Gewebes und tragen zum Schutz vor Infektionen bei. Wichtige ätherische Öle liefern Echte Aloe, Teebaum, Myrrhe, Ringelblume, Lavendel, Zaubernuss, Wacholder, Storchschnabel und Eukalyptus. Wirksam ist ferner Vitamin-E-Öl.

Schließlich können Sie Ihre Hausapotheke für die natürliche Erste Hilfe auch mit einigen homöopathischen Mitteln wie Spanische Fliege *(Cantharis)*, Eisenhut *(Akonit)* und Arnika ausstatten. Diese besitzen verschiedene Eigenschaften, die sich bei Unfällen bewähren – sie lindern Blutergüsse und Entzündungen, helfen beim Stressabbau und beeinträchtigen nicht die körpereigenen Heilkräfte oder eventuell notwendige konventionelle Behandlungen.

Die folgenden Seiten erläutern, wie Sie diese Mittel bei häufig auftretenden Verletzungen einsetzen können.

ERSTE HILFE MIT NATÜRLICHEN MITTELN

Ein Minimum an Naturheilmitteln sollte in keinem Haushalt fehlen, denn sie helfen, kleinere Verletzungen und Blessuren sofort zu behandeln.

Viele dieser Mittel wie Honig, Olivenöl, Maismehl und Essig sind ebenso wirksam wie speziell hergestellte Medikamente und darüber hinaus auch viel billiger. Sie sollten vielleicht eine Liste dieser für Sofortmaßnahmen geeigneten Mittel anlegen und darin ebenfalls eintragen, wo Sie sie aufbewahren, damit Sie sie im Bedarfsfall auch rasch finden.

Prüfen Sie in regelmäßigen Abständen, ob Ihre Hausmittel noch in ausreichender Menge vorhanden sind, und sorgen Sie rechtzeitig für Ersatz für Produkte, deren Haltbarkeit überschritten ist.

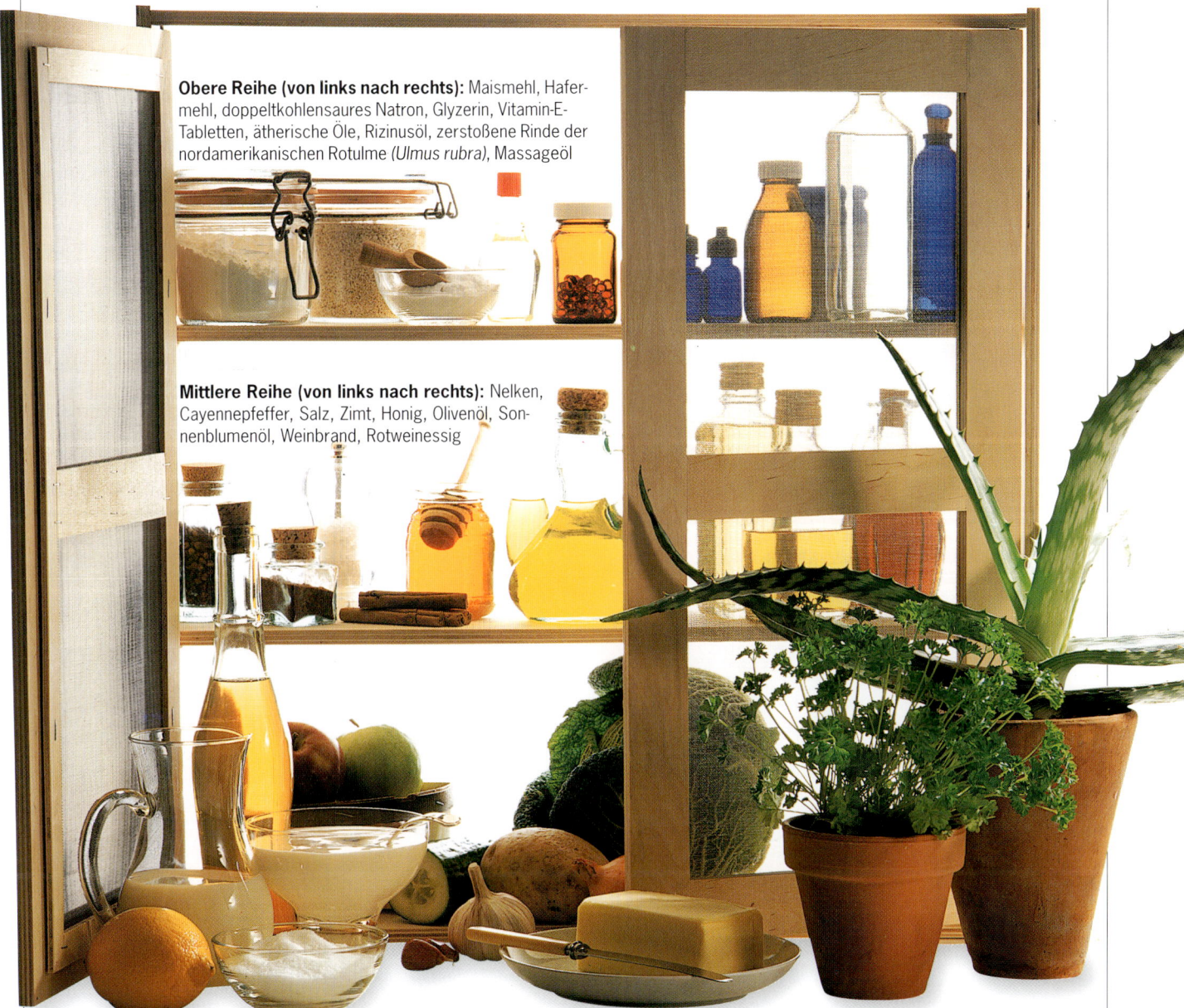

Obere Reihe (von links nach rechts): Maismehl, Hafermehl, doppeltkohlensaures Natron, Glyzerin, Vitamin-E-Tabletten, ätherische Öle, Rizinusöl, zerstoßene Rinde der nordamerikanischen Rotulme (*Ulmus rubra*), Massageöl

Mittlere Reihe (von links nach rechts): Nelken, Cayennepfeffer, Salz, Zimt, Honig, Olivenöl, Sonnenblumenöl, Weinbrand, Rotweinessig

Untere Reihe (von links nach rechts): Zitrone, Milch, Zucker, Joghurt, Apfelessig, Äpfel, Gurke, Knoblauch, Kartoffel, Kohl, Butter, Petersilie, Echte Aloe

Naturprodukte, die für Sofortmaßnahmen verwendet werden, sollen immer möglichst frisch sein. Leicht verderbliche Waren wie z. B. Molkereiprodukte bewahrt man am besten im Kühlschrank auf, andere Mittel in einem kühlen, dunklen Schrank.

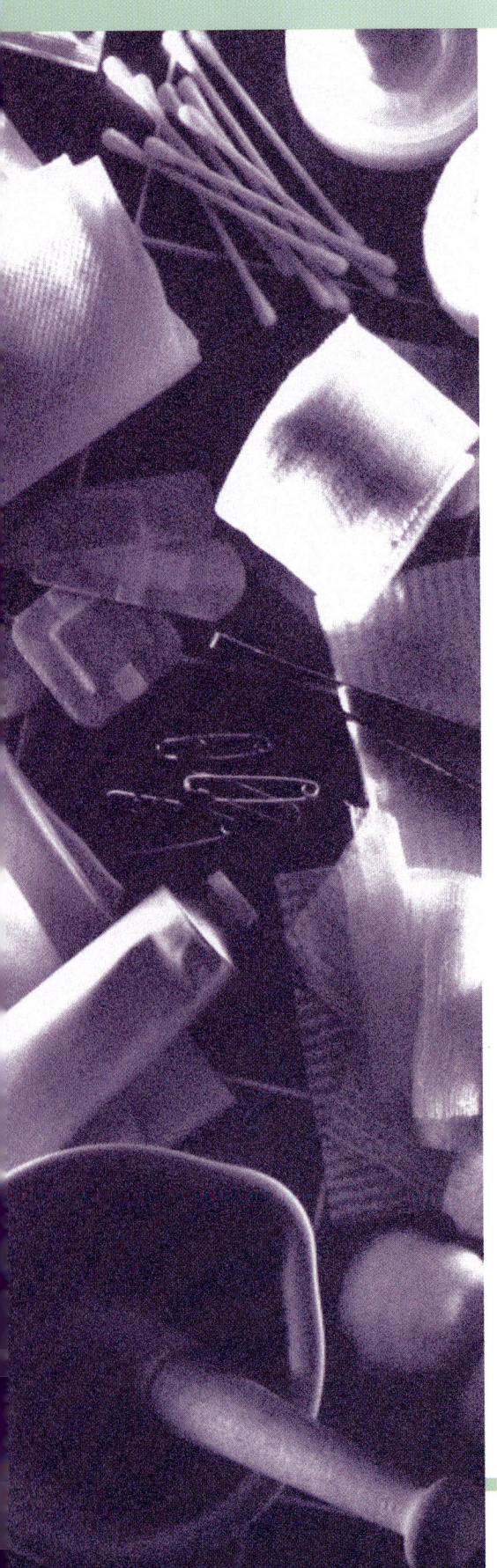

Hautverletzungen

Die Haut ist gut versorgt mit Nerven, die bei Verletzungen sofort Warnsignale ans Gehirn senden. Der Wundschmerz zeigt an, dass Blutverlust und Infektionen auftreten können und dass eine sofortige Behandlung nötig ist.

Die Haut ist in vielerlei Hinsicht die schützende Hülle des Körpers. Sie weist Wasser ab, nimmt Reize auf und ist weich und dehnbar, sodass sie sich allen Bewegungen anpassen kann. Für den Flüssigkeitshaushalt und die Abwehr von Keimen ist sie von besonderer Bedeutung.

Damit die Haut ihre Aufgaben einwandfrei erfüllen kann, muss sie gesund erhalten werden. Zu häufiges Waschen, vor allem bei kaltem Wetter, macht sie trocken, rau und rissig, denn die natürliche Schutzschicht aus Hautfett wird dadurch zerstört. Solche aufgesprungene Haut kennt jeder. Man beugt ihr durch gründliches Abtrocknen nach dem Waschen und durch Eincremen vor. Regelmäßige Anwendungen von Lanolin enthaltenden Hand-, Gesichts- oder Feuchtigkeitscremes und Badeöle vermeiden das Aufspringen der Haut.

Wenn sich der Zustand der Haut auch nach zwei Wochen der Selbstbehandlung nicht bessert, können Erkrankungen wie Ekzeme oder Psoriasis vorliegen; dann sollte man den Hausarzt aufsuchen, der, wenn erforderlich, die Überweisung an den Hautspezialisten veranlasst. Wird die Haut verletzt, ist die Wunde fallweise mit Pflaster, Mull oder einem Verband abzudecken.

BEHANDLUNG BEI SCHOCK

Nach Verletzungen kommt es mitunter zu einem lebensgefährlichen Kreislaufversagen mit Durchblutungsstörungen. Anzeichen dafür sind Blässe, kalter Schweiß, flache, schnelle Atmung, Schwindelgefühl und schwacher Puls.

Treten diese Symptome auf, bringen Sie den Verletzten in Seitenlage oder lagern Sie seine Beine hoch. Um eine ungehinderte Atmung zu sichern, lockern Sie gegebenenfalls die Kleidung um Hals, Bauch und Brust. Halten Sie den Verletzten mit einem Mantel oder einer Decke warm. Sofort den Arzt rufen.

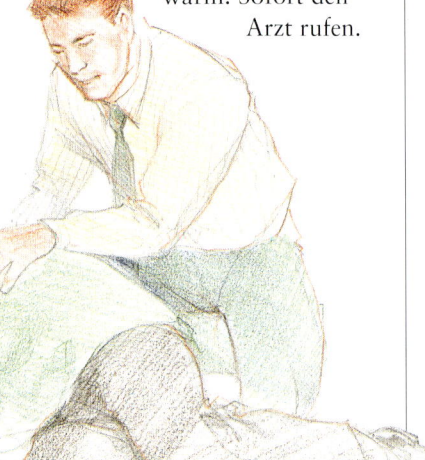

SCHNITT- UND SCHÜRFWUNDEN

Vor allem Kinder ziehen sich Schürf- und kleinere Schnittwunden zu. Dabei ist aufgeschrammte Haut weniger schlimm, denn der Gewebeschaden ist nur oberflächlich und Blutverluste treten kaum auf. Allerdings sind Schrammen häufig schmerzhafter als ein Schnitt, da größere Hautpartien abgeschürft und mehr Nervenenden freigelegt wurden. Bei einem wenig tiefen Schnitt sind nur die Blutgefäße in der oberen Hautschicht, die Kapillaren, geschädigt und die Wunde blutet bloß kurze Zeit. Schnittwunden schmerzen aber, wenn sie sich entzünden. Um das Infektionsrisiko zu verringern, sollte man die Wunde zuerst gründlich reinigen und desinfizieren.

Sanfte Heilmittel bei Schnittwunden. Dafür stehen zahlreiche Naturheilmittel zur Verfügung. Geben Sie einige Tropfen Teebaumöl, das keimtötend wirkt, in Wasser und spülen Sie damit die Wunde aus. Das Blattinnere der Echten Aloe kann man direkt auf die Wunde auftragen, denn es ist sozusa-

gen ein natürliches Antibiotikum und wirkt schmerzlindernd. Danach sollte man die Wunde steril verbinden. Zur Förderung der Heilung trägt man etwas Ringelblumensalbe oder Beinwellöl auf den Verband auf. Man kann auch einige Tropfen ins Wasser zum Waschen der Wunde geben.

Auch Haushaltszucker oder Honig beschleunigen die Heilung, lindern den Schmerz und beugen der Narbenbildung vor. Man trägt sie auf die saubere Wunde auf und deckt diese mit Mull ab, achtet aber darauf, dass sie nicht blutet oder dass der Zucker das Bluten nicht verstärkt.

Schnittwunden verheilen schneller, wenn man eines der folgenden Mittel auf den Verband oder Mull auflegt:
- Myrrhentinktur (ein Teil Myrrhe auf sechs Teile Wasser), die wie ein natürliches Antiseptikum wirkt
- Ringelblumentinktur oder -salbe
- Beinwellöl oder ein Aufguss aus dieser Pflanze
- den Extrakt aus dem Blattinneren der Echten Aloe (siehe Kasten rechts).

(siehe Kasten rechts)

BLUTERGÜSSE

Blutergüsse, d. h. Blutungen ins Gewebe, entstehen, wenn durch Schlag oder Druck auf eine Körperstelle die Blutgefäße direkt unter der Haut beschädigt werden. Diese „blauen Flecken" sind meist harmlos, aber häufig schmerzhaft. Schwere Blutergüsse im Gesicht, an Kopf, Brust, Rücken oder Bauch können auf innere Verletzungen hindeuten und sollten vom Arzt untersucht werden.

Natürliche Mittel gegen Bluterguss. Eine Tinktur der Zaubernuss (*Hamamelis*) sowie Arnika- oder Beinwellsalbe wirken schmerzlindernd und lassen die Schwellung zurückgehen, wenn die Haut unverletzt ist. Ebenso sind kalte, mit Lavendelöl getränkte Kompressen wirksam. Gute Ergebnisse erzielt man auch mit Honig sowie

mit Rizinus-, Oliven- oder Distelöl, vermischt oder einzeln. Jedes dieser Mittel trägt man mehrmals täglich auf den Bluterguss auf oder nimmt davon zweimal täglich 3 ml ein. Maismehl, vermischt mit Wasser oder Pflanzenöl, sowie Johanniskrauttee wirken ebenfalls schmerzlindernd.

✚ Hautverletzungen

- Spülen Sie die betroffene Partie mit fließendem kaltem Wasser; dies wirkt auch blutstillend.

- Schmutz, Steinchen und Splitter vorsichtig mit Wattestäbchen, Mull oder einer Pinzette entfernen.

- Wunde mit keimtötenden Tüchern reinigen; es eignen sich auch Mull oder Wattebäusche, die man in milde keimtötende Mittel taucht. Danach die Wunde trockentupfen und mit Pflaster oder Kompresse mit einem Verband abdecken.

BEHANDLUNG MIT ALOE

Eine Echte Aloe auf der Fensterbank ist ein wirksames Hausmittel gegen Hautverletzungen.

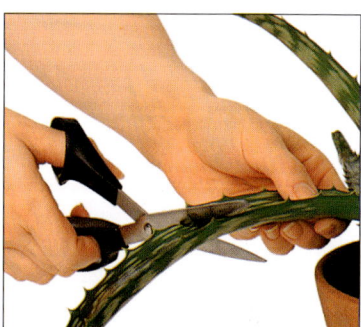

Ein Aloeblatt abschneiden und es auf der Oberseite mit einem Messer der Länge nach einschneiden.

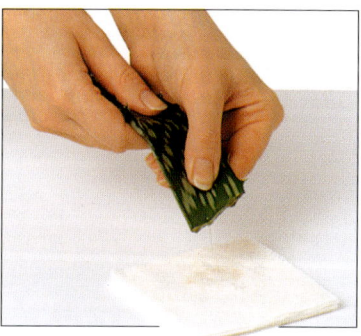

Blatt öffnen und den Saft herauspressen; das Gel auf einem saugfähigen Tuch sammeln und auflegen.

✚ Blutergüsse

Gegen Schmerzen bei Blutergüssen helfen kalte Kompressen: Tränken Sie ein Tuch mit kaltem Wasser, wringen Sie es dann aus und legen Sie es 10 Minuten auf die betroffene Stelle. Das hemmt die innere Blutung und weiteres Anschwellen. Oder Sie improvisieren einen Eisbeutel aus tiefgefrorenen Erbsen, die man in ein Handtuch einschlägt. Eisbeutel nicht länger als 10 Minuten auflegen.

SONNENBRAND

Die häufigsten Symptome sind brennende Hautrötungen und Juckreiz; bei so genannten Verbrennungen zweiten Grads bilden sich zusätzlich flüssigkeitsgefüllte Blasen auf der Haut, die wie andere Verbrennungen behandelt werden sollten (siehe unten). Treten Schüttelfrost, Übelkeit, Fieber, Flüssigkeitsverlust und Ohnmachtsanfälle auf, handelt es sich um Hitzschlag, der ärztliche Behandlung erfordert.

Natürliche Mittel gegen Sonnenbrand. Legen Sie gegen die Rötung kalte Kompressen aus feuchten Badetüchern auf die betroffene Partie oder nehmen Sie kühle Duschen und Bäder. Die Küche hält eine Reihe natürlicher Mittel zur Linderung der Symptome bereit. Gurkenscheiben, Äpfel, Joghurt, rohe Kartoffeln, Apfelessig, feuchte Teebeutel und sogar Kompressen mit entrahmter Milch sind wirkungsvolle, sichere und preisgünstige Sofortmaßnahmen. Sie können auch mit Feuchtigkeitscremes kombiniert werden. Echte Aloe, Ringelblume und Zaubernuss wirken beruhigend, ebenso das Einreiben mit 5 Tropfen Lavendelöl auf ein weiches Trägeröl wie z. B. Mandelöl. Johanniskraut- und Ringelblumensalbe beschleunigen die Heilung.

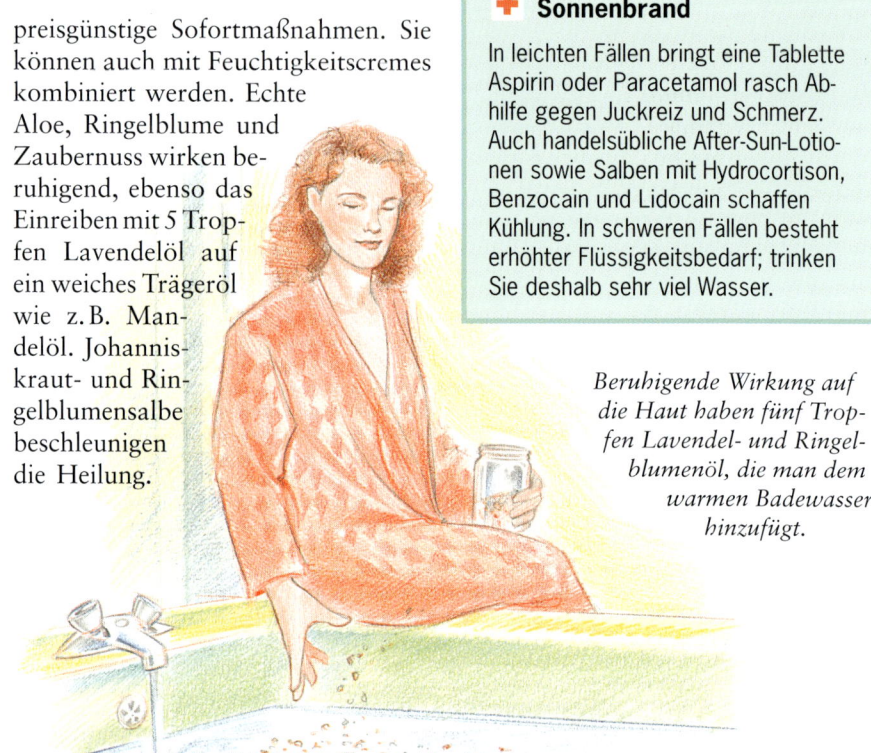

Beruhigende Wirkung auf die Haut haben fünf Tropfen Lavendel- und Ringelblumenöl, die man dem warmen Badewasser hinzufügt.

> ✚ **Sonnenbrand**
>
> In leichten Fällen bringt eine Tablette Aspirin oder Paracetamol rasch Abhilfe gegen Juckreiz und Schmerz. Auch handelsübliche After-Sun-Lotionen sowie Salben mit Hydrocortison, Benzocain und Lidocain schaffen Kühlung. In schweren Fällen besteht erhöhter Flüssigkeitsbedarf; trinken Sie deshalb sehr viel Wasser.

KLEINERE VERBRENNUNGEN

Offenes Feuer, ein heißes Bügeleisen, heiße Flüssigkeiten, Wasserdampf, Strom, Chemikalien oder die Sonne sind nur einige der Ursachen von Verbrennungen. Ihr Schweregrad hängt von der Dauer und Intensität der Einwirkung sowie vom Umfang der betroffenen Körperpartie ab.

Kleinräumige, oberflächliche Verbrennungen, die dem ersten Verbrennungsgrad entsprechen, schädigen die äußeren Hautschichten und führen zu schmerzhaften Rötungen und leichtem Anschwellen. Sie entstehen meist durch Kontakt mit Wasserdampf, heißen Getränken, heißem Kochgeschirr oder der Sonne. Dagegen wirkt kaltes Wasser, das man 10 Minuten lang über die verbrannte Stelle laufen lässt.

Ärztliche Behandlung ist erforderlich, wenn größere Hautpartien betroffen sind, die Haut rissig oder aufgeplatzt ist und starke Schmerzen auftreten. Verbrennungen an Gesicht und Händen können Narben bilden und sollten stets vom Arzt behandelt werden. Auch wenn Augen, Füße, Becken und Schamgegend betroffen sind und wenn der Verbrennungsgrad nicht beurteilt werden kann sowie wenn sich Anzeichen einer Entzündung bilden oder die Wunde nach 10 Tagen nicht abheilt, ist medizinische Hilfe nötig.

Natürliche Mittel gegen kleinere Verbrennungen. Nachdem die Verbrennung mit kaltem Wasser gekühlt wurde, tränken Sie ein Stück Mull mit einer wässrigen Verdünnung von Ringelblumen- oder Brennnesseltinktur und legen Sie es als Kompresse auf die wunde Stelle. Nach 24 Stunden beginnt die Heilung, die durch Auftragen von Vitamin-E-Öl oder Lavendelöl (4 Tropfen auf 60 ml Wasser) gefördert wird. Ringelblumensalbe oder das Blattinnere der Echten Aloe wirkt auch lindernd. Unter den homöopathischen Mitteln sind *Causticum*, *Urtica* und *Aconitum* hilfreich.

> ✚ **Verbrennungen**
>
> ● Kühlen Sie die betroffenen Partien mindestens 10 Minuten unter fließendem kaltem Wasser, mit einem kalten, nassen Handtuch oder mit einer anderen unbedenklichen kalten Flüssigkeit wie Milch.
>
> ● Tragen Sie in den ersten 24 Stunden keine Salben oder Cremes auf. Sie sollten die Brandblasen nicht aufstechen und auch die verletzte Haut nicht berühren.
>
> ● Entfernen Sie Uhren, Schmuck und Kleidungsstücke vom betroffenen Bereich, soweit diese nicht mit dem Hautgewebe verbacken sind.
>
> ● Bedecken Sie die Verbrennung mit sauberem, fusselfreiem Verbandsmaterial oder einem sauberen Taschentuch. Verbrennungen im Gesicht müssen nicht bedeckt werden.
>
> ● Bei schwereren Verbrennungen, vor allem im Gesicht oder in der Schamgegend, sollten Sie sofort einen Arzt aufsuchen.

BLASEN

Blasen sind flüssigkeitsgefüllte Hohlräume in den obersten Hautschichten, die durch Verbrennungen, Quetschungen oder Wundlaufen (z. B. infolge neuer oder schlecht sitzender Schuhe) entstehen. Wenn sich Blasen entzünden, anschwellen, schmerzen und eine trübe, übel riechende Flüssigkeit austritt, könnte eine Infektion vorliegen; dann sollten Sie den Arzt aufsuchen.

Natürliche Mittel gegen Blasen. Eine Packung aus Maismehl und Pflanzenöl, die man vor dem Verbinden auf die Blase legt, lindert den Schmerz. Auf die Blase aufgetragener Saft aus dem Blattinneren der Echten Aloe oder der flüssige Inhalt einer Vitamin-A- oder -E-Kapsel fördert ebenfalls die Heilung. Wirksam ist auch das Betupfen der Blase mit Lavendelöl.

✚ Blasen

Versuchen Sie zu verhindern, dass Blasen aufplatzen, da dies das Infektionsrisiko erhöhen würde. Scheint aber ein Aufplatzen nicht zu vermeiden, reinigen Sie den Bereich gründlich, punktieren Sie dann die Blase vorsichtig mit einer sterilisierten Nadel und decken Sie sie mit einem sterilen Verband ab.

INSEKTENSTICHE UND -BISSE

Insektenstiche sind nur selten gefährlich, es sei denn, man reagiert allergisch auf Stiche oder man wurde vielfach oder an Mund und Kehle gestochen, was zum Anschwellen und zur Behinderung der Atmung führen kann. Auch der Kontakt mit Quallen und Korallen kann schmerzhaft sein.

Natürliche Mittel gegen Stiche und Bisse. Wespenstiche oder Ameisenbisse führen zu einer alkalischen Reaktion. Nach Entfernung des Stachels und Reinigung der Stelle reibt man diese mit Zitronensaft oder Essig ein. Da ein Bienenstich jedoch eine saure Reaktion verursacht, verwendet man z. B. doppeltkohlensaures Natron, Salmiakgeist, Waschblau oder Papain (wie in Mürbesalz). Apfelessig und Knoblauch sind natürliche keimtötende Mittel, während die Scheibe einer rohen Zwiebel das Gift herauszieht. Unter den homöopathischen Mitteln sind zur Behandlung der Bienen- und Wespenstiche vor allem *Ledum* und *Apis mellifera* geeignet.

Bei Insektenstichen bewähren sich auch die zerriebenen Blütenblätter der Ringelblume, die man auf die Quaddel legt. Heilungsfördernd wirkt ferner eine warme feuchte Kompresse mit Klette. Natürliche antiseptische Mittel sind direkt aufgetragene Butter oder leicht angefeuchtetes Salz.

Nach dem Kontakt mit Quallen reibt man die betroffenen Körperpartien mit Alkohol oder Essig ein.

STICH ODER BISS?

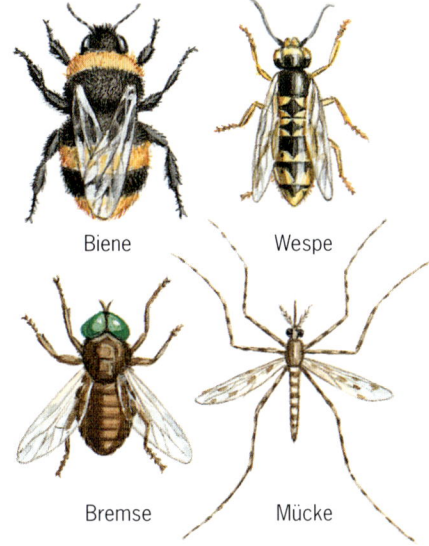

Biene   Wespe

Bremse   Mücke

Bei Insektenstichen wie etwa von Bienen und Wespen gelangt Gift in die Haut. Mücken und Bremsen beißen, weil sie sich vom Blut des Opfers ernähren.

✚ Insektenstiche

● Sitzt der Stachel noch in der Haut, ziehen Sie ihn und das manchmal verbliebene Giftsäckchen vorsichtig mit Fingernagel, Nadel oder Pinzette heraus. Man kann sich auch mit der Kante einer Kreditkarte behelfen.

● Drücken Sie dabei nicht auf das Giftsäckchen, damit nicht noch mehr Gift durch den Stachel in die Haut eindringt.

● Gegen die Schwellung hilft Hydrocortison-Salbe oder eine kalte Kompresse. Bei Stichen im Mund- und Halsbereich sofort Eis lutschen und den Arzt aufsuchen.

● Bei Übelkeit und Atemnot kann ein so genannter anaphylaktischer Schock (siehe Seite 150) vorliegen, eine lebensgefährliche allergische Reaktion auf den Stich. Die betreffende Person beruhigen, eng sitzende Kleidung – vor allem am Hals – lockern und den Notarzt rufen.

VORBEUGUNG GEGEN BISSE UND STICHE

Mit einer Reihe von Maßnahmen können Sie Insektenstiche und -bisse vermeiden. So schützt z. B. bereits eine Ernährung mit viel Vitamin B₁, Zink und Knoblauch, da nach ihrem Genuss die Haut dem Insekt buchstäblich nicht mehr schmeckt. Eine andere natürliche Art, Insekten zu vertreiben: Geben Sie 5 Tropfen Eukalyptus- oder Zitronellöl auf eine Tasse Wasser und reiben Sie damit die unbedeckten Körperstellen ein. Ähnlich wirkt auch Apfelessig. Da dunkle Kleidung Insekten anzieht, sollten Sie vor allem abends helle Kleidung tragen sowie Arme und Beine bedecken. Fliegengitter vor den Fenstern und – in feuchtwarmen Gebieten – ein Moskitonetz über dem Bett halten die Plagegeister fern.

Zerrungen und Verstauchungen

Zu den häufigsten Verletzungen des Bewegungsapparates zählen Zerrungen, Verstauchungen und Knochenbrüche. Einige lassen sich zu Hause mit einfachen Selbsthilfemaßnahmen behandeln, andere jedoch müssen ärztlich versorgt werden.

Im Bereich der Gelenke kommt es beim Sport, durch Unfall oder bereits aufgrund fehlender Aufwärmübungen leicht zu Schädigungen der Muskel- und Weichteilgewebe: Bänder, Sehnen und Muskeln können gezerrt werden oder gar reißen, Knochen können brechen und Gelenke verstaucht werden.

Zerrungen und Verstauchungen der Gelenke sind schmerzhaft, sie schwellen an und die Mobilität ist eingeschränkt. Häufig kann man diese Beschwerden zu Hause mit konventionellen Mitteln in Verbindung mit sanften Heilmethoden behandeln.

Knochenbrüche sind häufig auf den ersten Blick erkennbar, z.B. weil die Gliedmaße geschwollen ist, in einem unüblichen Winkel absteht oder – bei schweren Brüchen – weil der Knochen durch die Haut hervortritt.

Bewegungen sind kaum oder nicht möglich und werden von pochenden, blitzartigen, stechenden oder unerträglich heftigen Schmerzen begleitet. Dann empfiehlt sich Ruhigstellen, um weiteren Schädigungen vorzubeugen.

Es fällt nicht immer leicht festzustellen, um was für eine Verletzung es sich handelt und wie schwer sie ist. Dann sollte man wie bei Knochenbrüchen vorgehen: die verletzte Gliedmaße ruhig legen und den Transport ins Krankenhaus veranlassen.

GEZERRT ODER VERSTAUCHT?

Eine Verstauchung liegt vor, wenn vorwiegend das Gelenk betroffen ist; als Zerrung bezeichnet man dagegen die ruckartige Dehnung der Sehnen, Muskeln oder Bänder. Indem man feststellt, welche Bewegung am stärksten schmerzt, erkennt man, worum es sich handelt. Bitten Sie jemanden, für Sie die betroffene Gliedmaße zu bewegen, damit Sie keine Kraft dafür aufwenden müssen. Wenn die Bewegung schmerzt oder eingeschränkt ist, ist das Gelenk verstaucht, schmerzt sie nicht oder ist sie beim Strecken eingeschränkt, ist der Muskel gezerrt.

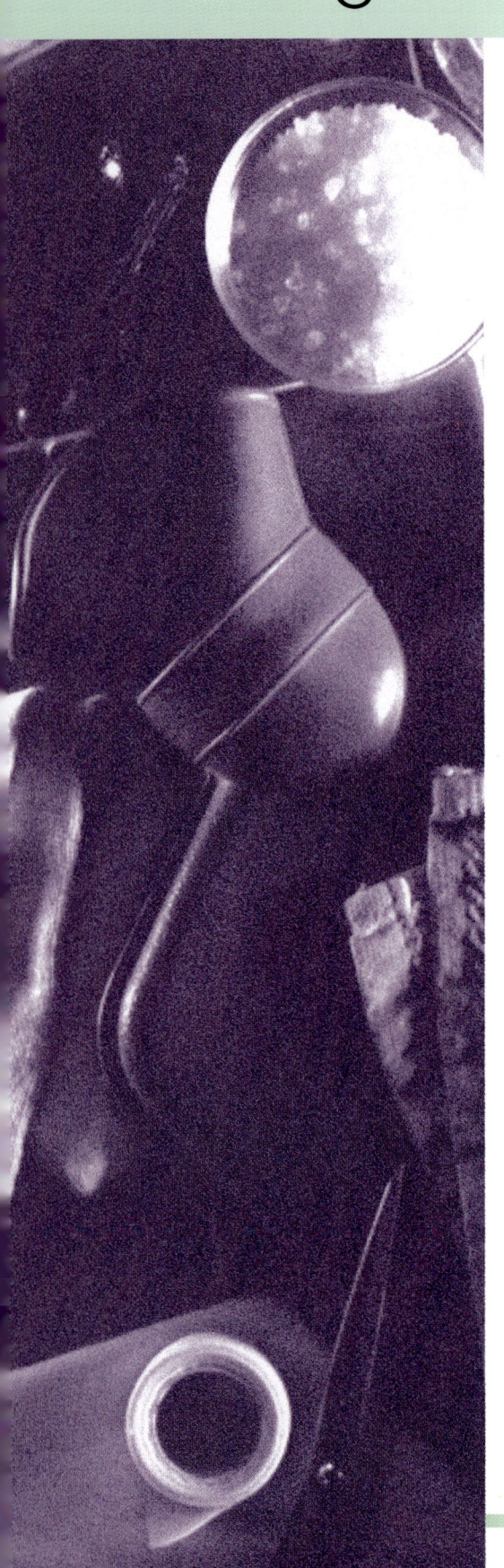

KRÄMPFE

Bei Krämpfen ziehen sich die Muskelfasern plötzlich stark zusammen und es kommt zu Schmerzen. Häufigste Ursache ist eine Überanstrengung des Muskels. Krämpfe treten oft nachts auf und vor allem in Waden und Zehen, wenn sich nach viel ungewohnter Bewegung tagsüber in den Muskeln Milchsäure gebildet hat. Auch Mangel an Mineralstoffen, Sitzen in ungewohnter Haltung oder Schwimmen in kaltem Wasser ruft Krämpfe hervor.

Sehr verbreitet sind Muskelkrämpfe nach sportlicher Betätigung; Ursache ist der durch Schwitzen entstehende Salz- und Flüssigkeitsverlust, dem man vorbeugt, indem man elektrolythaltige Flüssigkeiten trinkt. Wer Sport treibt und mit nicht aufgewärmten Muskeln ans Training geht, kann sich ebenfalls Krämpfe zuziehen. Um dies zu vermeiden, sollte man vorher Aufwärmübungen ausführen.

Auch wenn man gleich nach einer Mahlzeit körperliche Arbeit verrichtet, kann es zu Muskelkrämpfen kommen, da die Blutzufuhr zum Verdauungstrakt höher ist als zu den Muskeln des Bewegungsapparats. Daher sollte man mit körperlichen Arbeiten frühestens 1 Stunde nach dem Essen beginnen.

Natürliche Mittel gegen Muskelkrämpfe. Bei Ihrer Ernährung sollten Sie auf eine ausreichende Zufuhr von Vitamin D und Kalzium, Kalium und Magnesium achten – dies beugt Muskelkrämpfen vor. Vor allem gegen nächtliche Krämpfe haben sich ergänzende Vitamin-E-Präparate als wirksam erwiesen.

Warme und kalte Kompressen verbessern die Durchblutung der Muskeln; gegen Beinkrämpfe kann ein Fußbad mit Senfkörnern helfen. Basilikum-, Majoran- und Zitronenöl, ins warme Bad gegeben oder mit einem Trägeröl in die betroffenen Muskelpartien massiert, beugen dem erneuten Auftreten von Muskelkrämpfen vor.

✚ Muskelkrämpfe

● Als Sofortmaßnahme bei Muskelkrämpfen hilft die Dehnung der krampfenden Muskulatur.

● Bei Wadenkrämpfen lagern Sie das Bein hoch und regen Sie die Durchblutung des Muskels durch Massage in Richtung Herz an. Dies fördert den Abtransport giftiger Stoffwechselprodukte wie Milchsäure.

● Schmerzlindernd und zugleich die Durchblutung der Muskeln fördernd ist auch eine heiße Dusche.

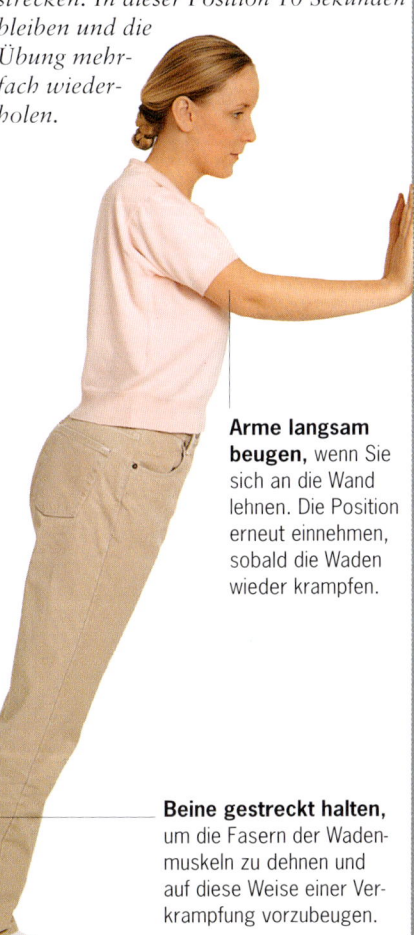

Diese Übung hilft gegen Wadenkrämpfe: Stellen Sie sich etwa 1 m von einer Wand auf, die Fersen am Boden aufliegend und die Beine gestreckt. Lehnen Sie sich mit gestreckten Armen nach vorn an die Wand, sodass sich die Wadenmuskeln strecken. In dieser Position 10 Sekunden bleiben und die Übung mehrfach wiederholen.

Arme langsam beugen, wenn Sie sich an die Wand lehnen. Die Position erneut einnehmen, sobald die Waden wieder krampfen.

Beine gestreckt halten, um die Fasern der Wadenmuskeln zu dehnen und auf diese Weise einer Verkrampfung vorzubeugen.

UMSCHLÄGE AUFLEGEN

Gegen Blutergüsse sowie leichtere Zerrungen und Verstauchungen kann man kalte Kompressen auflegen. Sie wirken gegen Entzündungen, Schwellungen und Blutungen ins Gewebe sowie gegen Schmerzen. Bei schwereren Gelenkschädigungen kann man Eisbeutel auflegen. Dazu füllt man zerstoßene Eiswürfel – im Notfall kann man sich mit tiefgekühlten Erbsen aushelfen – in einen Plastikbeutel, den man mit einem Handtuch bedeckt. Falls nötig, den Eisbeutel mehrmals auflegen. Warme Umschläge fördern die Durchblutung und Heilung.

Nehmen Sie ein fusselfreies Tuch oder Watte und tränken Sie es in kaltem Wasser. Man sollte ein steriles Tuch verwenden, auch wenn die Haut nicht verletzt ist.

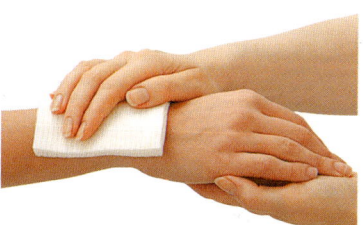

Wringen Sie das Tuch aus, sodass es nicht mehr tropft, aber noch feucht ist, und legen Sie es auf die betroffene Stelle.

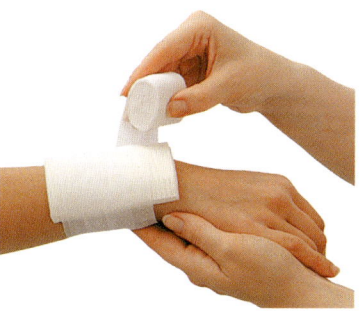

Wechseln Sie den Umschlag regelmäßig, um den kühlenden Effekt zu erhalten. Umwickeln Sie das feuchte Tuch mit einer elastischen Mullbinde.

FUSSVERLETZUNGEN

Die Gliedmaßengelenke sind überaus verletzlich und vor allem nach Stürzen oder Sportunfällen können Verstauchungen und Zerrungen auftreten. Besonders anfällig dafür ist das Knie mit seinen komplexen Knorpel-, Muskel-, Bänder- und Sehnengeweben, das oft mit dem Mehrfachen des Eigengewichts belastet wird (siehe Kasten unten). Verletzungen in diesem Bereich sind sehr schmerzhaft und haben eine Versteifung des Knies oder eingeschränkte Belastbarkeit zur Folge. Zerrungen oder Verstauchungen des Kniegelenks werden von heftigen und stechenden Schmerzen begleitet.

Bei einem verstauchten Fußknöchel sind meist eine oder mehrere Sehnen und Bänder dieses Gelenks betroffen. Am ehesten wird das Band auf der Fußoberseite in Mitleidenschaft gezogen. Wenn man stolpert und das ganze Gewicht mit nur einem Fuß auffängt, wird dieses Band überlastet, sodass es plötzlich und zu stark gedehnt wird. Verletzungen dieser Art brauchen lange, bis sie ausheilen, da die Bänder kaum durchblutet werden. Die Behandlung zielt auf eine Ruhigstellung des Gelenks, damit das Ausheilen gefördert wird und Schmerzen und vor allem die Schwellung abklingen können.

Natürliche Mittel. Nachdem Erste Hilfe (siehe Kasten rechts) geleistet wurde, kann man natürliche Heilmit-

---

➕ Verstauchungen

● Sorgen Sie für die Ruhigstellung der betroffenen Gliedmaße.

● Gegen Schmerzen, Schwellung und Bluterguss einige Stunden lang alle 20 Minuten einen Eisbeutel auflegen. Wiederholen Sie die Behandlung am ersten Tag vier- bis fünfmal.

● Die betroffene Stelle mit einem elastischen Verband einwickeln. Kühlen und Zusammendrücken des verletzten Gewebes kann man kombinieren, indem man eine kalte Kompresse auflegt und diese mit einem elastischen Verband fixiert.

● Gliedmaße hochlagern und abstützen, damit die Blutzufuhr zum Gelenk verringert wird; dies beugt Anschwellen und Blutungen ins Gewebe vor.

---

tel einsetzen. Massagen der verletzten Partie regen die Durchblutung an und lösen angestaute Flüssigkeit auf. Umschläge aus Beinwellblättern fördern die Heilung von Gewebe und Knorpel. Zerdrücken Sie die Blätter und legen Sie sie auf ein Watte- oder Baumwollflies. Die Blätter sollten nicht direkt auf die Haut gelegt werden, da sie zu Reizungen führen können.

Bei langsam heilenden Bänder- und Sehnenverletzungen nehmen Sie *Ruta graveolens*, gegen steife Gelenke und schmerzhafte Bewegungen hilft *Rhus toxicodendron*, während Schmerzen mit *Ledum* bekämpft werden.

Der Raum zwischen den Gelenkflächen von Oberschenkel und Schienbein wird von zwei halbrunden Knorpelscheiben, den Menisken, und von Schleimbeuteln ausgefüllt. Das Schienbein ist über die Kniesehnen mit dem Streckmuskel im Oberschenkel verbunden. Verstärkt wird die Gelenkkapsel durch Bänder. Das Knie ist insofern ein besonderes Gelenk, als in die Gelenkkapsel vorn die schützende Kniescheibe eingelassen ist. Häufige Schädigungen des Knies sind Zerrungen und Verstauchungen, eine verrutschte Kniescheibe sowie Schleimbeutelentzündungen.

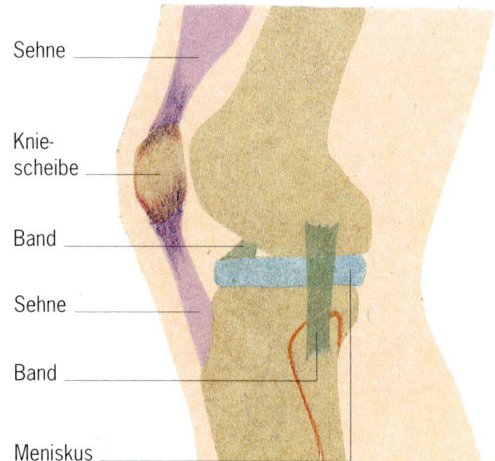

Sehne —
Kniescheibe —
Band —
Sehne —
Band —
Meniskus —

ACHTFÖRMIGER VERBAND

Verbände sollten auf beiden Seiten der Wunde um je 2,5 cm breiter sein als diese. Den elastischen Verband fest, aber nicht allzu stramm wickeln, regelmäßig prüfen und nötigenfalls ändern.

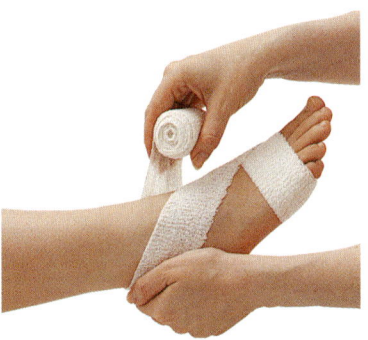

Den Fuß mit einer Hand stützen und mit der anderen Hand den Verband von innen nach außen einmal um den Vorderfuß wickeln. Den Verband nicht zu fest ansetzen.

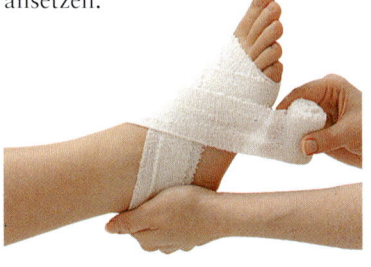

Führen Sie den Verband vom Innenknöchel über den Fuß zum kleinen Zeh, dann unter dem Fuß herum zum großen Zeh und wieder nach oben.

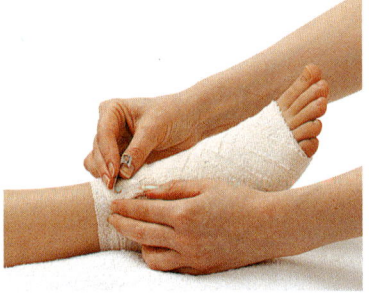

Den Verband kreuzweise über die Fußoberseite und dann hinter die Ferse führen. Diese achtförmige Bindeart wiederholen, bis der Fuß bedeckt ist. Am Knöchel fixieren.

REGISTER

BILDNACHWEIS

Fotos:

8 Wellcome Institute Library, London

9 o. Mary Evans Picture Library; u. Carroll & Brown Ltd

11 Alvis Upitis/Image Bank

12 Zefa

17 Prof. P. M. Motta, Universität „La Sapienza", Rom/Science Photo Library

19 Matt Meadows/Peter Arnold Inc/Science Photo Library

25 Kobal Collection

26 Boston Medical Library, in The Francis A. Countway Library of Medicine, Boston, Mass., USA

28 Kobal Collection

29 o. Angela Hampton/Family Life Pictures; M. J. Wakelin/Trip; u. Frank Schneidermeyer/Oxford Scientific Films

34 Zefa

36 Kobal Collection

38 Eye od Science/Science Photo Library

42 Wellcome Institute Library, London

47 Deni Brown/Oxford Scientific Films

50 Scott Camazine/Oxford Scientific Films

60 National Back Pain Association

68 Zefa

71 Science Photo Library

72 David Kirk-Campbell/Rolf Institute of Structural Integration, Boulder, Colorado, USA

73 Simon Fraser, Hexam General Hospital/Science Photo Library

76 The Society of Teachers of the Alexander Technique

106 Marc Romanelli/Image Bank

132 CNRI/Science Photo Library

138 Tony Stone Images

140 o. Zefa; u. Gilda Pacitti

146 Mit freundlicher Genehmigung des St. Christopher's Hospital

148 Jos Korenromp/Oxford Scientific Films

(o. = oben, u. = unten, l. = links, r. = rechts, M. = Mitte)

Illustrationen:

Joanna Cameron
Karen Cochrane
John Geary
Sandie Hill
Christine Pilsworth
Lesli Sternberg
Sarah Venus
Paul Williams